资助项目
• 杭州市医学重点学科
  （医学影像诊断与介入治疗学，学科编号0020200457）
• 浙江省临床肿瘤药理与毒理学研究重点实验室（2020E10021）

放射学基础：成像与技术导论 第6版

Radiology Fundamentals Introduction to Imaging & Technology

Sixth Edition

主编　[美] 詹妮弗·基桑（Jennifer Kissane）
　　　[美] 珍妮特·A.诺茨（Janet A. Neutze）
　　　[美] 哈吉德·辛格（Harjit Singh）
主译　丁忠祥　沈起钧　韩志江

科学技术文献出版社
SCIENTIFIC AND TECHNICAL DOCUMENTATION PRESS

·北京·

图书在版编目（CIP）数据

放射学基础：成像与技术导论：第6版 /（美）詹妮弗·基桑（Jennifer Kissane），
（美）珍妮特·A.诺茨（Janet A. Neutze），（美）哈吉德·辛格（Harjit Singh）主编；丁
忠祥，沈起钧，韩志江主译.—北京：科学技术文献出版社，2022.4
书名原文：Radiology Fundamentals: Introduction to Imaging & Technology
(Sixth Edition)
ISBN 978-7-5189-8727-6

Ⅰ.①放…　Ⅱ.①詹…　②珍…　③哈…　④丁…　⑤沈…　⑥韩…　Ⅲ.①放射医学
Ⅳ.① R81

中国版本图书馆 CIP 数据核字（2021）第 257730 号

著作权合同登记号　图字：01-2021-6646
中文简体字版权专有权归科学技术文献出版社所有
First published in English under the title
Radiology Fundamentals: Introduction to Imaging & Technology (6th Ed.)
edited by Jennifer Kissane, Janet Neutze and Harjit Singh
Copyright © Springer Nature Switzerland AG, 2020.
This edition has been translated and published under licence from
Springer Nature Switzerland AG.

放射学基础：成像与技术导论（第6版）

策划编辑：张　蓉　　责任编辑：彭　玉　张　波　　责任校对：张永霞　　责任出版：张志平

出　版　者	科学技术文献出版社	
地　　　址	北京市复兴路15号　邮编　100038	
编　务　部	（010）58882938，58882087（传真）	
发　行　部	（010）58882868，58882870（传真）	
邮　购　部	（010）58882873	
官 方 网 址	www.stdp.com.cn	
发　行　者	科学技术文献出版社发行　全国各地新华书店经销	
印　刷　者	北京地大彩印有限公司	
版　　　次	2022 年 4 月第 1 版　2022 年 4 月第 1 次印刷	
开　　　本	787×1092　1/16	
字　　　数	369千	
印　　　张	24	
书　　　号	ISBN 978-7-5189-8727-6	
定　　　价	248.00元	

主译简介

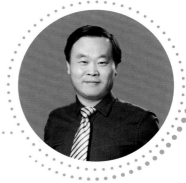

丁忠祥

教授，主任医师，浙江大学博士研究生导师，浙江省卫生创新人才，浙江大学医学院附属杭州市第一人民医院放射科主任。

学习经历

曾先后赴美国纽约州立大学（State University of New York）、北卡罗莱纳大学教堂山分校（University of North Carolina at Chapel Hill）、哈佛大学医学院（Harvard Medical School）、美国放射学院（American College of Radiology）、新加坡国立大学（National University of Singapore）学习和交流。

研究方向

主要研究磁共振脑功能成像、医学人工智能与深度学习。

科研教学

现主持国家自然科学基金面上项目 1 项，曾主持中国博士后基金（一等资助）1 项、浙江省自然科学基金 2 项、浙江省卫生厅项目平台基金（A 类）1 项，并顺利通过验收，参与国家自然科学基金及浙江省科技厅等基金多项；发表 SCI 收录论文 40 余篇，国内影像专业核心期刊论文 90 余篇；出版专著 2 部；培养研究生 30 余名。

学术任职

现任中华医学会放射学分会头颈学组委员、杭州市医学会理事、杭州市医学会放射与介入分会主任委员、浙江省医学会放射学分会委员、浙江省医学重点备案学科（分子与功能影像学）带头人、浙江省医师协会放射学分会人工智能委员会主任、杭州市医学影像与人工智能研究所所长。

主译简介

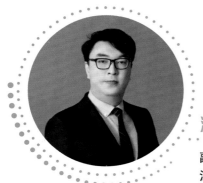

沈起钧

副教授，副主任医师，浙江大学硕士研究生导师，浙江大学医学院附属杭州市第一人民医院放射科胸部组组长，入选杭州市青年科技人才培育工程。

学习经历

曾于2019—2020年在美国麻省总医院（Massachusetts General Hospital）做访问学者，多次于欧洲放射学年会做报告。

研究方向

主要研究医学人工智能、胸部影像学，尤其是肺部疾病、肺结节及纵隔肿瘤、胸腺病变等。

科研教学

主持省部级、厅局级课题及预研基金重点项目共5项，参与浙江省"尖兵计划"、厅局级课题近10项；发表SCI收录论文10余篇，国内影像专业核心期刊论文10余篇；参编专著1部；培养研究生2名。

学术任职

现任浙江省医学会放射学分会青年委员、浙江省中西医结合学会影像专业委员会青年委员、浙江省医学会放射学分会心胸乳腺学组组员、浙江省医师协会宣传与维权委员会委员、杭州市医学会放射学分会委员、浙江省医药卫生科技专家库成员。

主译简介

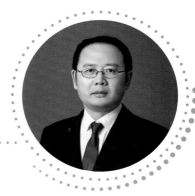

韩志江

教授，主任医师，浙江大学医学院附属杭州市第一人民医院放射科副主任，教学主任，硕士研究生导师。

研究方向

主要研究内、外分泌腺体影像学，尤其是甲状腺、甲状旁腺、腮腺、肾上腺等。

科研教学

主持与参加厅局级课题 10 余项；发表论文 100 余篇，其中 SCI 收录论文 10 余篇、国内影像专业核心期刊 30 余篇；出版专著 6 部，其中作为主编出版 4 部、作为副主编出版 2 部；培养研究生 5 名；申请国家专利 3 项，遴选为国家放射专业住院医师规范化培训（以下简称"住陪"）学员年度业务水平测试和浙江省住培学员结业考试命题专家，多次在全国和全省住培教学会议做专题讲座，领衔全国 30 余家住培基地共同开发五位一体（SPARK）影像住培教学软件。

学术任职

现任中国医师协会放射医师分会头颈影像专业委员会委员、中国抗癌协会甲状腺癌专业委员会委员、中国医疗保健国际交流促进会甲状腺疾病分会委员、中国研究型医院学会甲状腺疾病专业委员会委员、浙江省医学会放射学分会神经学组委员、中华医学会放射学分会医学影像教育工作组委员。

译者名单

审　校：许茂盛　陈文辉

主　译：丁忠祥　沈起钧　韩志江

副主译：杨　健　刘再毅　朱大荣

译　者：（按姓氏拼音排序）

包凌云　浙江大学医学院附属杭州市第一人民医院

陈浩楠　浙江中医药大学

陈唯唯　华中科技大学同济医院附属同济医院

程爱萍　浙江省人民医院

初建平　中山大学附属第一医院

丁忠祥　浙江大学医学院附属杭州市第一人民医院

冯　波　杭州市第九人民医院

冯　琪　浙江大学医学院附属杭州市第一人民医院

冯长锋　杭州市儿童医院

傅立平　浙江省人民医院

高　波　贵阳医科大学附属医院

葛秀红　浙江大学医学院附属杭州市第一人民医院

郭晓亚　浙江大学医学院附属杭州市第一人民医院

韩志江　浙江大学医学院附属杭州市第一人民医院

胡大成　浙江大学医学院附属杭州市第一人民医院

姜　蕾　北京医院

蒋燕妮　江苏省人民医院

李　欣　华中科技大学同济医院附属协和医院

励杨晟　浙江大学医学院附属杭州市第一人民医院

刘学竞 浙江大学医学院附属杭州市第一人民医院

刘再毅 广东省人民医院

牛　琳 浙江大学医学院附属杭州市第一人民医院

潘　磊 浙江大学医学院附属杭州市第一人民医院

阮　玫 浙江大学医学院附属杭州市第一人民医院

单嫣娜 浙江大学医学院附属杭州市第一人民医院

沈起钧 浙江大学医学院附属杭州市第一人民医院

史晓蓓 浙江大学医学院附属杭州市第一人民医院

唐　新 浙江衢化医院

汪纯洁 浙江大学医学院附属杭州市第一人民医院

王　玫 浙江大学医学院附属杭州市第一人民医院

王　渊 西安交通大学第一附属医院

王梦泽 浙江中医药大学

魏培英 浙江大学医学院附属杭州市第一人民医院

邬海博 北京大学第三医院

夏　爽 天津市第一中心医院

夏倩倩 浙江大学医学院附属杭州市第一人民医院

徐　雯 浙江大学医学院附属杭州市第一人民医院

杨海涛 重庆医科大学附属第一医院

杨蕊梦 广州市第一人民医院（华南理工大学附属第二医院）

叶海琪 浙江大学医学院附属杭州市第一人民医院

尤　凤 浙江大学医学院附属杭州市第一人民医院

于　波 杭州医学院

张丽青 浙江大学医学院附属杭州市第一人民医院

张玉珍 上海交通大学医学院附属新华医院

赵登玲 东南大学附属中大医院

甄　涛 浙江大学医学院附属杭州市第一人民医院

朱湘文 浙江大学医学院附属杭州市第一人民医院

原书前言

本书是针对医学生、非放射科工作者、医师助理、护理工作者、放射科医师助理及其他相关工作者，并作为补充其放射学教育的课程指南。本书还可以作为动态放射学领域的入门教程，旨在为读者提供示例并简要讨论放射学的基本原理，作为其进一步学习的基础。我们希望本书能促进和激励医学教育的核心过程——自主学习。

每个版本的内容都在原作者 William Hendrick 博士和 Carlton "Tad" Phelps 博士编写的第一版的基础上进行了补充。作为导师，奥尔巴尼医疗中心的 Hendrick 博士和 Phelps 博士希望有一个课程指南来加强其放射学选修课的教学理念。Harjit Singh 博士是本书的首版作者，并于 1988 年正式确定了本书的编写基础。本书的第三版，由宾夕法尼亚州州立大学赫尔歇医疗中心（Penn State Hershey Medical Center）的教师和学生更新，是组织和数字化信息以供出版的第一次尝试。本书的第四版扩展和巩固了上一版的内容。本书的第五版在第四版的基础上，增加了"儿科放射学"的内容。如果没有 Jonathan Enterline 博士的努力，本书的第五版是不可能完成的。

本书的第六版介绍了"放射安全学"，这是一种令人欣喜的对患者医疗服务中影像应用的新领域。"放射安全学"这一概念易学易记，并提醒医师，放射学检查的安全性和适当性应高于任何影像学检查技术本身，并且所有结果应迅速广泛地应用于临床。Jennifer Kissane 医师加入本书第六版的编写，并添加了其对诊断和介入放射学专业积累的经验。

放射学的应用在广度和深度上不断发展。作为临床医师的顾问，并且从成本与安全的角度来考虑，放射科医师将成为临床影像学的领航员。我们建议本书与讲座、选修课和讨论结合使用，并作为学习放射学的一个良好开端。

（美）詹妮弗·基桑（Jennifer Kissane）
（美）珍妮特·A. 诺茨（Janet A. Neutze）
（美）哈吉德·辛格（Harjit Singh）

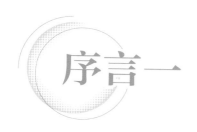
序言一

自 1895 年伦琴发现 X 线以来，放射医学从无到有，从基础的常规 X 线，到现在的超声、CT、MRI、核医学等先进的影像设备，经过 120 余年的发展，已经成为一门集诊断和治疗为一体的重要学科。先进的检查技术、精准的诊断结论，为各临床科室提供了可靠的诊疗依据，特别是近年来将人工智能技术应用于放射学诊断中，大大提高了放射学诊断工作的效率和准确率。浙江大学医学院附属杭州市第一人民医院放射科成立了杭州市人工智能研究所，其多项科研成果得到了省内外专家的高度认可。

近年来，随着放射医学的快速发展，有关放射医学的书籍层出不穷，为放射医学工作者提供了良好的参考价值。但是对于初学者和非放射医学专业的工作者来说，内容全面、通俗易懂、实用性强的书籍比较缺乏。浙江大学医学院附属杭州市第一人民医院放射科的丁忠祥教授、沈起钧副教授、韩志江教授对 *Radiology Fundamentals Introduction to Imaging & Technology（Sixth Edition）*一书进行了翻译，本书通过浅显易懂的理论讲解、丰富的表格和图像资料，以及对疾病影像的解读，向读者系统地介绍了放射医学的相关知识，可以作为目前市场上放射医学书籍的补充。

我们希望这本书可以成为各位同仁学习放射医学的工具书，相信读者能从中获益。

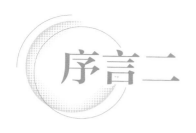

序言二

　　近年来，放射医学飞速发展，大型三甲医院放射科大力发展先进技术，各种先进的影像学设备层出不穷，技术手段不断更新。放射科医师在不断地学习新知识的同时，很容易忽视放射医学基本的理论学习和经验积累。此外，放射学检查在我国已经普及到乡镇卫生院，基层医院的放射科医师理论知识薄弱。目前，国内全面系统介绍放射学基础的专著屈指可数，远远不能满足放射科医师和临床医师的需求。

　　本书由浙江大学医学院附属杭州市第一人民医院的丁忠祥教授、沈起钧副教授、韩志江教授主译，内容系统全面、翔实丰富，易于阅读和理解。本书既可以作为放射医学初学者的培训材料，又可以作为有着丰富临床经验医师的参考书。参与本书编译的各位专家都是常年工作在一线的放射科、超声科和核医学科的高年资医师，他们在繁重的工作之余，查阅文献，对原著进行认真推敲和讨论，以确保奉献给读者的是一部高质量、高水平的学术著作。

　　本书包含大量精美的图片和表格，对疾病进行了形象的描述和归纳，让读者对相关知识能够容易掌握。此外，这一版本比之前的版本增加了"放射安全学"的相关内容，这也是其他放射医学书籍容易忽视的部分。丰富且实用的内容，高水平的编译团队，我相信本书必将成为影像专业书籍中的佳作。

主译前言

Radiology Fundamentals Introduction to Imaging & Technology 一书自 1988 年首次出版至今已发行了 6 版，每个版本都丰富和优化了前一版的内容。第六版还增加了"放射安全学"，这是一个容易被忽略的内容，随着人们对健康和安全医疗的重视，"放射安全学"已经成为放射科医务工作者绕不开的话题，并贯穿在每一个章节中。

本书分为 9 章、56 节，分类有序，条理清晰。第一章首先介绍了放射安全学的相关内容，随后对放射学的相关概念和检查方法进行了讲述。第二章至第八章按照器官系统分别对疾病的影像学表现进行描述，并且对核医学和介入放射学分别进行了详细的介绍。第九章是儿科放射学，"儿童不是小大人"，儿童在不同的生长发育阶段，其解剖学特征和疾病谱都有特殊性，儿科放射学检查方法的选择和诊断思路必须考虑"儿童"这一特殊人群的安全性和适当性。

本书还包含大量精美的图片和表格，以科学和实用为主，图文并茂，是放射医学专业学生、低年资放射科医师、临床医师及其他初学者的参考书，也衷心地希望本书能给读者提供帮助和指导。

本书是中文翻译版，翻译内容忠于原著，并在文后附有各章节相应的参考文献，旨在为进一步学习或研究的读者提供必要的检索信息。

本书在翻译过程中，得到了许茂盛教授、陈文辉教授的大力支持和指导，参加翻译的都是多年工作在一线的影像科专家，他们认真负责、精益求精，在超负荷的日常工作之余，仍能坚持保质保量地完成本书的翻译工作，在此一并表示感谢。由于译者水平有限，加之时间紧迫，缺点和错误在所难免，希望广大读者给予批评和指正，对此深表谢意！

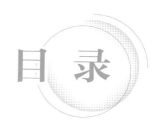

目 录

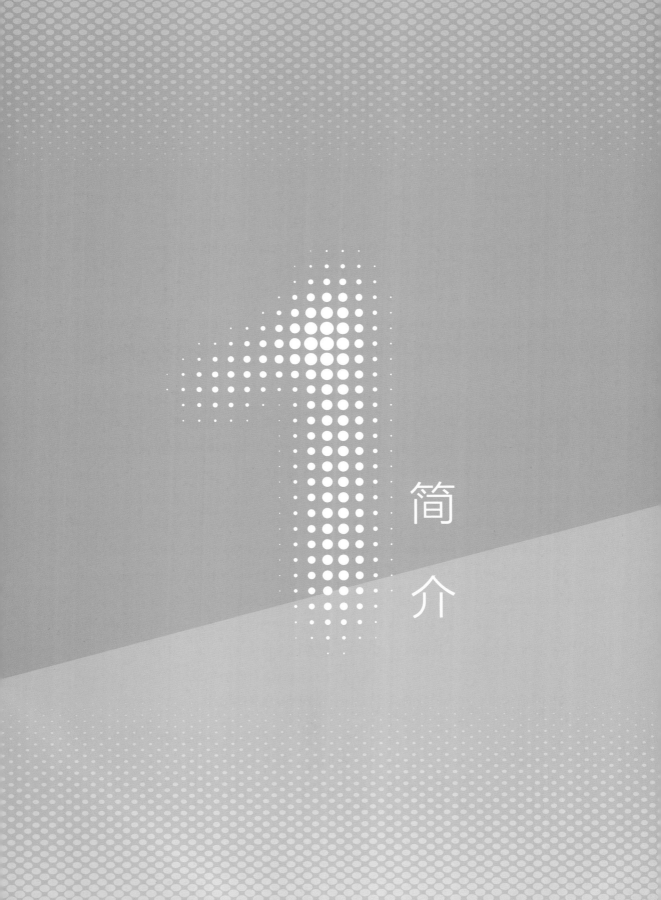

简介

第一节　放射安全学实践

放射科医师仅知道如何解释影像学检查已经不能满足临床，所有成像模式或方式均可对组织产生生物效应。目前，临床许多影像学检查不仅是不必要的或不适当的，而且增加了医疗费用。影像报告所反映的影像信息具有复杂性，临床医师可能难以理解。现在，患者能够通过电子门户网站访问其影像报告，并要求临床医师和放射科医师对其影像报告中的信息负责。

为了应对这些新的要求，美国宾夕法尼亚州州立大学医学院放射科（Department of Radiology at Penn State College of Medicine）的医学教育者创建了一个教育项目，以改善患者诊疗和提升应用意义，为各级医学生和其他学习者提供新的课程。

我们创建了首字母缩略词SAFE作为一种顺序记忆的方法，即安全性-适当性-读片-快速执行，其中提供安全、及时和适当的安排以完成和解读影像学检查。如果不先进行安全和适当的练习，即使是最好的影像诊断医师也可能无法为患者提供预期的影像信息解读。我们设计了该项目以符合美国放射学会（American College of Radiolog，ACR）成像3.0的目标，为所有患者和临床医师提供安全、适当、及时和有价值的影像信息。它还将使学生们了解医疗保险和医疗援助服务中心（Centers for Medicare and Medicaid Services，CMS）的合格供应商主导的实体（Qualified Provider Led Entity，QPLE）/适当的应用标准（Appropriate Use Criteria，AUC）项目，该项目预计于2021年全面实施。

本节详细阐述了SAFE项目在每个部分中的概念。此外，在接下来的每一章中，我们都提到了与影像模式和（或）影像报告相关的SAFE关键点。

我们希望"放射安全学"（SAFE）这一概念对放射科医师的学习、教学和实践具有价值，并将最好的成像技术应用于所有患者的诊疗。

S（安全性）：讨论患者和医师在使用电离辐射、磁共振成像（magnetic resonance imaging，MRI）、超声和放射学对比剂时的安全性；描述应用于儿童、妊娠和老年患者的放射学安全性；列出实现这些目标的可用资源，包括参与者的身体情况。

　　A（适当性）：利用放射科医师、ACR 适用性标准（ACR Appropriateness Criteria™）、图像柔和度（Image Gently™）、图像精确度（Image Wisely™）和选择最优化（Choosing Wisely™）等资源为患者安排适当的检查项目，同时管理资源，并最大限度地提高安全性。观察影像学检查和放射科医师在患者的整体诊疗和管理中所起的作用。

　　F（读片）：使用系统的方法评估胸部和腹部平片；讨论高级影像的核心概念，如亨氏单位（CT）、MRI 上的 T_1WI 和 T_2WI 及超声检查中的液体信号；描述患者为影像学检查所做的准备，观察影像学检查是如何获得的。

　　E（快速执行）：通过识别常见突发情况以促进患者管理，并实践所了解到的关于安全性、适当性和影像判读的知识，以提供安全有效的以患者为中心的诊疗服务。

第二节　患者的放射安全与隐患

> **目的**
>
> 1. 了解非电离辐射和电离辐射之间的区别。
> 2. 了解随机效应和非随机效应之间的区别。
> 3. 能够讨论 ALARA 的概念。

每个人都关心放射学检查时的辐射剂量问题。1993—2008 年，人均医疗辐射剂量从 0.54 mSv 增加到 3 mSv。患者辐射剂量的最大来源是 CT 扫描（49%）。虽然 CT 扫描仅占患者医疗检查总辐射剂量的 17%。

因此，应将所有诊断性检查的辐射剂量降至保证检查质量所需的最低辐射剂量[1]。

什么是辐射

辐射源自不稳定原子发射，不稳定的原子被认为是"放射性的"，因为它们释放能量（辐射）。辐射可能是由电磁能量（X 射线和伽马射线）或粒子（α 或 β 粒子）发射产生，也可以由高压设备产生，如 X 射线机。X 射线是电磁能的一种形式，依其波长将其归入电离型电磁辐射。在诊断检查中，这些光子可以穿透人体，并记录在数字或胶片介质上，以产生显示人体不同组织密度的影像。

光、无线电波和微波是非电离型电磁辐射。无线电波可生成 MR 图像；X 射线和伽马射线是电离形式的电磁辐射，可产生物质中的带电粒子（离子）。当组织发生电离辐射时，可导致细胞损伤，大多数损伤可自然修复。在某些情况下，损伤无法修复或未正确修复，可导致生物效应。

与辐射暴露相关的生物效应有 2 类：非随机（也称为确定性）效应和随机（也称为概率）效应。

● 当人体组织接受的辐射能量（剂量）超过阈值时，可发生非随机效应。低于阈值时，未观察到辐射对机体的影响；高于阈值时，必然会产生辐射影响，如皮肤损伤、白内障等。

● 随机效应可在任何辐射剂量下产生，意味着任何阈值下都存在辐射效应的影响。实际上，随机效应的概率随着赋予机体组织辐射剂量的增加而增加，如癌症、白血病等。

医院哪些地方存在辐射

● 放射学检查
  ◇ X 线透视检查；
  ◇ 乳腺钼靶检查；
  ◇ 心导管插入术；
  ◇ 计算机断层扫描（computed tomography，CT）；
  ◇ 放射治疗（直线加速器）。
● 放射性物质
  ◇ 核医学；
  ◇ 放射治疗。

下面列出的 3 个表格，提供了常见诊断性射线检查和介入手术的有效辐射剂量估计值（表 1-2-1 ~ 表 1-2-3）。作为参考标准，人体从太阳和土壤中接受的年平均背景辐射剂量是 3 mSv。

表 1-2-1　诊断性射线检查单次照射的典型有效辐射剂量

检查部位[1]	有效剂量 mSv（mrem）
胸部	0.1（10）
颈椎	0.2（20）
胸椎	1.0（100）
腰椎	1.5（150）
盆腔	0.7（70）
腹部或臀部	0.6（60）
乳腺钼靶（2 张）	0.36（36）
牙齿咬翼片	0.005（0.5）

续表

检查部位 [1]	有效剂量 mSv（mrem）
牙齿（全景）	0.01（1）
骨密度（全身）	0.001（0.1）
头颅	0.1（10）
手或脚	0.005（0.5）

注：经作者 Mettler 等许可编写 [2]。

表 1-2-2　患者在接受整个诊断性或介入性手术时所能接受的辐射剂量
（如腰椎系列检查通常包括 5 个 X 线检查）

检查或手术	有效剂量 mSv（mrem）
静脉肾盂造影	3.0（300）
上消化道造影	6.0（600）
钡灌肠	7.0（700）
腹部，肾脏、输尿管、膀胱（KUB）	0.7（70）
头颅 CT	2.0（200）
胸部 CT	7.0（700）
腹部 / 盆腔 CT	10.0（1000）
全身 CT 检查	10.0（1000）
CT 引导下活检	1.0（100）
钙化评分	2.0（200）
冠状动脉造影	20.0（2000）
心脏诊断和介入	30.0（3000）
起搏器放置	1.0（100）
外周血管成形术	5.0（500）
非心脏栓塞术	55.0（5500）
椎体成形术	16.0（1600）

注：经作者 Mettler 等许可编写 [2]。

表 1-2-3　核医学检查的典型有效辐射剂量

核医学检查放射药物（常用）	有效剂量 mSv（mrem）
脑（PET）^{18}F FDG	14.1（1410）
脑（灌注）^{99m}Tc HMPAO	6.9（690）
肝胆（肝血流量）^{99m}Tc sulfur colloid	2.1（210）
骨 ^{99m}Tc MDP	6.3（630）
肺灌注 / 通气 ^{99m}Tc MAA & ^{133}Xe	2.5（250）
肾脏（滤过率）^{99m}Tc DTPA	1.8（180）
肾脏（肾小管功能）^{99m}Tc MAG3	2.2（220）
肿瘤 / 感染 ^{67}Ga	2.5（250）
心脏（收缩-舒张）^{99m}Tc sestamibi	9.4（940）
心脏（收缩-舒张）^{201}Tl chloride	41.0（4100）
心脏（收缩-舒张）^{99m}Tc tetrofosmin	11.0（1100）
各种 PET 检查 ^{18}F FDG	14.0（1400）

注：经作者 Mettler 等许可编写[2]。

有哪些风险

随机效应没有阈值，因此，任何涉及辐射的成像或治疗都存在一定的风险。操作得当，风险通常非常小，并且进行该项目的医疗受益远远超过该风险。无论如何，应始终采用 ALARA 的概念（将辐射剂量控制在合理的可实现的最低限度）以将风险降至最低。

在医院进行的一小部分影像学检查和治疗研究可能超过非随机效应的阈值。

放射治疗和介入性透视可能导致辐射剂量超过皮肤损伤的阈值，且诱导白内障发生的概率较低。在这些领域进行的项目通常可以挽救生命，并且尽一切努力将辐射影响降至最低。

资源

随着医师在医学事业的发展，将越来越专业。作为医学的一部分，在几乎所有的专业领域，都会涉及为患者安排的基于 X 射线或核医学的项目。

新闻媒体对"公众医疗辐射剂量的增加"这个话题给予了极大的关注。目前，在没有必要的情况下安排某些检查是否合适仍存在争论。这将成为一个卫生系统的财政节制（CMS'QPLE/AUC 项目）和公共卫生问题。

一些资源的链接

● ACR 适当性标准

http://www.acr.org/secondarymainmenucategories/quality_safety/app_criteria.aspx

● Image Wisely Campaign（成年人）

http://www.rsna.org/Media/rsna/upload/Wisely_525.pdf

● Image Gently Campaign（小儿）

http://www.pedrad.org/associations/5364/ig/

● 健康物理协会

http://hps.org/physicians/blog/

http://hps.org/publicinformation/asktheexperts.cfm

S（安全性）：电离辐射是在考虑成像安全性时应首先想到的问题。除放射科医师外，心外科医师、整形外科医师、急诊科医师、骨科医师、足科医师及办公室具有"X 射线"机器的医疗专业人员都需要辐射安全教育和支持。另外，私人健康物理师也应了解并使用这些资源。

A（适当性）：健康物理师、放射科医师、ACR 适用性标准（ACR Approriateness Criteria™）、图像柔和度（Image Gently™）、图像精确度（Image Wisely™）和选择最优化（Choosing Wisely™）等资源安排适当的检查项目，同时管理资源并最大限度地提高安全性。

F（读片）：值得注意的是，影像专家正在使用检查区域准直、缩短透视时间和选择适当数量的图像等来回答临床问题。

E（快速执行）：健康物理师、放射科医师等资源可以帮助建议和管理不适当或过度辐射暴露的患者，如儿童和妊娠患者。ALARA 原则是 SAFE 理念防护电离辐射的关键，如 MRI 和超声等成像模式。

参考文献

[1] SCHAUER D A，LINTON O W. National Council on Radiation Protection and Measurements Report No. 160. Ionizing Radiation Exposure of the Population of the United States，medical exposure are we doing less with more，and is there a role for health physics？Health Phys，2009，97（1）：1-5.

[2] METTLER JR F A，HUDA W，YOSHIZUMI TT，et al. Effective doses in radiology and diagnostic nuclear medicine: a catalog. Radiology，2008，248（1）：254-263.

第三节　放射学概念介绍

目的

1. 按照从最高到最低的密度顺序，识别在常规X线片上可见的4种自然形成的密度。
2. 定义并给出胸部正位片上的2个边缘掩盖征的例子。

射线密度

暂时忽略在X线片上看到的解剖结构，专注于射线的基本原理。在常规X线片上可以看到4种基本密度：骨、软组织、脂肪和空气（图1-3-1）。

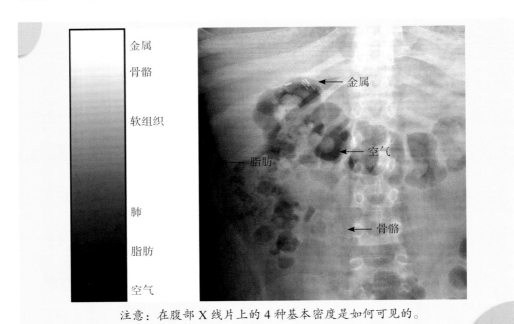

注意：在腹部X线片上的4种基本密度是如何可见的。

图1-3-1　射线密度

X线片上的主要基本密度

● 骨骼：是4种基本密度中最致密的一种，呈白色，放射科医师更喜欢称其为"放射密度"。

● 软组织：在常规 X 线片上，所有液体和软组织具有相同的密度。该密度略低于骨，但略高于脂肪。CT 扫描的一个优点是可以将各种软组织和液体区分为不同的射线密度，其程度远大于常规 X 线片。

● 脂肪：这种密度似乎是最不明显的。脂肪可以在各种软组织和液体之间被观察到。腹部脂肪使检查者能够看到各种软组织结构的边缘，因为脂肪的密度略低于器官本身。

● 空气：肺、"肠气"和患者周围的空气都是空气密度的例子。在 X 线片上，空气密度一般是相当暗的，几乎呈黑色。因此，肺反映的不是射线密度，而是放射线的穿透性。为什么肺中的空气没有患者周围的空气黑（更不透射线）？这是因为肺内的空气密度被叠加到胸壁结构密度中。

在一些 X 线片中可发现另一种密度的物质——金属密度，其可能比骨更致密。这不包括在上述分类中，因为它不是自然形成的密度。在 X 线片上，金属密度的例子包括骨科器械、接受心脏手术的患者胸骨内的钢丝缝线及起搏器中的钢丝导线。

射线密度通常以算术方式相加。这意味着，当软组织密度是相邻软组织结构厚度的 2 倍时，其白色密度也会是相邻软组织结构的 2 倍。相反，密度是相邻软组织结构一半但厚度是相邻软组织结构的 2 倍时，将显示相同的射线密度。

边缘掩盖征

不同密度的软组织结构并列，对彼此会产生什么影响呢？当 2 个不同密度的软组织结构相邻时（相互紧贴），在 X 线片上可清晰地看到它们之间的界面。例如，心脏的软组织密度被沿心脏边界的肺清晰地勾画出来。但是，当 2 个相同密度的软组织结构相邻或重叠时，它们的边缘无法区分。例如，当肺炎形成的液体充满右肺的肺泡时，肺变成液体密度，右心缘（软组织密度）和肺（空气）之间的正常界面可能消失，右心缘不再可见（图 1-3-2）。

这被称为边缘掩盖征，是放射学中最有用的原理之一。

边缘掩盖征的其他例子包括以下几个方面。

● 心脏不能与心腔内的血液加以区分，因为两者都有软组织或液体密度。

● X 线片上无法区分肝顶和右膈下，因为两者均有软组织密度。

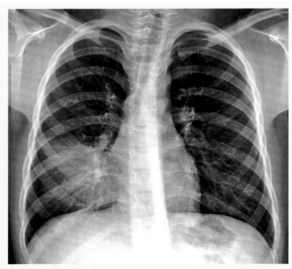

与清晰的左心缘相比，右肺中叶肺炎产生的实变区域掩盖了右心缘。

图 1-3-2   边缘掩盖征

只有当腹腔内有游离气体时，才能分别看到肝顶和右膈边缘。这是因为空气密度介于两种软组织密度之间。

边缘掩盖征将在临床读片中反复应用，非常重要，放射科医师必须清楚了解这一原则。

S（安全性）：在常规X线片中识别密度可能会阻止进一步影像学检查导致的损害。例如，在X线片上看到眼内的金属物，则提示取消脑部MRI检查，因为MRI的强磁场会导致金属加热或迁移，从而导致失明。

A（适当性）：常规成像如胸部、腹部和骨骼的X线检查，通常是决定是否需要进一步检查的首选方式。ACR适当性标准是开始了解适当的成像安排或成像是否有必要的起点。

F（读片）：常规X线片依赖于放射学技师等专家，通过识别不同密度的显像技术采集图像。不合适的技术、患者体型差异或患者不合作可能导致图像难以判读。

E（快速执行）：识别异常的密度如正常位置以外的空气（气胸或气腹），或金属密度如子弹碎片或异物，有助于正确诊断和处理。

第四节 常规放射学

目的 >>>

1. 描述标准化放射投影的惯例。
2. 解释平片上前后位与后前位心脏大小不同的原因。
3. 定义"脊柱前凸投影"及其适应证。
4. 讨论以下变量和技术如何改变传统胸片成像：曝光不足、旋转、吸气和呼气。

有许多技术因素影响常规 X 线片成像，本节将介绍医师在读片时应该注意的主要因素。

放射投影

根据拍摄 X 线片时 X 射线束通过患者身体的方向，将其命名为放射投影（图 1-4-1）。

换句话说，在前后位（AP）平片上，将 X 射线探测器放置在患者身后，并将 X 射线管放置在患者前方，则 X 射线将从患者前方通过患者背部到达 X 射线探测器；在后前位（PA）平片中，探测器位于患者身体的前面，X 射线管位于患者的后面，在这种情况下，X 射线束将从后向前穿过患者。

请注意图 1-4-1 中前后位（AP）和后前位（PA）平片心脏投影尺寸的差异。由于 X 射线从点源发散，距离探测器远的物体会投射更大的阴影。由于心脏在身体前部，在前后位（AP）平片上放大更多，因为前部结构距离 X 射线探测器更远。通过用手电筒照亮手部，让其在墙上投影，以此来演示这个原理。这种情况就像 X 射线探测器一样，手离墙壁越远，投下的阴影就会变得越大且越模糊。因为患者可以半卧位或仰卧位成像，所以，便携式 X 线片最常采用前后位（AP）成像。X 线检查的不足是图像质量可能不是很好，因为检查仰卧位患者的胸部时，通常会充气不足。

13

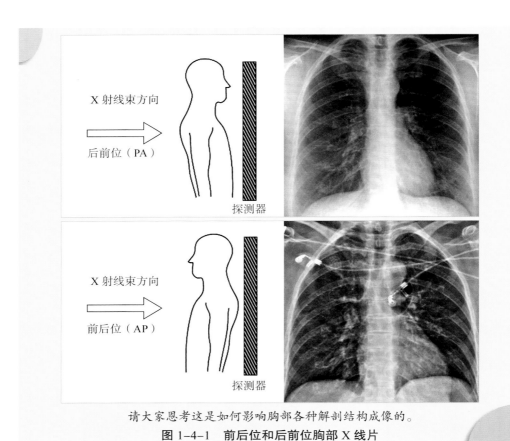

请大家思考这是如何影响胸部各种解剖结构成像的。

图 1-4-1 前后位和后前位胸部 X 线片

接下来是"脊柱前凸投影"（图 1-4-2）。通过这种投影，X 射线源向头部成角，锁骨在 X 线片上投射到肺尖上方。该位置用于检测可能的肺尖异常，如结核或肺

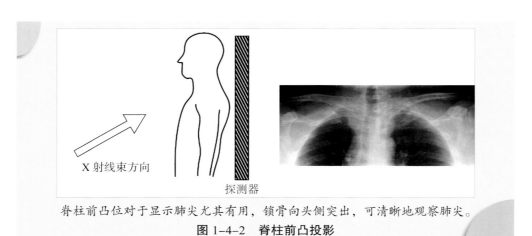

脊柱前凸位对于显示肺尖尤其有用，锁骨向头侧突出，可清晰地观察肺尖。

图 1-4-2 脊柱前凸投影

尖肿瘤，称为肺上沟瘤（pancoast tumor）。由于 CT 扫描相对于前弓位胸片的灵敏度和特异度增加，所以现在更常采用。

锁骨头和棘突的 X 线片如图 1-4-3 所示。由于锁骨头位于前部，棘突相对靠后，它们在 X 线片上相对于中心轴旋转会向相反方向移动。通过这种旋转原理，采集 2 张平片，一张是直立后前位（PA），一张轻微旋转，可能有助于确定肺中异常病灶的位置。

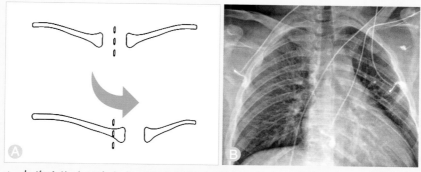

A. 在前后位（AP）方向，注意锁骨头和椎体棘突是如何随着胸部向左旋转出现的；B. 在胸部 X 线片上，右锁骨头已旋转超过棘突，表明患者向左旋转。

图 1-4-3　胸部旋转及其 X 线片

最后，注意图 1-4-4。通过在数分钟内获得 2 张 X 线片。虽然这是一个极端的例子，但重要的是要认识到，被检查者在未完全吸气时曝光的 X 线片会产生肺血管的伪影，从而类似肺水肿。

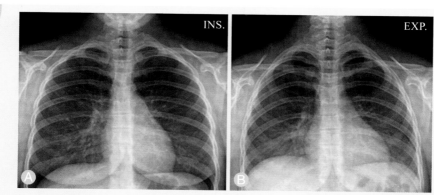

被检查者在吸气（图 A）和呼气（图 B）时的 X 线片，注意肺部大小及其密度的明显差异。

图 1-4-4　吸气和呼气时 X 线片

在某些情况下，通过有目的地获得呼气相X线片，用来寻找小气胸。在这种情况下，随着空气的呼出，气胸将相较于肺会略变大。

接下来，在图1-4-5中，大家能否找到4种基本密度类型；能否找到由于组织结构叠加而产生射线密度相加的示例（叠加的肾脏和充满粪便的结肠将比每个结构本身密度更大）；能否找到边缘掩盖征的例子（与肾脏邻近的肝脏或脾脏轮廓显影，并模糊彼此的边缘）。

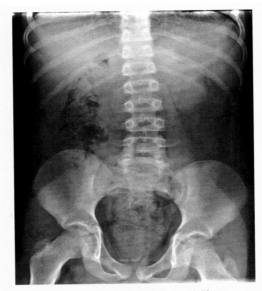

图1-4-5　正常腹部X线片

最后，重要的一点，图1-4-6是以正常空气为对比的钡灌肠图像。这证明了如何使用某些物质（如钡）使某些特定解剖结构在X线片上显示得更清楚（在这种情况下，大肠中钡剂呈白色，空气呈黑色）。

S（安全性）：便携式X线摄影通常采用前后位（AP）投影，可选择坐位或仰卧位，适用于身体无法控制稳定的患者。

A（适当性）：在可能的情况下尽量减少技术因素，如在标准站立、充气良好的胸部进行X线检查时，可以进行便携式检查（通常是坐位、低头和旋转），并且更有可能提供信息来回答临床问题。

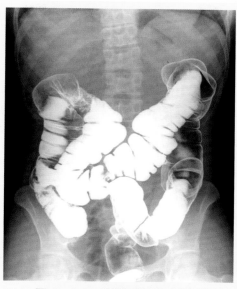

图 1-4-6　正常钡灌肠 X 线片

F（读片）：呼气等技术因素可用于回答特定的问题，如是否存在气胸。旋转等非预期因素可能会降低常规 X 线片的图像质量。

E（快速执行）：根据收到的信息进行处理。了解放射科医师在哪些技术因素条件下建议重拍质量较差的 X 线片，但也需要让其知道现有的信息是否可以在未重复成像的情况下解决临床问题。

第五节 超声成像

超声

超声波没有电离辐射，可以在身体任何部位成像。在实际操作中，超声检查者（或者称为超声医师或临床医师）将耦合剂涂在患者的皮肤上，并在患者的身体表面移动探头。耦合剂在探头和皮肤之间形成了一种声学密封，有利于声束传播，从而获得更好的图像。

这种探头（换能器）既能发射也能接收高频声波，这些声波可以通过或反射人体结构。返回的声波（称为回声）按其强度和返回所需的时间进行分类。利用声波从声学界面（身体内部的反射结构）返回的时间来确定回声在图像中的位置（图1-5-1）。

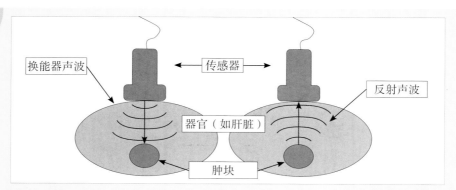

超声波探头的作用类似于潜艇上的声呐，探头向组织中发出短脉冲的高频声波，声波的一部分被组织反射回来，反射的信号被探头"读取"，从而产生图像。

图1-5-1 超声波的检查原理示意

组织的回声强度变化很大。一些组织如腹部脂肪，回声比其他软组织高。在超声图像上，这些结构会显得更白，被描述为回声增强或"高回声"。回声强度较低的组织或界面在超声图像上显示较暗，通常被描述为回声减弱或"低回声"。通过评估组织的回声特点，可以区分不同的器官并分析其病理变化。

充满液体的结构（如胆囊或膀胱）很少或没有声学界面，因此，在超声图像上呈现清晰的黑色或无回声。如图1-5-2为扫查患者乳房时发现的单纯囊肿的超声图像，图中的囊肿是"无回声的"，说明囊肿内部没有回声。超声波在充满液体的囊肿中传播，保留了它们的能量（因为它们遇到的声学界面较少）。因此，当超声波通过囊肿的后壁时，回声强度增强，这种现象被称为"回声增强"。

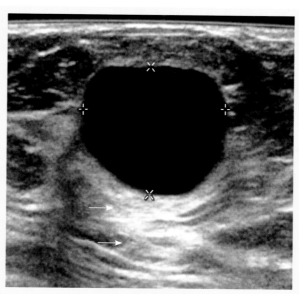

"无回声"囊肿，注意囊肿后方回声强度增加（箭头）。

图1-5-2 单纯乳腺囊肿

一些非常致密的组织如钙化或骨骼，会阻止超声波通过，因此无法获得这些组织深处的图像信息。在致密组织后方产生了一个暗的带状"阴影"。这种声影可能非常明显，有助于识别非常小的钙化点，如肾结石。如图1-5-3所示，这就是所谓的"车头灯征"。

超声图像上的切面方向由超声医师进行标注，通常用文本或体表标记对图像进行标注。

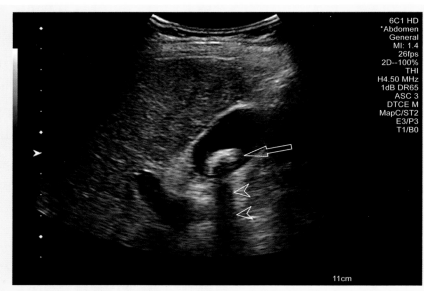

强回声的胆囊结石（长箭头）后方的带状"阴影"（凹底箭头），是超声波无法穿过致密的结石所致。

图 1-5-3 "车头灯征"

超声扫查通常是"实时"的，这意味着可以通过超声图像实时观察组织运动（如心脏瓣膜的运动）。超声医师记录的图像只是从检查过程中挑选出来的"冻结"图像。在某些情况下，以视频或视频片段的形式实时记录检查可能会更有利于诊断。

超声波随着传播距离的增加按平方反比定律迅速减弱或衰减，因此，靠近超声探头的结构更容易被观察到，许多超声探头被设计为靠近被检查的结构。例如，超声内窥镜（包含探头）可以评估十二指肠、胆总管和胰腺；阴道内探头可以提供非常详细的子宫和卵巢图像；直肠内探头可以对前列腺和直肠进行高分辨率成像。通过将探头放置在更靠近目标结构的位置，检查者可以使用更高频率的超声波，从而改善图像细节（图 1-5-4）。

$$X \propto \left(\frac{1}{D}\right)^2$$

这是平方反比定律，它适用于放射学检查，其中 X 是给定距离 D 处的曝光量。如果距离增加1倍，曝光量将是其原来强度的1/4。相同的定律也适用于超声波的强度。

图 1-5-4 平方反比定律

彩色超声多普勒和能量多普勒成像

当超声波束遇到移动的结构时，返回的超声波频率与探头发出的超声波频率相比会发生变化，这被称为多普勒频移，这种现象也存在于日常生活中。例如，当警车从人们身边驶过时，人们听到的警笛的音调或频率会发生变化。

利用这种多普勒频移产生的图像，可以为运动物体提供速度与方向的信息，这是评估血管和血流最常用的方法。在传统的彩色超声多普勒中，不同的图像颜色可用于识别血流的方向和速度。能量多普勒对低速血流更敏感，但无法评估血流的方向或速度。

通过计算移动红细胞的速度，可以估计血管的直径，这是对血管（如颈动脉）进行血管频谱（双向）评估的基础。频谱多普勒可同时显示被评估血管的灰阶图像、彩色图像和波形图像。通常随着血管腔变窄，红细胞通过管腔的速度增快。通过测量狭窄管腔内不同位置的血流速度和速度比，可以定量诊断和评估血管狭窄的情况。

彩色超声多普勒、能量多普勒和频谱多普勒可用于评估静脉血栓的存在、评估动脉的狭窄部位、确定肿块和器官血流是否增加，可能会观察到恶性肿瘤的血流量增加，而扭转的睾丸或卵巢的血流量减少。多普勒成像也可用于诊断血管畸形和评估静脉曲张的存在。

超声检查的适应证

超声检查对较瘦的患者或靠近探头的结构显示效果最好。它虽然没有电离辐射，但仍应谨慎使用。研究表明，人体长时间暴露在超声波下会使组织的温度升高，当超声波穿过含有气泡的结构（如肠和肺）时，就会发生空化效应。与其他成像方式一样，超声应该谨慎使用，在必要的情况下由受过培训的人员来完成检查。

超声最常用于对特定的器官进行成像，如肝脏、胆囊、肾脏、脾脏、子宫/附件和阴囊。虽然超声在评估充满空气和粪便的肠管（及其周围结构）时具有局限性（这种情况下肠壁往往更厚，肠腔通常充满液体），但超声正越来越多地被用于评估肠道疾病。通过适当的培训，床旁即时超声可以帮助诊断气胸、胸腔积液和腹腔积液，并引导放置引流管。

S（安全性）：与传统的 X 线摄影、CT 扫描和血管造影术不同，超声检查没有电离辐射。但是，超声能够将能量储存到组织中，因此必须安全使用。超声可用于治疗，如超声碎石术和超声物理治疗。任何使用超声进行诊断和治疗的人都应该接受适当的超声安全培训。

A（适当性）：超声最好用于特定的器官、部位和适当的患者身上，以进行针对性检查，而不是一个用来提供病理学诊断的检查手段。对于肥胖患者、不合作患者和有厚绷带或大瘢痕的患者，超声仅可提供有限的诊断信息。

F（读片）：医师解读超声图像需要借助解剖学知识和经验来识别所看到的图像。显示组织回声是超声独有的，如脂肪组织在CT上是暗的，在超声上是亮的。

E（快速执行）：超声可以提供快速的实时评估和信息，以解决临床问题并指导治疗，如超声可用于识别和诊断外伤后腹部的大量游离液体，并指导下一步治疗。

第六节 计算机断层扫描

> **目的** >>
>
> 1. 说明如何在 CT 扫描上分配密度。
> 2. 定义术语"像素"和"体素"。
> 3. 将 CT 扫描获得的空间和密度分辨率与传统 X 线片进行比较。
> 4. 说明在观察 CT 时如何决定是否使用对比材料。

CT 成像

计算机断层扫描（computed tomography，CT）使用电离辐射生成图像。在传统 X 线片上能观察到 4 种基本密度（空气、骨、软组织和脂肪），而 CT 能观察到这 4 种以外的更多组织结构。传统 X 线利用一个投影形成影像，而 CT 透过全身使用多重小投影，并整合信息形成图像。正是这种图像的组合，使得更多的软组织细节得以清晰地显示（图 1-6-1）。

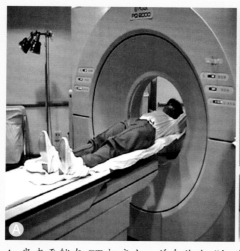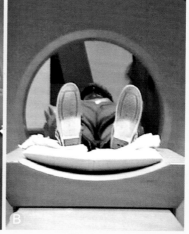

A. 患者平躺在 CT 机床上，并在称为"切片"的轴向剖面中获得图像；B. 在检查轴向图像时，放射科医师对每幅图像的解读都好似站在患者脚部，直视患者头部。

图 1-6-1 CT 扫描的操作方式

CT 研究的每张单独的图像被称为一个截面或轴向"切片"。这是因为图片必须被解释为患者在一个轴向平面上被完全剖切，就像一块面包，观察者从脚朝向头部观察这个截面。

像素和体素

如果仔细观察 CT 扫描的图像，会意识到这幅图片实际上是由成千上万个被称为"像素"（图片元素）的小方块组成（图 1-6-2）。每个像素代表两侧各约 1 mm 或更小的组织，并被指定从 0（黑色）到 255（白色）的灰度值。灰度值反映了小块组织（用像素表示）在 X 射线束穿透患者时衰减或阻挡的程度。较暗的阴影（更接近黑色）代表光束衰减很小的结构（如气体），而白色阴影代表了光束强烈衰减的结构（如骨或钙化）。

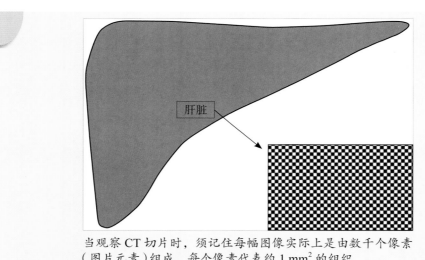

当观察 CT 切片时，须记住每幅图像实际上是由数千个像素（图片元素）组成，每个像素代表约 1 mm² 的组织。

图 1-6-2　CT 像素概念示意

CT 检查的层厚通常为 1 mm 或更小，形成一个像立方体的三维体积元素或"体素"。"体素"是"体积像素"的简称，是三维图像中最小的、可分辨的箱形结构。像素强度代表"体素"内组织的平均值。虽然 CT 扫描的空间分辨率小于传统 X 线片，但密度分辨率更大。早期的 CT 扫描仪使用"步进拍摄"的方法采集图像。患者躺在 CT 扫描床上，缓慢移入扫描机架，在要求患者屏气的同时，获得单个切片。这些扫描仪，虽然在它们那一代中很了不起，但有时会导致小的病灶被忽略，因为患者不会每次都以相同的方式屏气。这些研究的采集时间较长。

当代扫描仪在患者单次屏气过程中，连续移动患者通过扫描机架。在 X 射线管连续旋转的同时推进患者，采集的数据集在配置上很像螺旋（因此称为"螺旋 CT"）。目前扫描的速度比旧的"步进拍摄法"快得多。然后可以将数据重组为冠状面、矢状面和斜面。当前的扫描仪能够获得非常小的数据体素，以至于在其他平面中重组的图像可以有几乎相同的分辨率。

CT 值或亨氏单位（HU）

特定组织体素衰减的 X 射线束的量可以用一个称为 Hounsfield（HU）单位的数字来表示，这个数字是以 Godfrey N. Hounsfield 爵士命名的，他是一位电气工程师，因 20 世纪 60 年代在 CT 的开发方面的创举而获得 1979 年的诺贝尔奖。通过观察结构的亨氏单位值，可以了解可能存在哪种类型的组织（如骨、钙化、水、血液等）。此外，通过观察静脉注射造影剂前后获得的图像上组织的 HU 值的变化，可以判定组织结构的血供程度。以下列出了对比前 HU 值的基本指南（表 1-6-1）。

表 1-6-1　不同组织的典型 HU 值

物质	亨氏单位（HU）
空气	−1000
脂肪	−100
水	0
肌肉 / 软组织	+40
对比剂	+130
骨骼	+1000

对比研究

CT 扫描可使用静脉内注射造影剂和口服造影剂，有时也可使用直肠造影剂。每个切片的字母数字图像中的小"+ C"标签表示使用了静脉造影剂。此外，如果主动脉、肾脏或输尿管不透射线或为白色，则很好地表明使用了静脉造影剂。如果胃、小肠或大肠不透射线，则表明给予了口服造影剂。

优化特定结构的可视化

CT 扫描是由数据创建的，因此可以通过操纵灰度显示，以便用不同格式来显示相同的信息。这些不同的格式被称为"窗口设置"，相当于更改显示的灰度总数和灰度居中的值。这种变化决定了哪种类型的组织显示得最好。常用的窗口设置包括软组织窗（纵隔和腹部）、骨窗和肺窗（肺）。在图 1-6-3 中，使用不同的窗口显示相同的图像。在纵隔窗内，软组织结构可彼此分辨。在肺窗中，肺实质清晰可见，但软组织结构看起来均相同。使用额外的滤波器和减影的电子操作将提供更多信息，也许能回答原始图像只能推断的临床问题。

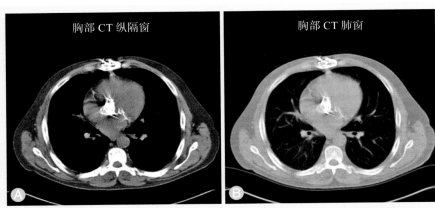

请注意纵隔窗（图 A）如何实现纵隔和软组织结构的最佳可视化，以及肺窗（图 B）如何实现肺实质的最佳可视化。

图 1-6-3　肺部 CT 扫描

S（安全性）：CT 扫描时会引起大量的电离辐射。CT 扫描时注意以适当的顺序仅对需要的身体部位进行合适的扫描，并仅在需要时才使用对比剂。

A（适当性）：每个人几乎所有的适应证都可以通过 CT 扫描来获得，这是非常容易的，因此重要的是利用资源，如放射科医师、ACR 适用性标准（ACR Appropriateness Criteria™）、图像柔和度（Image Gently™）、图像精确度（Image Wisely™）和选择最优化（Choosing Wisely™）来安排适当的研究，同时管理资源并最大限度地提高安全性。

使用其他检查方法如超声和磁共振成像，如果患者对治疗有反应，可以选择延迟成像，回顾最近的影像学检查，这些都是恰当使用 CT 扫描的一些方法。

F（读片）：CT 扫描已经成为诊断成像的"主力军"，可以在亚厘米厚度和单次屏气时采集图像。数据可以在各个平面上重组，以最佳答案回应临床问题、计划手术和指导患者管理。

E（快速执行）：CT 扫描很容易获得，扫描结果可以快速而精确地做出反应，如创伤或手术后。

第七节　磁共振成像

目的 >>

1. 识别和描述 CT、MRI 上正常和常见异常的组织外观。
2. 阐述 MRI 相对于 CT 的 1 个优点和 3 个缺点。

磁共振成像（magnetic resonance imaging，MRI）在神经放射学和肌肉骨骼放射学领域有较大的应用。

为了形成磁共振图像，将患者置于强均匀磁场中。磁场使患者体内的氢原子核沿磁场的方向排列。通过施加外部射频（radiofrequency，RF）脉冲，原子核受到该方向的"干扰"。射频脉冲停止后，氢原子核在外加磁场中恢复到其原来的排列状态，当它们失去能量时发出射频信号（图 1-7-1）。

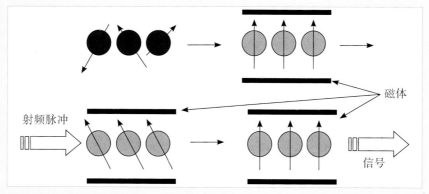

在自然状态下，氢原子以其旋转轴随机取向旋转；当氢原子被放置在磁场中时，它们以统一的方向排列。施加一个射频脉冲，氢原子脱离其磁场方向。一旦射频脉冲停止，氢原子恢复到之前的排列，发出信号，然后形成图像。

图 1-7-1　磁共振成像：氢原子示意

当氢原子返回其在磁场中的方向时，从氢核发射的射频信号的频率由该磁场的强度决定。因此，可以计算每个氢核发出的射频信号的位置。通过计算机分析每个射频信号的强度和其他指标，然后在检测器上为信号分配灰度值（白色至黑色）。由于这种基于组织特征创建图像的过程与不同组织对 X 射线的吸收完全不同，MRI 可以显示不同类型的病理，从而显示其效用。例如，MRI 可以比 CT 扫描更好地区分软组织差异，通常用于定义软组织异常，如椎间盘突出、韧带撕裂和脊柱软组织肿瘤。

MRI 中有 2 个基本序列，对理解和识别很重要。这些序列被称为 T_1 加权和 T_2 加权序列。

"加权"代表暴露于磁场的氢原子特定性质的开发。T_1 加权图像通常显示水为低信号（暗），脂肪为高信号（亮），不同的软组织之间以梯度表示。在 T_2 加权像中，水表现为高信号，脂肪表现为低信号（中间又有软组织）。许多更复杂的序列（梯度回波、FLAIR 等）是基于这 2 个序列的。

MRI 的优缺点

随着多层 CT 扫描仪的出现，CT 扫描可以在多个平面采集或重新格式化。因此，先前 MRI 独有的多平面容量的独有优势几乎消失了，但是 MRI 的明显优势是没有电离辐射。MRI 的缺点是通常比 CT 费用高，可用性较低，操作时间长。另一个缺点是无法扫描体内有磁铁材料（如一些弹片）的患者。这些金属碎片可以随磁场移动，导致患者明显不适或损伤。虽然 MRI 兼容起搏器正在研发中，但一般而言，起搏器因其铁磁性仍是 MRI 的禁忌证：MRI 可使电极导线发热，并不适当触发起搏器。但是，根据位置、类型或持续时间，一些金属可能不是 MRI 的禁忌证。如果不确定器械是否与 MRI 兼容，请与放射科医师核实。此外，还有一些网络资源可以确定不同医疗设备的磁共振安全性。

S（安全性）：MRI 的独特安全优势之一是能够在不使用电离辐射的情况下生成图像。两个独特的缺点是：① MRI 能使磁铁移动或破坏金属，如金属异物和金属器械，如起搏器和人工耳蜗；②使用的造影剂可能引起肾源性系统性纤维化（nephrogenic systemic fibrosis，NSF）。这是少数接受含钆造影剂的肾功能不全患者会发生的不可逆并发症。了解患者体内的医疗器械、异物及肾功能可将损害降至最低。

29

A（适当性）：MRI 的诸多优点之一是能够显示软组织的解剖结构，使 MRI 在评估神经放射学（脑和脊柱）和肌肉骨骼（关节、肌腱和韧带、骨和软组织肿瘤）病理学方面有重要作用。

F（读片）：不同的磁场序列导致相同视野中的组织显示不同，从而产生令人难以置信的信息量。

E（快速执行）：MRI 的采集时间较长，通常不是紧急情况下的选择方式。

第八节　核医学简介

1. 定义核医学专业。
2. 定义关键术语，如同位素、放射性药物、伽马射线、伽马探头、伽马照相机、平面成像等。
3. 定义放射性药物的组成部分及其给药途径如何应用于诊断核医学和治疗核医学。
4. 明确核医学不同成像方法的独特特点。

简介

核医学（nuclear medicine，NM）部分的特定术语在首次提及时将以斜体显示，并且从首次出现到随后的核医学章节将使用相同的缩略语。

基本定义

核医学是执业医师熟练使用放射性同位素诊断和治疗疾病的医学专业。质子决定了原子序数和元素的化学特性，具有相同质子数（protons，p），不同中子数（neutrons，n）的同一元素的不同核素互为同位素（isotope）。p 和 n 的总和等于原子质量。一些同位素具有放射性，这意味着不稳定原子核自发地放射出射线，转化为另一种更稳定的原子核的过程，这个过程称为放射性衰变。每个放射性同位素呈指数衰减，它的半衰期（$T_{1/2}$）都是特定速率，半衰期是指同位素衰减至其起始活性一半所需的时间。

以碘（I）的示例解释说明同位素概念。稳定元素为 ^{127}I，其原子核中含有 53 个质子和 74 个中子，原子质量为 127。核医学常用的碘放射性同位素有 ^{123}I（$p53$，$n70$）和 ^{131}I（$p53$，$n78$）。这些同位素以最简单的化学形式给予患者，如碘化钠盐（也称为放射性碘）。放射性药物（radio pharmaceutical）指含有放射性核素供医学诊断和治疗用的一类特殊药物，用于机体内进行医学诊断或治疗的含放射性核素

31

标记的化合物或生物制剂，它与更复杂的分子（药物）结合或标记这些更复杂的分子（药物），如抗体、激素或肽等。放射性药物的成分将决定其在体内的生物学分布情况及其在诊断和（或）治疗中的作用。

放射性同位素和放射性药物

核医学中最常用的同位素是亚稳态锝 –99（^{99m}Tc）。这主要是因为它的物理性质，包括衰变过程中发射的伽马射线，携带 140 000 电子伏特（eV）的能量，非常适合核医学成像设备的有效检测。另一个有价值的特性是其半衰期为 6 小时，是大多数诊断应用的理想选择。它还具有良好的化学特性，允许其方便地标记为不同的药物，从而产生大量的放射性药物，其中一些列于表 1–8–1 中。放射性药物的生物分布因给药途径而异。最古老的放射性药物之一是 ^{99m}Tc 标记的硫胶体，证明了不同给药途径如何影响生物学分布和诊断价值（表 1–8–1）。一般而言，放射性药物给药途径包括口服、静脉内、皮下、皮内、吸入和通过导管或针头注入体腔或器官。

不同同位素的使用也是基于它们发射的射线（光子）类型，包括 γ、β 和 α 光子。γ 光子的物理性质具有更长的发射范围（米），因此非常适合成像。相比之下，α 和 β 光子在能量被吸收到组织之前的行进距离非常短（毫米级别），这使其成为未密封（内部）放射治疗或放射性同位素治疗应用的理想选择。

检测、成像和定量

γ 光子检测的原理是基于其与产生光电子（或闪烁——起源于拉丁语）的某些物质的相互作用，光电子转化为电脉冲。该脉冲记录为一次计数。临床检测和量化伽马射线发射最简单的方法是伽马射线探头（图 1–8–1A）。该仪器的较小版本可用于外科医师术中放射性的检测（图 1–8–1B）。当被放射性药物标记的目标需要手术切除时是有价值的，这些目标不能在目视检查时与周围解剖结构直接区分。这些探测器不提供图像，而是简单地指示每个特定时间检测到多少个计数，如每秒、每分钟、每 5 分钟计数等。该相对单位（如计数 / 分钟）与发射源中的放射性成正比。

表 1-8-1　常用的核医学中 ^{99m}Tc 标记的放射性药物

放射性药物	引入方式	检查名称	检测的主要器官/系统	生理功能测定
^{99m}Tc 标记六甲基丙二胺肟（DTPA）	静脉注射	肾动态显像（闪烁扫描术）	肾脏	肾小球功能，排泄功能
^{99m}Tc 标记六甲基丙二胺肟（DTPA）	吸入	肺通气显像	肺	通气功能，纤毛的清除功能
^{99m}Tc 标记羟基亚甲基二磷酸盐（HDP）	静脉注射	骨显像（闪烁扫描术）	骨	成骨细胞活性
^{99m}Tc 标记大颗粒聚合白蛋白（MAA）	静脉注射	肺灌注显像	肺	血液灌注情况
^{99m}Tc 标记甲溴苯宁	静脉注射	肝胆动态显像	肝脏，胆道，胆囊	胆汁生产，胆囊功能
^{99m}Tc 标记巯基乙酰基三甘氨酸（MAG3）	静脉注射	肾脏显像（闪烁扫描术）	肾脏	肾小管功能，排泄功能
^{99m}Tc 标记亚甲基二磷酸盐（MDP）	静脉注射	骨显像（闪烁扫描术）	骨	成骨细胞活性
^{99m}Tc 标记高锝酸盐	静脉注射	甲状腺显像（闪烁扫描术）	甲状腺	钠碘转运体功能情况
^{99m}Tc 标记高锝酸盐	静脉注射	唾液腺显像（闪烁扫描术）	唾液腺	唾液腺分泌及排泄功能
^{99m}Tc 标记高锝酸盐	静脉注射	梅克尔憩室显像	胃和肠	胃黏膜
^{99m}Tc 标记红细胞	静脉注射	放射性核素心室显像术	心室	室壁运动，射血分数
^{99m}Tc 标记红细胞	静脉注射	消化道出血显像	肠道外渗	出血
^{99m}Tc 标记硫胶体	静脉注射	肝脾显像	肝脏，脾脏，骨髓	单核吞噬细胞系统
^{99m}Tc 标记硫胶体	真皮内注射	淋巴管造影术	淋巴管和淋巴结	淋巴引流通畅情况
^{99m}Tc 标记硫胶体	经膀胱导入	膀胱导尿管术	膀胱，尿道，肾脏	膀胱及输尿管的关闭阀
^{99m}Tc 标记硫胶体（煮熟的鸡蛋）	口服	胃排空试验	胃	胃动力（排空能力）

33

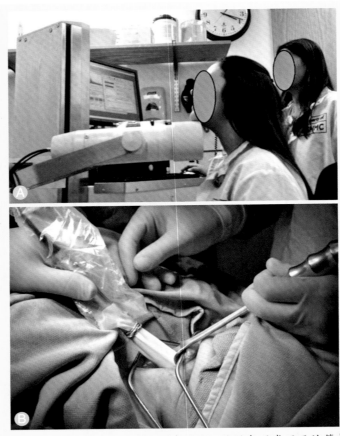

A. 静止状态下，伽马射线探头测量甲状腺活性，该设备通常用于计算 [131]I 的摄取；
B. 手持式小型伽马射线探头在手术室内用于寻找术前标记的放射性甲状腺组织。

图 1-8-1　伽马射线探头的使用

伽马照相机本质上是排列在平面探测器上的一系列探针，能够在二维图像（称为平面图像，即闪烁照相）中捕获体内发射伽马射线的放射性药物的分布。这些图像可以在静态模式（单个图像或点图像，在设定时间或计数次数下获得）或动态模式（连续多帧，与点图像相同，但每次设置的时间相同，连续采集）下采集，如胃肠道核医学章节中的示例（图 5-2-1 ~ 图 5-2-3）。静态模式适用于摄像头沿身体长轴缓慢移动，沿其路径捕获图像获得的全身成像（图 1-8-2）。

核医学特定的发射成像概念，即成像的伽马射线（来自细胞核的光子）从体内发射，其中一些射线在周围组织中被吸收（衰减）。位于感兴趣器官和摄像机

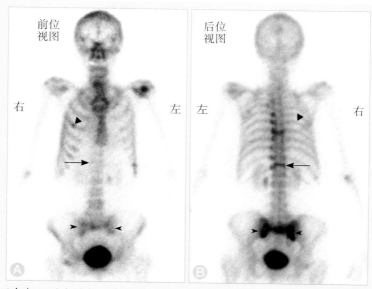

全身（不包括下肢）模式下在前位（图A）和后位（图B）视图获得的平面骨扫描。注意上部骶骨上后位视图上字母"H"形的示踪剂摄取强烈增加（凹形——凹底箭头）。这被称为"本田征"，是典型的骶骨不完全性骨折。由于大量光子的衰减，前位视图上的相同发射强度要低得多。在后位视图上观察到的线性、轻度增加的示踪剂摄取对应于第十二胸椎上终板压缩性骨折（箭头）。由于衰减，在前位视图上未观察到。同样，由于衰减，在后位视图上无法看到前位视图上右侧第三肋骨（三角箭头）摄取轻度增加的病灶区域。

图1-8-2　骨扫描

探测器之间的组织越少，丢失的光子越少，则更多的光子进入探测器产生信息图像。如为了在骨扫描过程中对骶骨进行成像，探测器将被光学定位在最接近患者背部的位置，称为后位视图（图1-8-2）。如果需要前肋的图像，患者的前面将面对探测器，称为前位视图。后位视图在描绘前肋时不太有用，因为大多数光子会衰减。在传统放射学中，X射线（电子去激发产生的光子）从患者体外的球管发射，并穿透身体的成像部分。与核医学成像不同，如果球管朝向患者前方，探测器朝向后方，只存在微小差异，反之亦然。

同一摄像机可以从身体周围均匀分布的角度获得多个二维静态图像。然后，计算机算法可以重建放射性药物生物分布的三维图像。这被称为单光子发射计算机断层扫描（single photon emission computed tomography，SPECT）。较新的照相机将SPECT与CT结合在一个机架上（称为SPECT/CT），可拍摄SPECT和

CT 图像。这种将两种模态融合而成的图像称为融合图像。另一种利用正电子发射同位素进行三维成像的技术称为正电子发射计算机断层扫描（positron emission computed tomography，PET），该技术通常与相同机架上的 CT 结合（称为 PET/CT）。最新的进展是将 PET 与 MRI 相结合，但目前只有少数 PET/MR 应用于临床实践。这些三维模态在生理／分子测试（SPECT 或 PET）的标准三维平面中提供断层图像，以及相应的解剖（通常是 CT 或 MRI）和融合图像。这种在精巧解剖背景下显示的分子和生理信息最近被称为分子影像。全身生理／分子三维图像（SPECT 和 PET）的简化显示可以通过沿平行轨迹投射最强烈的活度穿过整个三维堆栈图像到垂直的二维平面上来实现。这类似于平行光线穿过旧电影投影仪的胶片，并在屏幕上显示该图像。由于这种概念上的相似性，这种成像被称为最大密度投影（maximum intensity projection，MIP）。这种投影可以从任何角度完成。从身体周围均匀分布的角度（360°）创建 MIP 图像会产生一个旋转的物体，就好像在看旋转的全身一样。该技术由核医学医师发明，用于显示 SPECT 信息，目前用于大多数三维成像技术（MRI、CT 及超声），尤其是 PET。

成像（闪烁照相）结果的描述是基于与预期正常活动相比的相对强度。它可以是增加（通常称为"高代谢灶"）或减少（称为"低代谢灶"）。通常将闪烁照相结果的浓聚程度描述为显示强烈或重度、中度、轻度和轻微增加或减少的放射性示踪剂摄取。病灶的形态如梭形或线形、局灶性或弥漫性，在考虑可能的病因时很重要。使用标准解剖学术语描述位置。

通过绘制感兴趣区并创建放射性随时间变化的曲线（称为时间-活性曲线），可评价感兴趣器官对放射性药物的动态变化。这些曲线可以定性描述或数学分析（最常见的指标是放射学活度减少一半的时间）。根据其功能沉积在成对器官（如肾脏或肺脏）中的放射性药物活性可定量为单个脏器占总功能的百分比，称为功能差异。这种分析是肾脏扫描和定量肺功能显像的标准情况（详见第五章第四节肺核医学）。

S（安全性）：与其他外部辐射或能量源的模式不同，核医学成像和治疗是通过向患者体内注射放射性物质进行的，因此对患者及其患者可能接触的人具有放射性。对物理师和核医学医师进行培训，使患者和周围社区（包括医务工作者）的暴露最小化。

A（适当性）：核医学成像和治疗是独特的模式，其中生理功能与解剖细节同样重要。

F（读片）：来自生理学的数据，如用于评估肾脏或甲状腺功能及心脏活力和代谢活力（正电子显像）的放射性药物洗脱数据，再加上 PET/CT 的 CT 解剖细节，是核医学成像的独特特征。

E（快速执行）：核医学成像在紧急情况下并不常用。罕见的急症，如已口服放射性碘治疗甲状腺癌的呕吐患者，可能需要物理师和核医学医师的迅速干预。

第九节　心血管和介入放射学

目的 》》

1. 回顾心血管和介入放射学中使用的成像类型。
2. 理解数字减影血管造影的概念。
3. 列出心血管和介入放射学检查的程序类型。

在心血管和介入放射学（cardiovascular and interventional radiology，CVIR）检查中，针、导丝、导管、球囊和支架通过皮肤上的小穿刺点进行各种微创手术。通过使用实时 X 线片（即荧光透视）、超声、CT 和最不常见的 MRI，以完成血管结构或器官的入路。一旦进入血管、器官或体腔，再通过注射造影剂（如碘造影剂、含钆造影剂、CO_2 或空气）以进一步诊断并辅助治疗。

数字减影血管造影

用于诊断或治疗目的的成像通常以数字减影血管造影（digital subtraction angiography，DSA）的方式进行。DSA 图像是在计算机的帮助下处理完成的。初始图像没有对比度，被称为"蒙版"。然后，在注入造影剂时，快速获得 X 线图像。最后，计算机从随后的图像中以数字方式"减去"蒙版，只留下对比度，从而产生精细的血管系统成像（图 1-9-1）。

介入放射学程序

动脉造影用于诊断与疾病（最常见的是动脉粥样硬化和血管炎）或损伤（医源性或创伤性）相关的血管变化。在获得主要入路后（最常见的是通过股动脉、肱动脉或桡动脉），将导管推进到需要成像的分支动脉中，并注射造影剂。如果发现狭窄区域，可采用经皮腔内血管成形术（percutaneous transluminal angioplasty，PTA）进行治疗，使用或不使用金属支架。如果出血区域需要停止血流（如创伤后）或作为术前栓塞以减少手术中的失血，则可以将各种材料输送到动脉以中断血流，包括金属弹簧圈、明胶海绵®、聚乙烯醇颗粒（PVA，为固

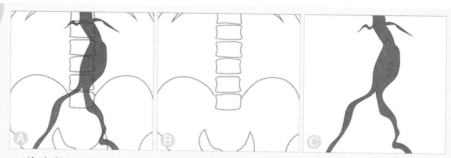

A.将造影剂注入患者主动脉，并采集图像；B.在注射造影剂之前，计算机采集了一个"蒙版"；C.当采集完造影图像时，计算机从图像中"减去蒙版"，留下两者之间唯一变化的部分，即血管内造影。

图1-9-1　数字减影血管造影示意

定尺寸的颗粒材料）、酒精、化疗材料、自体血凝块、生物相容性胶水和其他制剂。

中心静脉通路可以通过多种不同的方式完成，存在用于短期至中期通路的导管，如经外周静脉置入的中心静脉导管（peripherally inserted central catheter，PICC）和非隧道式中心静脉导管。长期通路导管包括隧道式灌注导管和皮下输液管。透析通路导管如隧道式血液透析导管，也被应用于介入放射学。通过超声和实时成像（X线片）获得通路，可以快速、准确和安全地放置管路。必要时，还可通过血管成形术（球囊扩张）解决难以进入的通路。

胃肠通路可完全经皮建立。胃造瘘管（G管）或胃空肠造瘘管（G-J管）的放置是在透视引导下以多平面方式（多个X线角度）实现的。使用X线透视可以快速、准确和安全地置入胃管。

下腔静脉滤器的放置可以通过几个入路点进行，最常见的是通过颈内静脉或股静脉。滤器置入前应仔细评估下腔静脉，评估不同的解剖结构，并确保滤器尺寸和定位正确。

泌尿生殖系统手术在介入放射学中通常包括经皮肾造瘘管置入术、性腺静脉栓塞术、子宫肌瘤栓塞术和输卵管再通术。

胆道手术通常在临床上因胆道梗阻而导致疾病的患者中进行。经皮引流并放置内/外引流导管可作为胆道或胰腺肿块手术切除的术前准备工作。胆道系统经常需要长期减压，因此也可以通过介入放射学进行胆道维护。如果患者不适合手术，介入放射科医师可将金属支架（类似于动脉系统中使用的金属支架）置入胆道系统。这样可以减轻患者症状，提高生活质量，而且不需要外部引流。

这些是由介入放射科医师进行的多种类型的成像研究和附加手术主要为以下几个方面。

- 脓肿引流（采用 CT、超声和 / 或 X 线）。
- 术中病例（如胸主动脉和腹主动脉支架植入）。
- 非侵入性心脏和血管成像（如心脏 MRI、冠状动脉 CT 血管造影和超声）。
- 经皮肿瘤介入治疗（如经动脉化疗栓塞、经动脉 ^{90}Y 放射栓塞、射频消融和冷冻消融）。
- 经皮活检（采用 CT、超声和 / 或 X 线）。
- 微创静脉手术（如静脉内激光或射频消融、硬化疗法和静脉切除术）。

介入放射学的范围相当广泛和多样。各种介入手术为临床护理团队扩大了诊断和治疗设备。

S（安全性）：介入放射学的基本原则是利用影像引导研究、诊断和治疗疾病，因此从病史和体格检查开始（包括对当前药物、药物过敏和实验室检查的全面评价）。这使得介入医师能够仔细制订围手术期计划，以确保增加干预成功的可能性，减少辐射暴露和缓解并发症，在本质上实现安全和积极的临床患者结局。

A（适当性）：虽然介入放射学和医疗设备为临床团队提供了广泛和多样的范围来处理复杂的疾病，但确保干预是有指示的，并遵循推荐的指南有助于确保患者以适当的原因接受手术。手术禁忌证因疾病本身及其并发症而异。如果仅通过较小或无创的方法就可以获得所需信息，或不会改变治疗，则绝对禁止手术。术前根据具体情况解决相对禁忌证，如严重的高血压和低血压、凝血病、肾功能不全、充血性心力衰竭、左束支传导阻滞、结缔组织疾病（如 Ehlers-Danlos 综合征）等。

F（读片）：多排螺旋 CT 和多模态 MR 的发展使得因内脏和血管异常而进行的高灵敏度和高特异性的检测成为主要和首选的介入前 / 介入后疾病评价成像模式。但是，介入放射学的核心是图像引导手术，所以在术中需使用其他成像模式（主要是 X 线透视、超声和 CT）评价解剖结构和病理，并指导治疗干预。因此，在介入手术期间获得的图像（专用视图和正交倾斜）具有足够的诊断质量至关重要。

E（快速执行）：介入手术期间的图像引导提供了术中诊断和治疗疾病（导管导向治疗）的机会，因此，阳性疾病的发现和相应的治疗保证了患者和临床团队了解所进行的手术，并就术后管理和随访提供建议。

41

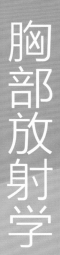

胸部放射学

第一节　心脏和纵隔

心脏轮廓

当评估心包和纵隔轮廓时，最容易遵循这些结构与充气的肺所形成的左右边界。虽然不同的横断面成像技术可以很好地显示纵隔，但最初的评估通常是在胸片上进行的。

如图 2-1-1 所示，沿纵隔左缘的第一外凸影为主动脉结影，主动脉弓下方代表主肺动脉段，下方较大的凸影主要由左心室投影形成，有一小部分是左心房的投影，上腔静脉的投影在纵隔右上方，右心房的右外侧缘形成纵隔右下方的凸起。这些轮廓会随着年龄和技术变化，在异常情况下会发生显著变化。心脏、纵隔的评估应从评估这些轮廓开始。

心脏大小

心脏是占据纵隔最大的结构。回顾一下前面的章节，心脏大小可能因 X 线片的投影（后前位或前后位）的不同而不同。在立位后前位（PA）X 线片上，如果心脏的最大横径不大于肋骨内缘之间胸廓最大内径的 50% ~ 55%，则称心脏正常。这在前后位（AP）X 线片上并不适用，因为心脏会被人为放大，并且认为占胸廓最大内径的 60% 是正常的。患者在吸气量不足时所拍摄的 X 线片也不适用。图 2-1-2 分别显示了正常和扩大的心脏，同时示范了心脏和胸廓最大内径的测量。

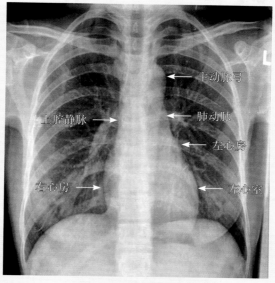

图 2-1-1　纵隔轮廓 X 线片

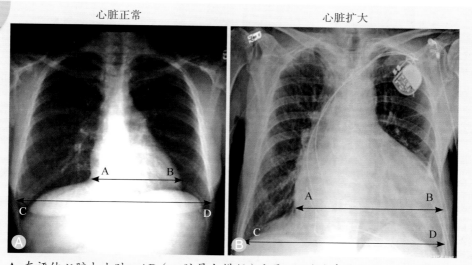

A. 在评估心脏大小时，AB（心脏最大横径）应是 CD（胸廓最大内径）测量值的 50% ~ 55%；B. 心脏轮廓明显扩大。注意 AB 与 CD 的比值是如何大于 50% 的。

图 2-1-2　心脏的测量示意

纵隔结构和内容

除心脏、大血管、食管和中央气道外，纵隔内还有淋巴结。淋巴结肿大可改

45

变胸片上纵隔的外观，如图 2-1-3B 所示。图 2-1-3A 显示纵隔淋巴结的位置。图 2-1-3C 是轴位 CT 图像，显示主动脉和上腔静脉周围肿大的淋巴结。

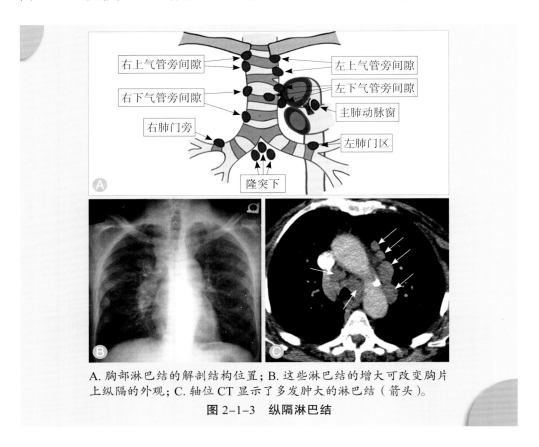

A. 胸部淋巴结的解剖结构位置；B. 这些淋巴结的增大可改变胸片上纵隔的外观；C. 轴位 CT 显示了多发肿大的淋巴结（箭头）。

图 2-1-3 纵隔淋巴结

图 2-1-4 为侧位胸片，显示纵隔分为前、中、后纵隔 3 个部分。该方法是国际胸腺恶性肿瘤研究小组（International Thymic Malignancy Interest Group，ITMIG）推荐的几种纵隔分区的方法之一。这些不是确切的结构上的分隔，而是有助于对纵隔病变进行定位和定性，以更好地对这些病变进行鉴别诊断。

前纵隔的前方以胸骨为界，后方以沿心脏前缘、升主动脉和主动脉弓的连线为界。正常情况下，该区域存在脂肪、胸腺组织和淋巴结。中纵隔位于此区域后方，其后缘是由椎体前缘后方 1 cm 画出的线定义的。中纵隔结构包括中央气道、心脏、大血管、食管和淋巴结。后纵隔位于中纵隔后方，包含胸椎和椎旁软组织。按分区显示的纵隔异常请参见表 2-1-1。

用一种系统的方法去评估常规 X 线片，并以此来识别纵隔轮廓是否正常，比

46

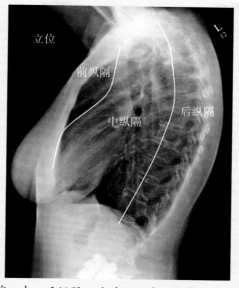

纵隔细分为前、中、后纵隔，这对纵隔病理的鉴别诊断有重要意义。

图 2-1-4　纵隔的划分

纵隔肿块本身的鉴别诊断更重要。当在胸片上观察到纵隔异常时，CT 几乎被普遍作为下一步影像检查的方法。在某些情况下，MRI 可被用于评估纵隔异常。

表 2-1-1　依据肿瘤的原发部位对纵隔肿瘤进行鉴别诊断

纵隔分区	鉴别诊断
前纵隔 （血管前间隙）	淋巴结病变、淋巴瘤胸骨后甲状腺肿 胸腺肿瘤 生殖细胞肿瘤 淋巴结病
中纵隔 （内脏）	主动脉瘤 食管肿瘤 甲状腺肿 支气管和心包囊肿
后纵隔 （脊柱旁）	神经源性肿瘤 软组织肿瘤 脊柱感染和肿瘤

S（安全性）：通过胸片评估心脏和纵隔轮廓是帮助指导患者治疗和（或）其他影像检查的必要技能。正常和异常的轮廓特征可以在正位和侧位胸片上识别和确认。只有在更复杂的情况下，才需要通过 CT 以进一步诊断。

A（适当性）：正侧位片可用于指导进一步的影像检查，以确定心脏和纵隔异常的位置及其起源。根据这些线索，可以确定后续成像的类型和必要性。

F（读片）：获得胸部 X 线检查结果需要特别注意检查部位的暴露、屏气、旋转等"技术"的所有部分。统一的采集"技术"有助于快速评估 X 线片和识别病理。

E（快速执行）：早期发现纵隔异常可加快一些急症的后续处理，如即将发生主动脉破裂或肿块引起上腔静脉综合征患者的主动脉轮廓发生变化。快速识别轮廓异常可以促进诊疗团队的及时沟通并给予相应的处理。

第二节　心脏计算机体层血管成像

> **目的** ≫≫
>
> 1. 了解冠状动脉CT血管成像（CT angiography，CTA）的典型适应证。
> 2. 能够描述冠状动脉CTA检查的步骤。
> 3. 描述在心电门控CT扫描中其他可能的用途。

　　CT扫描仪能够快速地采集图像，能够及时"冻结"心脏图像并清晰地显示冠状动脉，可用于区分心源性和非心源性胸痛患者，重点关注那些具有低至中度冠心病风险且无心电图改变或心肌酶升高的患者。

　　优化患者冠状动脉CT扫描方案，包括在右臂留置大口径静脉留置针（思考选择右臂的原因），并给予口服或静脉注射受体阻滞剂。β受体阻滞剂禁用于以下患者。

- 已知或疑似病态窦房结综合征；
- 不明原因的晕厥先兆或晕厥；
- 目前正在使用其他抗心律失常药物；
- 左、右心室功能减低；
- 有支气管痉挛病史、重度慢性阻塞性肺疾病；
- 对β受体阻滞剂过敏。

　　最后，在造影剂注射前给予患者舌下含服硝酸甘油800 μg。硝酸甘油的禁忌证如下。

- 明显血容量不足；
- 累及右心室的下壁心肌梗死；
- 颅内压升高；
- 心包压塞；
- 缩窄性心包炎；
- 重度主动脉瓣狭窄；

● 肥厚型梗阻性心肌病；

● 重度收缩期低血压。

团注追踪技术通常以 6 ~ 8 mL/s 注入造影剂，共注入 65 ~ 75 mL 非离子型造影剂（图 2-2-1）。在心脏舒张期采集图像，此时心脏虽然是被动充盈的，但运动量也是最少的（图 2-2-2）。如果存在异位搏动，使用特定的成像采集协议，图像上可能有明显的伪影（图 2-2-3）。图像采集后可以同时用标准平面或三维工作站观察（图 2-2-4）。任何斑块的描述都应包括斑块是否为非钙化斑块、钙化斑块和混合斑块。128 层 CT 扫描仪的灵敏度和特异度分别约为 92% 和 95%。它具有非常好的阴性预测值，从这个意义上说，对于有明确胸痛和显著危险因素，但无心脏缺血客观证据的急诊患者是非常有用的。

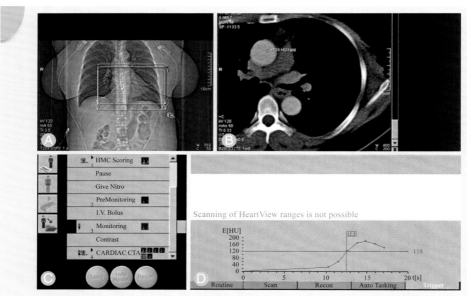

心脏 CTA 扫描屏幕上的图片，显示了扫描视野（图 A）、升主动脉团注追踪区域（图 B）、方案中的实际步骤（图 C）和对比密度曲线（图 D）。

图 2-2-1　心脏 CTA 扫描

虽然心脏 CTA 的其他适应证超出了本书的范围，但心脏 CTA 的一个适应证是评估心脏结构，如主动脉瓣（图 2-2-5）。此外，经导管主动脉瓣置换术（transfemoral aortic valve replacement，TAVR）和二尖瓣置换术在术前规划中的利用有所增加（图 2-2-6）。

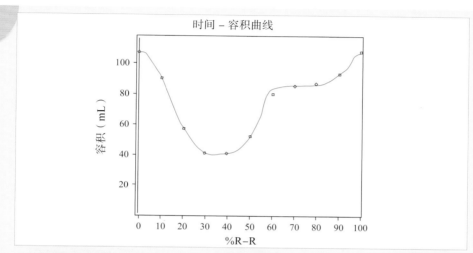

时间 - 容积曲线图，X 轴上分为 0 ~ 100%，为 R-R 间期，y 轴上为容积。请注意，容积不会从约 65% 变为约 75%，与舒张期和心动周期内获得图像的最佳时间一致。

图 2-2-2　R-R 间期划分

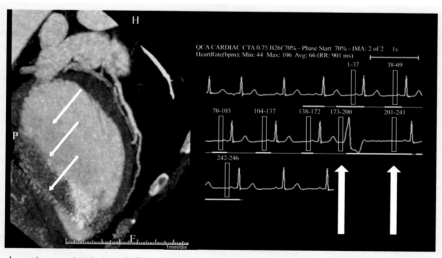

在心脏 CTA 扫描的图像中，在右侧图像上注意到采集时间（矩形框）均适当，室性期前收缩区域除外（白色粗箭头），对应于图像左侧的成像伪影（白色细箭头）。

图 2-2-3　心脏室性期前收缩伪影

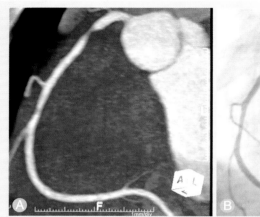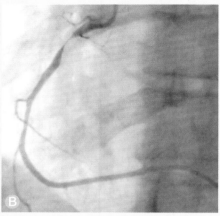

右冠状动脉 CTA（图 A）和随后相同节段的心导管检查（图 B）。图像之间存在很强的相关性。

图 2-2-4　冠状动脉 CTA 与冠状动脉造影的比较

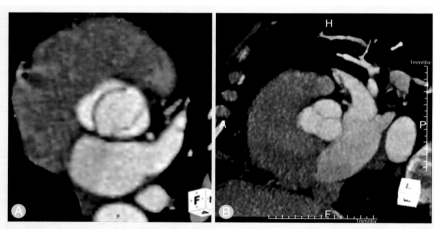

二叶式主动脉瓣患者（图 A）和正常三叶式主动脉瓣患者（图 B）的主动脉瓣正面图像。

图 2-2-5　心脏 CTA 显示二尖瓣和三尖瓣

　　S（安全性）：对于有典型胸痛但无心脏缺血客观证据的患者，冠状动脉 CTA 是一种有用的辅助诊断手段，可以防止胸痛患者进行不必要的导管置入。

　　A（适当性）：心脏 CTA 的采集非常依赖于患者的心率和心律。扫描前对这些参数进行优化，包括心率上限在 50 ~ 60 次 / 分的人群。此外，应进行右臂静脉注射，这样在成像时不会因造影剂横跨纵隔产生伪影。

F（读片）：在后处理工作站上查看图像至关重要。在拉伸血管视图和横截面视图中观察冠状动脉对于评价动脉管腔的通畅和斑块特征至关重要。此外，需要观察二尖瓣和主动脉瓣层面重建图像来规划植入的瓣膜参数。

E（快速执行）：对于急诊科的胸痛患者，及时评估冠状动脉通畅性可加快这些患者的处理，使其出院或者进行心导管介入治疗。许多研究已经认识到冠状动脉 CTA 在急诊科的实用性。

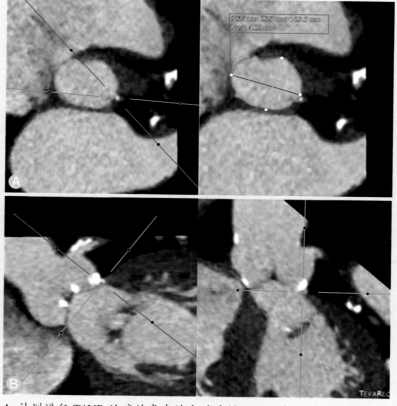

A. 计划进行 TAVR 治疗的患者的主动脉瓣正面图像；B. 冠状面显示瓣膜周围钙化范围和位置。

图 2-2-6　TAVR 的冠状动脉 CTA

第三节 侧位胸片

侧视图：系统方法

侧位胸片和正位（PA 或 AP）胸片包含有价值的信息。本章系统回顾了侧位胸片，从系统回顾图 2-3-1 左侧位胸片开始。

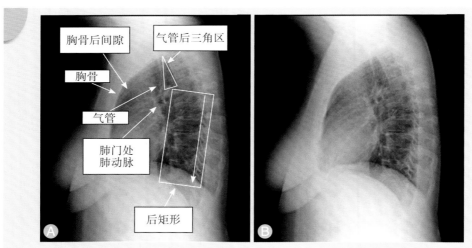

A. 正常侧位胸片；B. 使用该图像可以识别图像上的结构和空间。

图 2-3-1 侧位胸片

首先检查主要结构，包括肺门处的心脏、主动脉、肺动脉、中央气道及左右半膈。接着回顾胸骨后区域、气管后三角区域、从气管后三角向下延伸至横膈的大矩形区域（随着向下移动，密度逐渐从较淡变为较暗）和肋膈角的透亮区域。

最后，检查上腹部、骨骼和软组织。如果每次 X 线检查均以这种方式进行，将形成一种发现异常的统一的方法，这需要相当多的实践。

侧位胸片的重要性不可低估。侧位胸片有助于增加后前位胸片上观察到的异常（或明显异常）的信息，可以观察到少量积液，确定异常的位置，更好地估计肺容量，并显示肺门。大部分病例在没有侧位胸片时无法确定在肺部的确切位置。

图 2-3-2 是背部软组织发生的皮肤病变的示意图，但在正位胸片上投影在右上肺，侧位胸片可用于确定结构是否位于患者体内或体外。图 2-3-3 为疑似双侧胸腔积液患者的正位片和侧位片。双侧胸腔积液在侧位投影上明显，为弯曲半月形。但是，肋膈角在正面视图上清晰锐利。这说明如果只依赖于正位（AP 或 PA）投影，可能是具有临床意义的少量胸膜积液被忽略的原因。同样，如果不仔细审查侧位投影，肺下叶有小面积实变或结节的患者可能无法正确诊断，因为在正位胸片下叶的一部分被横膈遮挡。

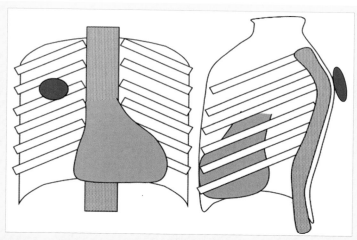

注意：在正位（后前位）片上投影于胸部的病变（假定为胸内肿块）实际上位于背部软组织上。

图 2-3-2　胸部侧位投影示意

横膈

有几种方法可以确定侧位胸片上左右侧横膈和肋膈角（图 2-3-4）。

（1）由于左横膈的前部与心脏的下方接触，它往往在前方被遮蔽或掩盖——

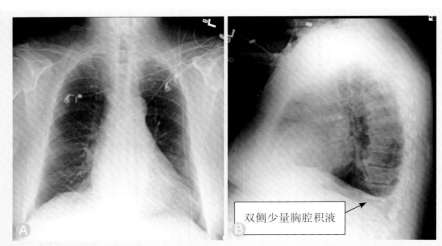

疑似双侧胸腔积液患者的正位胸片（图 A）和侧位胸片（图 B）。请注意，虽然在侧位投影上双侧胸腔积液明显，但在正位胸片上肋膈角清晰锐利。

图 2-3-3　胸膜腔积液

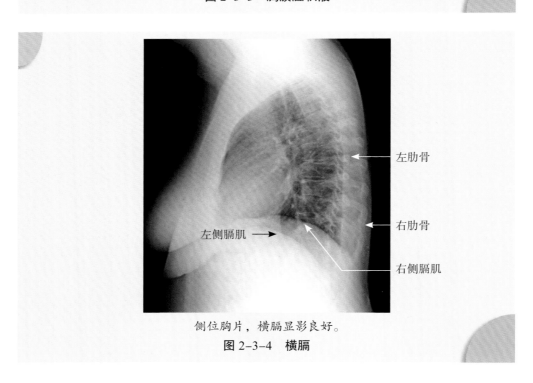

侧位胸片，横膈显影良好。

图 2-3-4　横膈

边缘掩盖征的另一个例子。因此，通常左膈肌不像右膈肌那样可以追踪到前缘。

（2）侧位胸片通常嘱患者以左侧卧位进行拍摄。这表明患者的左侧靠着暗盒的位置，光束从右到左穿过患者。胸片上某处有"L"标记。需要记住距离射线照片较远的部分被放大得更多。如果看左侧胸片的后部，可以看到2组肋骨，一组显示较大的肋骨，一组显示相应的小肋骨。这是因为较大的肋骨位于X线较远的位置，并且代表右侧肋骨。以此追溯到这组肋骨的横膈是右侧横膈。这也区分了左、右侧肋膈角。

（3）由于左侧膈肌位于胃的正上方，如果左侧膈肌略高于右侧，则侧位片上可以在左侧膈肌下方看到胃。

（4）通过将正位片上横膈的高度与侧位片上横膈的最高点相关联，就可以在侧位片上区分左右。

思考一下这些关系，因为它们概括了前面提出的2个重要原则——轮廓征象和放大原理。

肺门增大

图2-3-5A后前位片中的箭头表示左、右肺动脉。在右侧，右肺门血管重叠处密度增高。侧位片（图2-3-5B）可以清晰地将左、右肺动脉与不规则肿块分开。这个病例是肺腺癌。侧位片有助于区分肺门增大、肺动脉增大（肺动脉高压所致）和肺门淋巴结病。

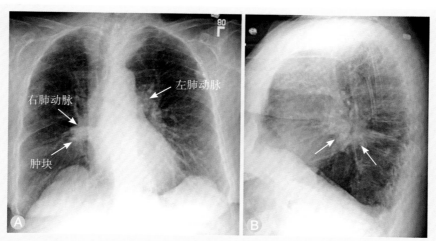

AP位（图A）和侧位（图B）胸片显示患者右肺门肿块，侧位片（图B）上的箭头表示肺动脉下方肿块的边缘。

图2-3-5　肺门肿块

S（安全性）：熟练评估胸部侧位胸片可以增加检查价值，并防止不必要的进一步电离辐射检查。重要的透亮区如气管后三角区、胸骨后透亮区和后矩形区可用于发现占位性病变。有时在正位胸片上推测为胸内的病变可通过侧位片证明为皮下病变，以防止不必要的进一步检查。

A（适当性）：当正位胸片上发现病变时，有时做侧位胸片定位比CT更好，如胸腔外病变或类似病变的正常结构。侧位胸片也有助于发现正位胸片上可能隐匿的胸腔积液。CT检查适用于许多疑似恶性肿瘤的临床病例。

F（读片）：重要的是采用一种系统的方法来观察侧位胸片，如从心脏、主动脉和肺动脉等主要结构开始，然后确认胸骨后透亮区、气管后三角区和后矩形区的完整。通过这种方式，可以发现细微的异常。

E（快速执行）：侧位胸片可通过防止过度评估良性病变或通过发现正位胸片无法观察到的、患者产生症状的原因，来加快诊疗速度。这也有助于指导临床团队，如正位片上由于结构重叠而使肺门阴影显示不清，但在侧位胸片上容易辨别是否为肿块。

第四节　肺结节或肿块

> **目的** ➤➤
>
> 1. 理解 X 线胸片检查对肺结节定性的必要性。请注意评估病变的以下特征：大小、位置、边缘特征、邻近结构的受累、钙化或空洞形成、单发还是多发、从既往 X 线片推测病变的生长进程及其他胸片结果。
> 2. 列出孤立性肺结节的 4 种鉴别诊断。
> 3. 讨论肺结节或肿块内钙化的意义。

肺结节是指一种测量直径 ≤ 3 cm、边界清楚的阴影（通常为球形）。肿块是指直径超过 3 cm 的病变。结节和肿块的评价原则相同，因此本节以下部分仅使用术语"结节"。

肺结节比较容易在传统 X 线胸片上被发现和识别。对于肺结节的鉴别诊断，必须遵循以下几个标准。

肺结节的评估

● 是肺部的吗？确定结节是在肺内，而不是与胸壁相关的重叠结构，如皮肤上的病变、乳腺病变或其他体外的高密度影（图 2-4-1 和图 2-3-2）。肋骨骨折

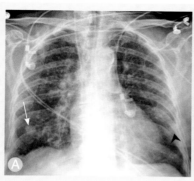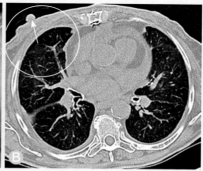

A. 胸部 X 线正位片显示右下肺野结节影（凹底箭头），箭头所示左侧胸壁一个类似"结节"影，表示乳头（箭头）；B. 注意相应 CT 层面的表现（圆圈内的箭头）。

图 2-4-1　乳头影

断端处愈合也可以被误诊为肺结节。

● 既往影像资料对比：初诊为"肺癌"的结节可能是一个已经存在多年的良性结节。如果在本医疗机构没有既往影像资料，影像诊断医师应该与临床医师或者患者确认是否有旧的影像资料可用于对比。与最近的（从一周到几周前）X线片相比，新发结节更有可能是感染性或炎症性的。

● 大小：通常较大病灶恶性的可能性更高，但并不总是如此，较小的病灶也可能是恶性的。病灶增长的间隔时间也很重要。

● 位置：评估结节所在肺叶和肺段的位置（如可能）。这需要结合胸片正位（最好是后前位）和侧位来定位。CT能更准确地定位结节并显示其特征。

● 边缘特征：评估病灶边缘是否光滑或不规则。显然，肿块的边缘越不规则就越可能是恶性病变，但是要牢记许多感染性和炎症性病变的边缘也非常不规则。应该结合患者的症状，如果有感染的临床特征，应考虑治疗后复查X线片。肺内转移灶边界可以很光滑。虽然病灶的轮廓需要进行评估，但它不是决定病灶良性与恶性的绝对指标。

● 邻近结构受累：这可能是提示病变病因的一个重要征象。靠近胸壁并破坏肋骨的肿块极有可能是恶性的。

● 有无空洞或钙化：空洞可见于良性和恶性病变过程，弥漫性或层状钙化一般为良性，占据结节大部分的中央致密钙化也常为良性，但是转移性骨肉瘤可出现致密骨化。

● 孤立或多发病灶：肺的多发与孤立性结节往往具有不同的诊断和鉴别诊断意义。因此，当看到一个肺结节时，应仔细寻找是否存在其他结节。CT检测肺结节的敏感度较高，因此，对发现肺结节的数量非常有用。

● 其他征象：一旦发现一个肺结节，就不要停止查找其他异常征象，"充分的查找"是一个常见问题。其他征象如纵隔淋巴结肿大、肺门淋巴结肿大或肋骨骨质被破坏都提示恶性肿瘤可能，需要早期CT评估。

● 除以上这些发现，还要考虑患者年龄和临床病史来指导临床。如果有既往影像学检查可以进行对比，则需要评估病灶演变的时间。孤立性肺结节的鉴别诊断包括肉芽肿性病变（如陈旧性结核和组织胞浆菌感染）、原发性肺恶性肿瘤和炎症后肺实质瘢痕。孤立性肺结节的其他较少见的病因包括错构瘤、孤立性转移瘤、类癌、球形肺炎、动静脉畸形和囊肿。

回顾病例

　　以下一组病例是各种病因形成的肺结节或肿块在 X 线胸片上的表现。根据上述提供的标准对每个病例进行描述，并得出简要的鉴别诊断。

　　在这些病例回顾过程中，重点不是记住每种异常征象的各种可能性诊断，而是严格遵循标准，并注意这些病例中肺结节被误诊的陷阱。

　　病例 1：图 2-4-1 显示右下胸部有一个直径约 1 cm 的软组织结节影，这可能与肺结节混淆，但它的边缘光滑（由于周围充满空气，所以轮廓显示特别好）、位置典型且左侧胸壁存在对称的相似密度影，表明这是乳头。当一个可疑结节被怀疑为乳头影时，可将小金属标志物贴在乳头上重复摄片进行确认。

　　病例 2：图 2-4-2 显示左肺下野心脏重叠处有一个孤立性肺结节，这称为"硬币样"病灶，即使它是一个三维球体形态。这个病灶是肉芽肿，但在 X 线胸片上没有特异性的征象得出这个诊断，有必要进行活检以明确诊断。

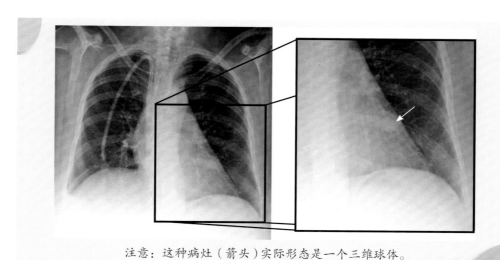

注意：这种病灶（箭头）实际形态是一个三维球体。

图 2-4-2　"硬币样"病灶

　　病例 3：图 2-4-3 显示在左心缘旁有一个比较大的、边缘光滑的孤立性病灶，其内没有空洞形成，肿块内"爆米花样"的钙化使其密度变得混杂。虽然病灶内出现钙化并不意味着一定是良性病变，但这种"爆米花样"的钙化通常与肺错构瘤相关。与既往检查相比，肿块大小没有变化。这个病例由于出现特定类型的钙化及病灶的稳定性，所以不需要手术切除或组织活检来明确诊断。

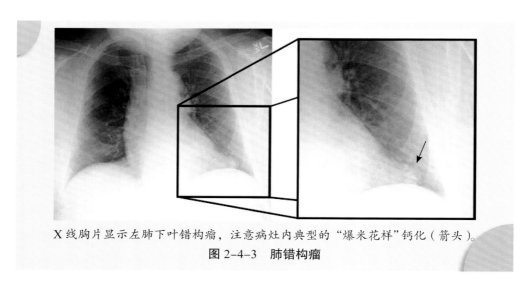

X线胸片显示左肺下叶错构瘤，注意病灶内典型的"爆米花样"钙化（箭头）。

图 2-4-3　肺错构瘤

病例4： 图2-4-4是一名60岁男性的肺部影像检查，该患者有大量吸烟史，临床表现为消瘦和咯血。左肺上野外带肿块内可见明显空洞形成，外缘与左侧胸壁相连，但没有侵犯破坏肋骨，未见胸腔积液征象，左侧肺门形态相对正常，无明显淋巴结肿大。在许多胸部疾病的诊断过程中，CT扫描能更好地评价肺门及纵隔淋巴结的情况。空洞性病变的鉴别诊断包括原发性肺癌、肺脓肿，其中原发性肺癌中的鳞状细胞癌最容易出现空洞，肺脓肿也有相似的影像表现，但肺脓肿患者更多地表现为与炎症相关的临床症状，而不是像这名患者这样的恶性肿瘤症状。在很多情况下可能会误认为空洞形成，它必须在图像上清晰显示才能定义为空洞这一征象。通常，在空洞内会看到碎屑或软组织密度影，这可能是凝血块、炎性渗出物、"真菌球"（曲霉菌球）或肿瘤内壁的坏死物碎片。该病例的病灶活检结果为鳞状细胞癌。

病例5： 图2-4-5显示双肺多发结节，高度怀疑肺转移瘤。结节的大小和多发性，有力地提示了它们的病因。只要发现一个结节，就需要仔细寻找是否有多发结节存在。肺转移本质上是肿瘤细胞栓塞的过程，通常双肺下叶的血供相对比较丰富，所以转移灶多见于肺下叶。

CT是检测早期肺转移最敏感的检查方法。其他病理过程，如肉芽肿性疾病

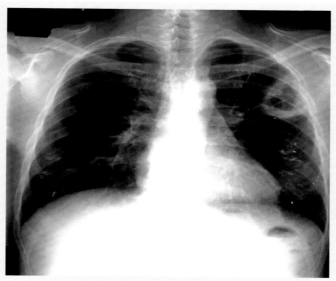

注意：左肺上野边界清晰的肿块，内部有密度减低区。

图 2-4-4　肺部空洞性病灶

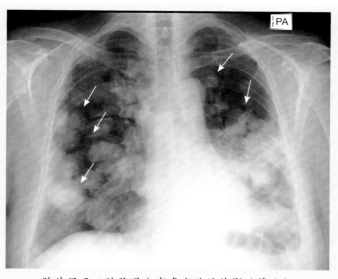

胸片显示双肺弥漫分布多发肺结节影（箭头）。

图 2-4-5　肺部多发结节

也可以表现为多发结节。

　　病例6：图2-4-6是一名青年患者的胸部正位片，该患者咳少量带血痰、发热、体温约 38.3 ℃。胸片显示右肺中野一个边界清楚的肿块，显然存在恶性肿瘤的可能。但是该患者比较年轻，症状也更符合肺炎的临床表现，因此进行了为期 2 周的抗生素治疗。肿块内无空洞，故不提示肺脓肿形成。2 周后复查 X 线胸片，显示高密度影明显消退。这就是一例"球形肺炎"。球形肺炎更常见于儿童，但也可发生于成年人。炎性渗出物通过 Kohn 孔从一个肺泡单位扩散到另一个肺泡单位，从中心向周围扩散，使肺变模糊。

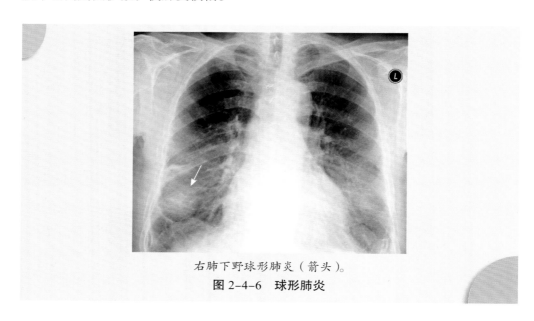

右肺下野球形肺炎（箭头）。

图 2-4-6　球形肺炎

在某些情况下，渗出物扩散和流动边界可以非常清楚，形成类似肿块的病变。在评价肺结节或肿块时，除 X 线表现外，还要注意患者的临床表现。

病例 7：胸部正位片（图 2-4-7A）显示右肺中野见一边界清晰的高密度影，侧位片（图 2-4-7B）显示该高密度影呈凸透镜形状或"凸透镜样"，位于右肺斜裂内。这种由肺叶间裂内包裹性积液形成的高密度影，称为假性肿瘤。

诊断依据包括病灶位于肺叶间裂区域、呈卵圆形、长轴与肺叶间裂平行，以及在当前或既往 X 线胸片中有胸腔积液的表现。

综上所述，孤立性和多发性肺结节需与多种疾病相鉴别。良性和恶性病变的影像表现有相当大的重叠。仔细观察和分析胸片、与既往检查的胸片比较及结合患者临床表现可以节省诊断时间和费用。如果无法明确胸片上的异常是良性或急性病变，往往需要胸部 CT 进一步评估。

64

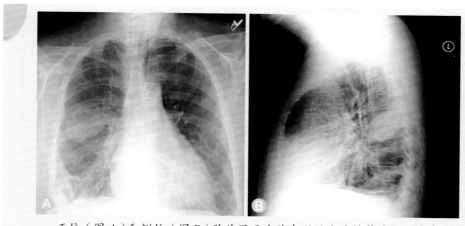

正位（图 A）和侧位（图 B）胸片显示右肺中野沿右肺斜裂的假性肿瘤。

图 2-4-7　肺部假性肿瘤

S（安全性）：在胸片上检测出肺结节后可能会采取进一步检查，这会使患者接受更多的电离辐射。因此，在诊断过程中应当避免不必要的 CT 评估，如在既往影像学检查中观察到的良性错构瘤、乳头影，甚至球形肺炎。

A（适当性）：需要理解胸片上观察到的病变采用哪种影像学检查随访更适合。注意：不遗漏一个病灶和判断结节的良恶性同等重要。分析病灶的位置、生长速度等征象是决定是否需要进一步进行有电离辐射检查的重要因素。

F（读片）：通过 X 线检查、系统阅片模式可以识别小结节或微小结节。当没有既往的影像资料来证明病变的稳定性或者当病变范围不清楚时，CT 通常是一种合适的检查方法。另外，随访复查也是一种重要的诊断方法，如在表现为结节的球形肺炎诊断中的运用。如果患者出现感染症状，有必要在治疗后复查 X 线胸片，如果病变消失，即符合肺炎诊断。

E（快速执行）：许多肺部疾病都可以出现结节的表现，因此在评估结节时有必要与转诊医师就下一步诊疗过程进行清晰的沟通。与既往检查的胸片上已存在的结节进行对照是一种评估结节特征（如钙化或空洞）非常有用的方式。

第五节　空腔性疾病

目的 ▶▶

1. 描述空腔性疾病的影像学表现。
2. 列举急性空腔性疾病的主要鉴别诊断类型。
3. 列举慢性空腔性疾病的两种病因。

本节的目的是讨论肺部空腔性疾病的影像学表现，肺腺泡是肺内参与气体交换的基本结构单元（图2-5-1）。它是终末细支气管远端的肺结构单元，连接呼吸性细支气管，直径为6~10 mm，肺腺泡含有肺泡管和肺泡，终末细支气管是肺最外周的气道，只能传导气体，而无气体交换能力。肺小叶（或次级肺小叶）是被结缔组织分割的最小肺单位，一个小叶包含3~25个腺泡。在X线胸片上可以观察到4种基本密度——空气、软组织、脂肪和骨骼。肺泡腔内的疾病在X线胸片上表现为软组织密度。疾病可能累及多个腺泡或从一个腺泡单位扩散到另一个腺泡单位。密度增高的腺泡互相融合，产生绒毛状、密度均匀的空腔性疾病，特征性的X线表现如图2-5-2所示。

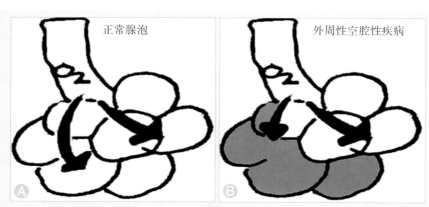

A. 正常肺腺泡直径为6~10 mm；B. 腺泡体积未受影响，气道保持通畅。

图2-5-1　肺腺泡示意

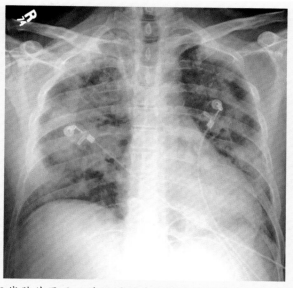

正位 X 线胸片显示以肺门周围为主的空腔性疾病，由肺水肿引起，利尿后 24 小时 X 线胸片显示明显改善。

图 2-5-2　空腔性疾病

　　这类疾病主要累及空腔，通常不会影响较大的传导性气道。由于周围被充满液体的腺泡衬托，这些气道呈现出管状、分支状的充气结构。正常情况下，这些充气的结构周围被充满空气的肺包围，而在胸片上无法区分。这些充满空气的支气管被模糊、实变的空腔包围，称为空气支气管征。空气支气管征是肺泡性疾病标志性的影像学表现。图 2-5-3 是一个肺炎和急性呼吸窘迫综合征（acute respiratory distress syndrome，ARDS）患者的影像检查，其 X 线胸片上出现典型的空气支气管征。

　　肺泡性疾病的分布和发展进程可能有助于判断其病因。

　　图 2-5-4 显示右肺下野肺泡性疾病。如果患者有咳嗽和发热症状，则这一征象符合肺炎表现；右侧膈面及右心缘显示清晰时，需要侧位胸片定位为右肺中叶或下叶。

　　急性肺泡病变的常见鉴别诊断如下。

　　（1）肺水肿：漏出液充满肺泡。

　　（2）感染：炎性渗出物充满肺泡。

　　（3）出血：血液充满肺泡。

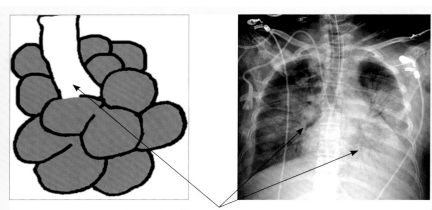

腺泡充满液体时，称为空气支气管征。

在正常胸片上，通常不会在肺的外周观察到支气管影；当支气管周围的腺泡充满液体时，支气管的轮廓才被勾勒出来。

图 2-5-3　空气支气管征的示意及 X 线片

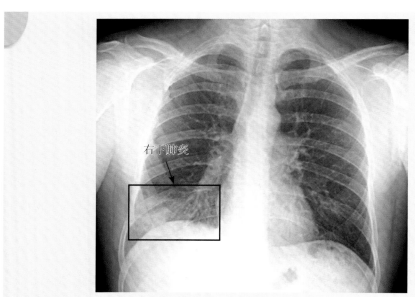

右肺下野片状空腔性疾病，符合肺炎表现。

图 2-5-4　肺炎

但在每类疾病中，可能包含多种病理过程。

（1）肺水肿：心源性疾病如充血性心力衰竭（chronic heart failure，CHF）或非心源性疾病如 ARDS。

（2）感染：许多微生物都可能导致肺炎。

（3）出血：包括肺挫伤、肺梗死、血管炎、凝血障碍和药物性出血等原因。

这里并没有列出所有可能性，必须结合临床信息和回顾既往病史来缩小诊断范围，如发热提示肺炎，而咯血则提示肺出血。

病变分布和演变模式也可能有助于诊断。心源性水肿倾向于双侧分布，并伴有其他异常表现（如心脏扩大、胸腔积液），肺炎通常分布比较局限。

累及空腔（肺泡）的病理过程可进一步细分为急性和慢性起病。空腔性疾病出现及消退的病程有助于诊断。水肿可以快速出现和消失（可以在数小时内消退），肺炎则消退较慢。病因不明的空腔阴影需要考虑肿瘤（包括某些类型的腺癌和肺淋巴瘤）、过敏性肺炎、肺泡结节病和肺泡蛋白沉积症等病理过程。

S（安全性）：X 线胸片上显示的空腔性疾病可由许多病因导致，并无特异性，应根据临床病史和既往相关影像学检查结果进行有序的鉴别诊断，以免误诊。

A（适当性）：如果条件允许，空腔性疾病应当在病程中适当拍片复查重新评估。有时病变的病程或分布模式可有助于区分感染、水肿和出血等不同的病因，无须 CT 检查，避免患者接受过度的电离辐射。有些临床情况则需要进一步的 CT 评估，如在肺炎没有吸收时应评估肺脓肿情况。

F（读片）：有时空腔性疾病与肺间质性疾病或肺不张鉴别困难，但是空腔容量不变、空气支气管征等线索可使放射科医师对空腔性疾病的诊断更有信心。数字 X 线摄影（digital radiography，DR）的普及和 CT 扫描对图像窗宽/窗位的调节功能提高了对病变区域的评估能力。

E（快速执行）：结合患者病史和临床症状来分析 X 线胸片表现，有助于区分多种病因，并找出主要病因进行相应的初步治疗，以加快治疗并节约医疗资源。

第六节　间质性疾病

> **目的** >>
>
> 1. 了解与 Kerley 线、支气管袖口征、胸膜下线增厚、网状或网织结节影对应的肺间质性疾病的影像学表现和解剖学位置。
> 2. 列出 3 种肺间质性疾病的常见原因。
> 3. 理解将众多胸部放射学异常征象分成间质性和气腔性两类疾病的意义。

简介

肺间质围绕在肺泡（肺泡组成肺腺泡）、传导性气道和血管周围。图 2-6-1 显示了几个次级肺小叶的解剖结构，每个小叶包含 3～25 个腺泡。值得注意的是，小叶间隔定义了次级肺小叶之间的分界。支气管血管周围的肺间质包绕肺动脉及伴行的细支气管。胸膜下间质线样分布在胸膜的内面。肺间质是由致密弹性组织和胶原形成的连续性结构，贯穿分布于整个肺，并融合到肺泡壁的弹性成分中。在 X 线平片上肺间质通常不单独定义，当疾病导致肺间质体积增加和（或）X 线密度增高时才可见。

了解组织间隙的解剖学分区对判读肺间质性疾病的影像征象是有意义的，因为间质性疾病累及各个不同的解剖学分区可以产生特定的放射学表现。这些放射学表现有 Kerley 线、支气管壁周围增厚或袖口征、网状或网状结节状阴影和胸膜下增厚。大多数疾病都会累及肺空腔和肺间质，即使是被称为"间质性疾病"，也往往伴有空腔受累。

虽然对肺部疾病进行宽泛的空腔性或间质性疾病分类（根据疾病主要累及的成分），但是需要结合临床表现才能做出更准确的鉴别诊断。

Kerley 线

肺被结缔组织间隔细分为许多次级肺小叶，正是这些间隔的增厚产生了 Kerley 线，其由爱尔兰放射科医师 Peter Kerley 博士定义并命名。此间隔包含淋

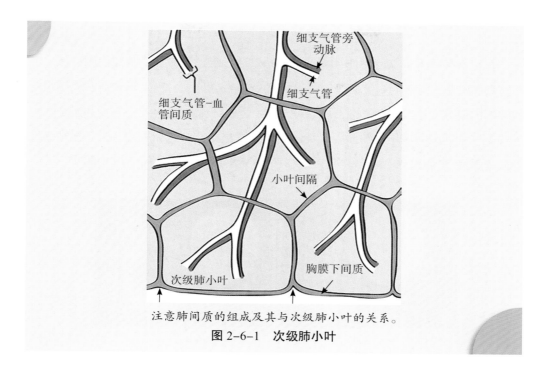

注意肺间质的组成及其与次级肺小叶的关系。

图 2-6-1　次级肺小叶

巴管和肺小静脉。出现在肺的下野外带，呈短的、1 ~ 2 cm 的水平线称为 Kerley B 线（图 2-6-2）。这是充血性心力衰竭肺部的典型表现，但也可见于许多其他疾病。Kerley A 线较少见，长 2 ~ 6 cm、从肺门向肺上叶呈放射状分布的间隔增厚阴影。Kerley 还描述了没有明显解剖相关性的 Kerley C 线，是由 A 线和 B 线叠加形成的网状阴影。

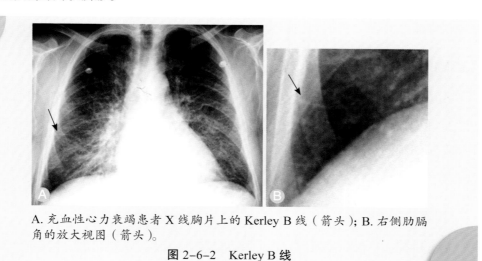

A. 充血性心力衰竭患者 X 线胸片上的 Kerley B 线（箭头）；B. 右侧肋膈角的放大视图（箭头）。

图 2-6-2　Kerley B 线

支气管袖口征

在正常胸片上，支气管连续可见，呈薄壁环形影，通常见于肺门周围区域。支气管和肺动脉一起伴行，至终末支气管肺动脉水平处分叉。当支气管血管周围组织间隙内的成分变厚时，正常的"薄纸样"的支气管壁变得可见（图2-6-3和图9-3）。导致支气管周围间质增厚的原因多种多样，包括充血性心力衰竭和感染。慢性支气管炎或囊性纤维化，这类慢性炎症性支气管疾病也可能导致支气管壁增厚。

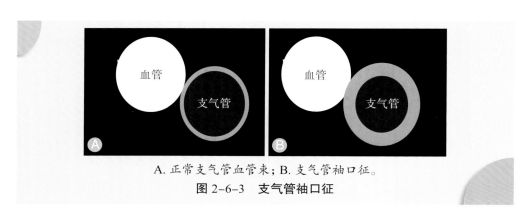

A. 正常支气管血管束；B. 支气管袖口征。

图 2-6-3　支气管袖口征

网状或网织结节影

肺间质的增厚或"结节样"改变可能导致肺内"线样"和（或）细小"结节样"阴影增多（图2-6-4）。在这种情况下，可使用描述性术语"网状结节影"或"网织结节影"（如果存在结节成分）来描述征象。网状阴影的常见原因包括充血性心力衰竭和非典型感染。网状或网织结节影的慢性病因包括结节病和肺间质纤维化。

胸膜下增厚

当胸膜下组织间隙产生积液或增厚时，X线胸片上会出现密度增高影勾勒出间隙的轮廓。这在早期肺水肿中经常发生，通常归因于"间隙内液体"，任何影响胸膜下组织间隙的病变过程都会出现增厚的肺叶间裂。因此，脏层胸膜线增厚可见于早期间质性肺炎或任何原因发展为间质性疾病的患者。

总结

引起肺间质性疾病的原因很多，常见的急性病因包括肺间质水肿和非典型感

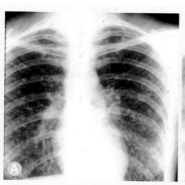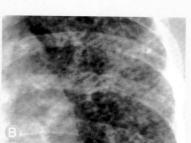

同一患者的 X 线胸片（图 A）和局部放大图像（图 B）显示了网织
结节状肺病的"线"和"点"。

图 2-6-4　网织结节状肺病

染。慢性病因包括结节病、肺纤维化病变、职业性肺病和称为癌性淋巴管炎的明
显间质性转移性疾病（多见于肺癌、乳腺癌和胃癌）。能够识别肺间质性疾病的
X 线表现，并将其与临床信息相关联，对获得最佳的鉴别诊断具有重要意义。

　　S（安全性）：间质性肺病可能有许多表现和病因，因此保持广阔
的鉴别诊断思路很重要，患者有特异性体征或病史可以帮助诊断。这将
有助于防止放射科医师在做出不正确假设时可能出现的误诊。

　　A（适当性）：简单的肺间质性疾病征象在 X 线片上很容易识别，
如支气管壁增厚、Kerley B 线和网状结构，但注意这些征象可以组合出
现，CT 可以更好地显示这些征象，应使用 CT 来评估更复杂的间质性
肺病。如本章上一节所述，数字 X 线摄影有助于评估 X 线片上更细微
的变化，间质性肺病也一样。

　　F（读片）：间质性肺病通常由 X 线片进行诊断，一般可以识别
Kerley B 线、支气管周围增厚或网状结构这些有助于确定病因的征象。
虽然不是特异性的，但某些征象可提示病因诊断，如囊性纤维化、充血
性心力衰竭、非典型感染或结节病。

　　E（快速执行）：放射科医师可通过识别次要体征来缩小鉴别诊断
范围以加快对肺间质性疾病病因的诊断和治疗，如心脏增大伴间质性疾
病，常见于充血性心力衰竭。

第七节 肺不张

> **目的** >>
>
> 1. 了解"肺不张"的概念。
> 2. 并举例说明阻塞性肺不张、瘢痕性肺不张、粘连性肺不张和被动性肺不张。
> 3. 解释为何肺容量减少，却不一定导致 X 线密度增高。
> 4. 了解肺不张的特点。

简介

许多胸部 X 线报告都包含"肺不张"一词。肺不张意味着肺泡膨胀不完全。每当在胸部 X 线报告中使用"肺不张"时，都应当思考其潜在的病理生理改变。肺炎与肺不张是导致肺野透亮度减低的常见疾病。二者在没有其他支持肺炎诊断的证据（如发热、白细胞升高、肺部听诊结果等）时较难鉴别。

肺不张定义为全肺或部分肺组织的体积减小，肺体积的减小并不一定意味着 X 线密度的增高。正常肺组织对 X 线的透光度非常好，以至于在肺体积减小 90% ~ 95% 之前，肺野透亮度不会有明显减低。因此，在胸片上观察到的局限性肺不张往往提示相应区域肺实质内的气体几乎完全消失。

导致肺不张或肺容积减少的基本机制有4种。它们可单独发生，亦可合并存在，如下所示。

- 阻塞性肺不张；
- 被动性（压迫性）肺不张；
- 粘连性肺不张；
- 瘢痕性肺不张。

阻塞性肺不张

当支气管由于管腔内外各种原因导致阻塞时，阻塞物远端的肺泡及支气管内的空气将被重吸收，引发体积减小，如图 2-7-1 所示。当支气管被管腔外肿块压迫，或存在内在阻塞因素，如黏液栓、腔内肿瘤或异物时，均可导致阻塞性肺不张。

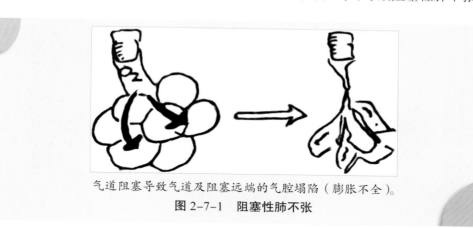

气道阻塞导致气道及阻塞远端的气腔塌陷（膨胀不全）。

图 2-7-1　阻塞性肺不张

与室内空气相比，当吸入气体中氧气比例升高时，更易引发阻塞性肺不张，这是由于富氧气体在肺泡内更易被迅速吸收所致。因此，阻塞后肺不张，尤其是黏液堵塞所致的肺不张，常常可以在手术室或重症监护室患者的床边胸片中发现，是由于这部分患者往往因机械通气等各种原因而吸入比室内空气更高氧含量的混合气体。

粘连性肺不张

当肺泡内的 II 型肺泡细胞表面活性物质合成减少时，肺泡难以维持充气状态，发生粘连性肺不张。根据拉普拉斯定律（Laplace law），肺泡塌陷是必然结果。拉普拉斯定律指出，维持肺泡开放所需的压力（P）与其壁张力（T）成正比，与其半径（r）成反比。因此，对于任何给定的张力，半径越小，维持肺泡开放所需的压力就越大。表面活性物质降低了表面张力，有助于降低维持小肺泡开放所需的压力（并在较低的压力下维持较小的肺泡开放）（图 2-7-2）。

粘连性肺不张最早来源于早产儿呼吸窘迫综合征，这些早产儿由于 II 型肺泡细胞尚未成熟，而无法产生表面活性物质。肺不张常见于手术后，尤其是胸部和腹部手术。体外循环期间心脏冷却，在降低了心脏代谢需求的同时也降低了邻近肺组织中 II 型肺泡细胞的代谢率。这类肺不张最常见于左肺下叶。

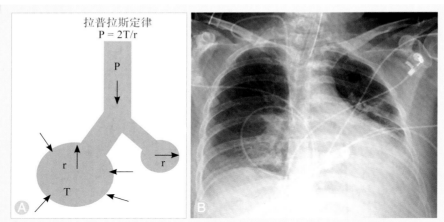

A.拉普拉斯定律示意图；B.术后前后位（AP）胸片显示左肺下叶肺不张。

图 2-7-2　粘连性肺不张

被动性肺不张

肺具有高度弹性，通常维持在大于所需容积的状态。胸壁也具有弹性，而它通常维持在略小于所需容积的状态。通过生理学可知，肺和胸壁之间的这种平衡是产生这些相对体积的基础。当这种平衡被打破时，肺和胸壁也会随之产生体积变化。当肺由于其弹性回缩惯性而导致体积缩小时，称为被动性肺不张。最典型的例子是气胸，但当液体进入胸膜腔，如胸腔积液时，也会发生相似的变化（图 2-7-3）。

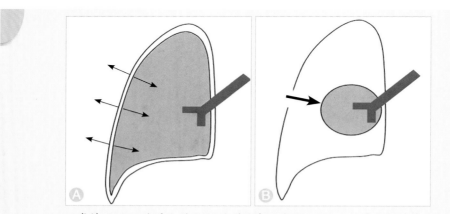

A.正常情况下，胸壁和肺之间的弹力相互抵抗，从而达到平衡（箭头）；
B.发生气胸时，胸壁受损，空气进入胸腔，导致肺塌陷（箭头）。

图 2-7-3　肺的正常与异常作用力

瘢痕性肺不张

"瘢痕"是用于描述瘢痕或正常组织被纤维组织所取代的医学术语。这种形式的肺不张继发于感染、放射治疗等导致的炎症愈合，其特征为显著的肺泡周围纤维化，导致体积缩小（图 2-7-4）。

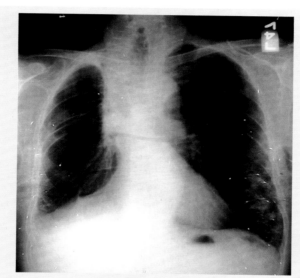

放疗后，右肺中上叶正常组织被纤维组织替代。

图 2-7-4 纵隔右侧纤维化（瘢痕化）

肺叶不张

肺不张可累及整个肺，也可以累及肺叶、肺段或亚段。肺叶不张（或肺叶塌陷）可引起特定的表现，肺叶塌陷可能是由支气管阻塞所致，常见病因包括支气管腔内的肿块和大气道的大量黏液堵塞。肺叶不张常表现为三角形或锥形的高密度影，其顶端指向肺门。

图 2-7-5 所示为右肺上叶不张，正位胸片显示右上肺野密度增高，与右上纵隔边缘融合，右肺门及水平裂抬高提示体积缩小；侧位胸片显示水平裂上移及右侧斜裂前移（无侧位图）。

图 2-7-6 所示为左肺上叶不张，正位胸片显示左肺野内边界不清的致密影及主动脉弓与致密影之间的新月状透亮影；侧位胸片显示邻近并平行于前胸壁的致密影，以及左侧斜裂前移。

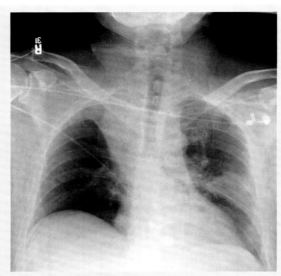

前后位胸片显示右上肺野的阴影，与上纵隔边缘融合，右肺门抬高，水平裂上移。

图 2-7-5　右肺上叶不张

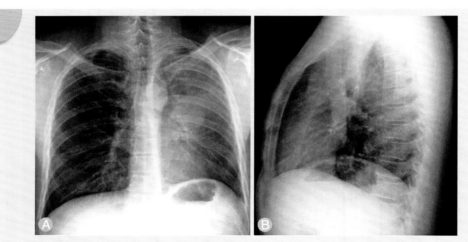

A. 后前位胸片显示左肺野边界不清的致密影及主动脉弓与其之间的新月形透亮影；B. 侧位胸片显示邻近并平行于前胸壁的致密影。

图 2-7-6　左肺上叶不张

　　图 2-7-7 所示为右肺中叶不张，正位胸片显示右心缘更清晰锐利、水平裂消失及右下肺野密度增高；侧位胸片显示楔形致密影位于下移的水平裂与前移的右肺斜裂之间。

78

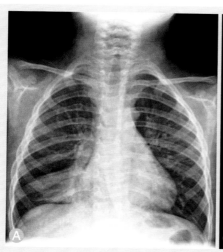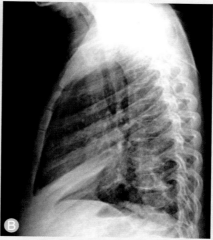

A. 后前位胸片显示右下肺野致密影导致右心缘清晰锐利；B. 侧位胸片显示楔形致密影位于下移的水平裂与前移的右肺斜裂之间。

图 2-7-7 右肺中叶不张

　　肺下叶不张在正位胸片上显示内下肺野的三角形致密影掩盖患侧膈肌轮廓。侧位胸片显示致密影与下段脊柱及相应斜裂后弓相重叠（图 2-7-8）。

　　S（安全性）：肺不张的评估通常是通过胸片进行的，分析肺不张的类型可以确定肺不张的位置。虽然确定肺不张的原因并非易事，了解肺不张的类型可以为各类肺不张患者确定是否进行 CT 检查。

　　A（适当性）：肺不张可能是黏液阻塞、支气管压迫、缺乏表面活性物质或其他多种原因引起的，放射科医师评价肺不张并非是找出确切的病因。资源的合理运用包括利用胸片及后续检查对患者进行评估，并充分掌握相应的表现。如果病因不明确且治疗未收到预期的效果，则可使用 CT 进行鉴别诊断。

　　F（读片）：后前位或前后位及侧位胸片对于明确病变位置非常重要，即肺不张导致的致密影。

　　E（快速执行）：由于胸腔积液、肿块压迫或疼痛而吸气不足导致的肺不张往往出现在外周，通常不会累及整个肺叶，而黏液性堵塞通常引起整个肺叶不张。这一概念在指导治疗时非常重要。前者可使用激励性肺活量测定法明确，而支气管镜检查对后者更有效。发现这些迥然不同的原因，对于实施适当的治疗措施至关重要。同样重要的是，在确诊可疑肺不张的过程中，也存在包括肺炎在内的鉴别诊断，因此密切关注临床信息，如白细胞计数升高、发热是诊断的关键。

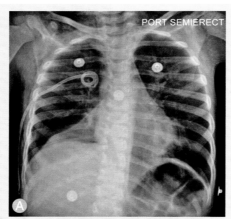

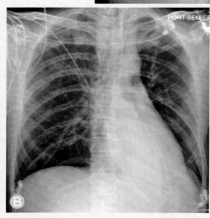
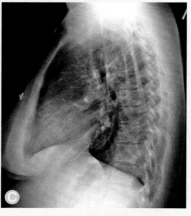

A.右肺下叶不张的前后位胸片显示右下肺野三角形致密影掩盖右侧横膈轮廓；B.左肺下叶不张的前后位胸片显示模糊的三角形致密影与心影重叠，掩盖左侧横膈轮廓；C.左肺下叶不张的侧位胸片（不同患者）显示致密影与下段脊柱及左侧斜裂后弓重叠。

图 2-7-8　肺下叶不张

第八节　肺血管

1. 列出 3 种技术方法以突出显示肺血管。
2. 描述直立时肺血流头侧与足侧之间的灌注生理学机制。
3. 列出常规胸片上肺门影的组成。
4. 叙述直立位胸片上通常哪侧肺门位置较高。

肺血管的分布

　　影响肺血管的显影有多种因素。在呼气相、射线穿透不足及仰卧位条件下，可人为使血管显影更明显。

　　自肺尖至肺底，肺内血管数量及管径存在差异。重力导致肺底部右心室静水压增大，因此，肺底血管往往更粗大、数量也更多。而肺尖区，右心室产生的静水压被重力抵消。事实上，右心室克服重力向肺尖区泵送血液。当患者改变体位时，这种关系也随之改变（图 2-8-1 ）。

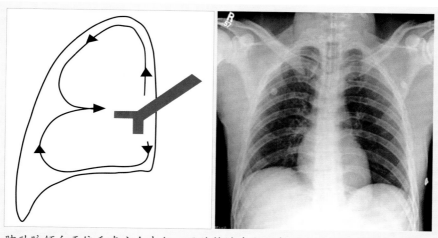

肺动脉倾向于依垂直方向走行，而肺静脉走行则相对水平。注意肺尖至肺底血管数量和管径的差异。

图 2-8-1　肺部血流

一般而言，肺内灌注最多的区域通常是受重力及静水压影响最大的部分。某些病理情况会改变这种正常灌注梯度，将在本节后面介绍。

识别肺血管

肺血管可呈管状（沿血管长轴观察）或结节状（观察血管断面）。越靠近肺门的血管管径越大，而越靠近肺外周的血管管径越小。肺外周带纹理稀疏也是由血管管径较小所致。

由于支气管和肺动脉伴行，所以可在疑似血管断面的周围寻找支气管断面。支气管管腔内充满空气，因此中央呈黑色，而血管呈均匀的高密度影（图2-8-2）。

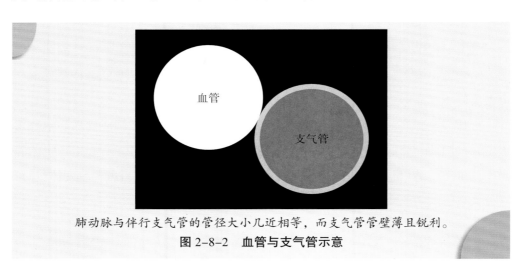

肺动脉与伴行支气管的管径大小几近相等，而支气管管壁薄且锐利。

图2-8-2 血管与支气管示意

真正的结节是球形的，在后前位和侧位胸片上均显示呈圆形。而血管横截面只会在一种体位的胸片上呈圆形（"断面"），在另一种体位上呈管状走行。

另一种识别血管的方法是观察肺门。在胸片上观察到的肺门主要由肺动脉和上肺静脉组成，支气管结构对其构成影响较小。在约97%的患者中，左肺门的位置通常高于右肺门。这是因为左肺动脉必须在其近端走行中跨越左主支气管，而右肺动脉与右主支气管相邻，但并未跨越。正常人右肺门的位置不高于左肺门。

肺动脉高压

肺动脉高压是指静息状态下肺动脉压力高于平均值25 mmHg或运动时肺动

脉压力高于平均值 30 mmHg。图 2-8-3 显示了肺动脉高压在胸片上的表现。

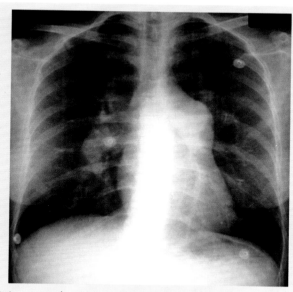

扩张的肺动脉主干，而靠近外周的血管细小，呈"残根状"改变。这种表现是由房间隔缺损伴艾森门格综合征所致。

图 2-8-3　肺动脉高压

在这种情况下，肺内肺动脉压力升高，左右肺动脉干和肺动脉主干的管径增粗，外周肺动脉快速变细，导致出现肺血相对减少的表现（血管减少）。这是由于房间隔缺损伴艾森门格综合征（Eisenmenger syndrome），由肺血管阻力慢性升高引起的逆向分流所致。

引起肺动脉高压的病因有很多，世界卫生组织（World Health Organization，WHO）已将这些病因归为 5 类。肺动脉高压最常继发于左心疾病、肺部疾病及慢性缺氧。引起肺动脉高压的肺部疾病可因肺部受累（如肺间质纤维化和慢性阻塞性肺病）或与胸壁相关的胸廓运动受限（包括严重后突畸形、病态肥胖、慢性纤维胸及损伤呼吸肌的神经系统疾病）。较少见的病因为血栓栓塞性疾病、结缔组织疾病及从左向右分流的心脏疾病（如房间隔缺损或室间隔缺损）。

分流血管

如图 2-8-4 所示，放射科医师可能认为其与之前患者的胸片类似，肺门及左

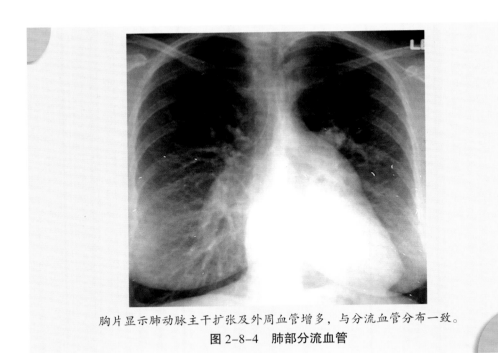

胸片显示肺动脉主干扩张及外周血管增多，与分流血管分布一致。

图 2-8-4 肺部分流血管

右肺动脉干的扩张确实与之前相似。但是，肺外周带的血管比之前要明显。

该患者房间隔缺损较大，导致从左向右的心内分流，从而增加了肺血流量，其他从左向右分流的心脏疾病（如室间隔缺损、动脉导管未闭）可具有相似的胸片表现，但是两者在成年人中的发病率相当低。

肺静脉高压

图 2-8-5 为一名肺静脉高压患者的影像检查。虽然肺血管主干显影，但并不及肺动脉高压或从左向右分流患者那样明显。该患者有二尖瓣狭窄，沿左心缘可见一凸起，与前 2 个例子中所见相似。然而，其相对于主动脉弓略靠下，代表左心耳增大。在正位胸片上，左心房通常不构成任何结构的边界。但是，随着左心房压力的增加，导致左心房增大，可使其显影。肺上叶血管相对于肺下叶显影更显著（头侧化），代表血流重新分布到肺上叶，还可观察到 Kerley B 线及支气管袖口征，以及侧位胸片上肺裂增厚，若对肺间质性疾病的胸片表现有所了解，放射科医师应熟悉这些征象。肺间质性疾病征象的出现与肺静脉压升高相关，是由漏出液进入肺间质所致。

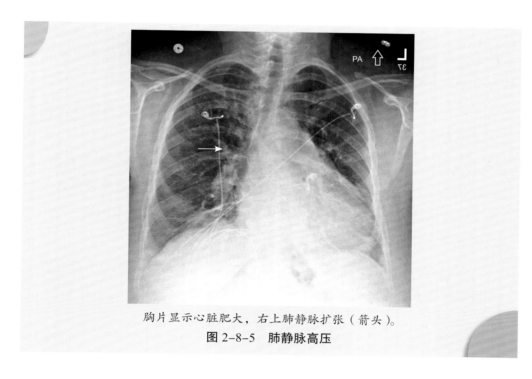

胸片显示心脏肥大，右上肺静脉扩张（箭头）。

图 2-8-5　肺静脉高压

　　源于左心的任何梗阻性病变（肺部血液流入道）均可产生这种表现。因此，导致左心室衰竭、二尖瓣狭窄或左心房血液流入或流出受阻（如左心房黏液瘤）的情况均可出现肺静脉高压表现。由于左心室衰竭是一种较常见的临床问题，肺静脉高压的检出也较其他两种类型更为常见。胸片有助于鉴别那些少见但却不罕见的导致肺血管增多的原因（表 2-8-1）。

表 2-8-1　血管分流、肺动脉高压及肺静脉高压的胸片差异

血流模式		肺血管	
		中央	外周
	血管分流（循环血量增多）	增粗（管径）	增粗
	肺动脉高压	增粗	管腔变窄，数量减少
	肺静脉高压	增粗	增粗

注：通过观察中央和外周肺血管的管径，可以明确血流模式。

S（安全性）：适当的技术和患者体位可确保在胸片上对肺血管进行充分评估，可减少重复摄片、CT 检查或使用更具侵入性的评估方法对患者造成不必要的电离辐射和其他风险，尤其是儿科患者。

A（适当性）：有肺动脉高压危险因素、怀疑有肺动脉高压或心脏分流的患者，建议采用胸片进行初步筛查。

F（读片）：鉴别血管分流与肺动脉高压可通过外周血管分布来判断。在血管分流患者中，外周肺血管显影相对更明显，与外周血管分布减少或呈"残根征"表现的肺动脉高压形成对比。数字 X 线摄影的窗宽 / 窗位调节功能有助于评估肺外周带。

E（快速执行）：对胸片上不同血管分布模式的鉴别有助于指导诊疗团队对许多心肺疾病进行更合理的评估及管理。

第九节　肺水肿

目的 ≫

1. 阐述左心室衰竭的胸片表现。
2. 了解与心源性肺水肿表现类似的其他疾病。

　　左心室衰竭继发肺水肿是临床常见的疾病之一。"充血性心力衰竭（congestive heart failure）"一词常被应用于临床和影像学检查。准确地说，充血性心力衰竭是具有一系列表现的临床诊断，其中一些是 X 线表现。在临床工作中，心源性肺水肿、左心室衰竭和充血性心力衰竭通常指的是同一种诊断。

　　胸片是肺水肿早期诊断和评估疗效的较好的检查方法，它可以反映心肺功能和循环血容量的即时动态变化。肺水肿胸片表现的生理学基础在此不做详细叙述，现将着重讨论胸片上肺水肿的 X 线表现（图 2-9-1）。

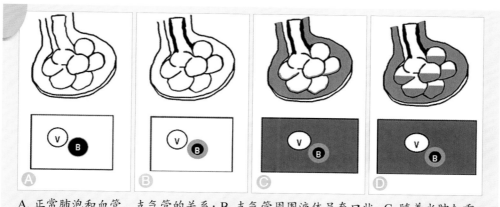

A. 正常肺泡和血管、支气管的关系；B. 支气管周围液体呈套口状；C. 随着水肿加重，液体进入肺泡；D. 肺泡内充满液体，显著影响气体交换。

图 2-9-1　肺水肿示意

血流重分布（头部化）

　　图 2-9-2 显示了肺血管的正常和异常表现。如本章第八节所述，由于重力对

肺循环的影响，肺上叶血管通常比肺下叶血管纤细。

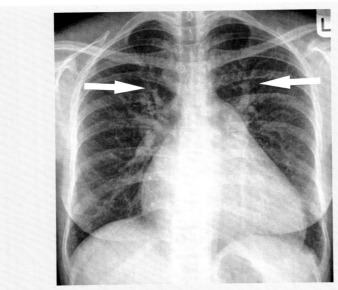

二尖瓣狭窄和二尖瓣反流患者的胸片显示心脏增大，在右心后区观察到的
高密度重叠影是增大的左心房影。注意：肺门处增粗的血管，箭头所示为
显著扩张的肺上叶静脉。

图 2-9-2　血流重分布（头部化）

　　在早期左心室衰竭患者中观察到的第一个异常可能是肺血流重新分布到上
肺，上肺血管充血较下肺显著，管腔增粗，即所谓的头部化，不仔细观察肺血管
的变化容易忽视这一征象。需要注意的是，仰卧位患者由于重力作用没有正常的
上下灌注分级，其仰卧位胸片上可能不存在头部化，因此少了一个重要的诊断依
据。同时，仰卧位胸片上血管聚集也限制了对血管管径变化的评估，这也是尽量
拍摄站立位胸片的另一个原因。

间质性水肿

　　第二个可观察到的异常是肺间质内液体积聚，这是普通 X 线胸片可观察到肺
血管外液体积聚的最早阶段。由于这种液体局限于肺间质，因此肺间质性水肿可
能不会明显影响气体交换。这些表现（如支气管袖口征、Kerley A 线和 B 线及胸
膜下间质增厚）也见于其他类型的肺间质疾病。

在很多情况下，从血流重分布到肺间质水肿再到肺泡水肿的转变可能十分迅速，以至于不一定会观察到每个阶段的表现。这些变化与使用肺动脉导管（Swan-Ganz 导管）测量的肺毛细血管渗透压有关（图 2-9-3）。

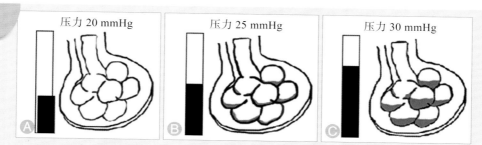

A. 当肺毛细血管渗透压为 15 ~ 20 mmHg 时，就会发生血流重分布；B. 当肺毛细血管渗透压为 20 ~ 25 mmHg 时，主要表现为肺间质水肿；C. 当肺毛细血管渗透压 > 25 mmHg 时，则发生肺泡水肿。

图 2-9-3　肺水肿和肺毛细血管渗透压测量示意

肺泡水肿

图 2-9-4 为肺水肿中最严重的一种表现：空腔或肺泡水肿。液体进入肺泡，影响气体交换而导致患者出现明显的呼吸障碍。X 线表现为伴有空气支气管征的实变和模糊高密度的融合腺泡影。

在影像学上，肺水肿的表现随时间变化和呈典型的双侧、对称分布的特点可以与其他形式的空腔性疾病相鉴别，但仍容易与肺炎、非心源性肺水肿和肺出血等其他原因引起的空腔实变混淆。与肺炎相比，肺水肿的发生和吸收很快。当然，最好将胸片与准确的病史、体格检查和实验室检查结合起来以做出最终诊断。

最后，非心源性肺水肿是急性呼吸窘迫综合征患者的一部分，常见于由败血症和头部创伤等多种原因引起的重症监护室患者。虽然急性呼吸窘迫综合征患者的影像学表现与心源性水肿相似，但两者并不完全相同，它们反映了截然不同的生理功能紊乱。充血性心力衰竭患者常出现心脏扩大或胸腔积液，而急性呼吸窘迫综合征患者不会出现这种情况。

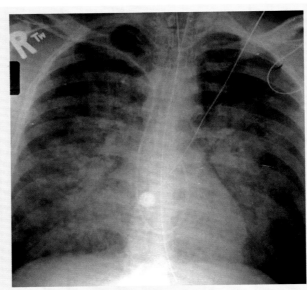

胸片显示伴空气支气管征和腺泡融合的高密度模糊斑片影。

图 2-9-4　气腔或肺泡水肿

S（安全性）：如果肺水肿患者需要 CT 进一步评估胸部其他疾病，应尽可能使用平扫 CT，尤其是存在液体超负荷的肾衰竭患者时。

A（适当性）：已确诊肺水肿的患者不一定需要常规使用胸片随访，但需根据患者的临床状况决定是否需要复查，尤其是在临床体征或症状恶化时。

F（读片）：使用胸片评估肺水肿背景下的心脏肥大时，要注意前后位胸片上正常心胸比可高达 0.6，而在后前位胸片上正常心胸比为 0.5。

E（快速执行）：虽然影像学表现有助于 X 线胸片上肺水肿的鉴别，但肺水肿影像学表现仍可能与其他疾病重叠。与患者的诊疗团队沟通有助于准确地评估患者的病情及进展。

第十节 肺栓塞

目的 >>>

阐述胸片在诊断肺栓塞中的作用。

肺栓塞

　　肺栓塞的病因往往有多种，其危险因素包括外科手术、癌症、制动、妊娠、口服避孕药和一些凝血功能障碍性疾病。由于制动住院患者肺栓塞的发生率普遍增加。大多数肺栓塞患者的胸片通常为正常或非特异性表现（如肺不张和少量胸腔积液）。疑似肺栓塞患者拍摄胸片的主要目的是排除引起胸部症状的其他原因。在极少数情况下，大面积或广泛的肺栓塞患者在胸片上表现为受累肺灌注不良（相对的肺血减少）或肺动脉扩张。图2-10-1显示肺梗死引起的胸膜下楔形高密度影，称为"驼峰征"，但这种表现很少见到。

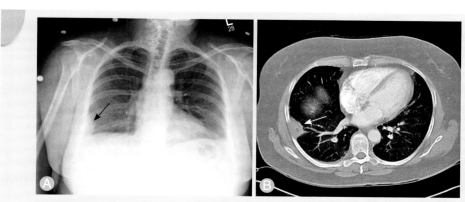

A.胸片显示右肋膈角上方胸膜下的"驼峰征"（肺野外带的楔形高密度影，箭头）；B.CT证实为肺梗死（箭头）。

图2-10-1　"驼峰征"胸片和CT图像

　　在介入放射科进行的肺动脉导管造影是诊断肺栓塞的金标准，但现在已很少使用。有关肺动脉造影和下腔静脉过滤器放置的更多信息，请参阅第一章第九节心血管和介入放射学部分内容。

随着多排螺旋CT扫描仪的广泛应用，侵入性较小的CT肺血管造影（CT pulmonary angiography）已成为评价肺栓塞的标准化诊疗方案。为了更好地诊断肺栓塞，CT扫描时需静脉注射造影剂，并在适当的时间扫描以获得最佳的肺动脉显影。肺动脉栓塞表现为肺动脉腔内（白色）的充盈缺损（灰色），如图2-10-2所示。

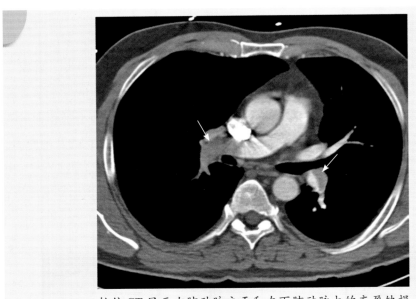

轴位CT显示右肺动脉主干和左下肺动脉大的充盈缺损（箭头），提示双侧肺栓塞。

图2-10-2　肺栓塞

如果患者不宜行增强检查（最常见的原因是肾功能不全或中至重度过敏），则可由核医学科进行肺通气/灌注（V/Q）扫描。关于肺部V/Q扫描的讨论请参考第五章第四节肺核医学部分内容。

S（安全性）：对于疑似肺栓塞的患者，应该从胸片开始评估。胸片可以准确鉴别许多可能有相同临床表现的其他疾病，并可降低CT或V/Q扫描带来的不必要的辐射，这对于妊娠患者尤其重要。

A（适当性）：鼓励临床医师使用Wells肺栓塞标准等临床工具来

评估患者是否有必要行进一步的影像学检查。

F（读片）：急性与慢性肺栓塞可通过 CTA 中肺动脉充盈缺损存在的位置进行鉴别（中央为急性，外周为慢性）。

E（快速执行）：需要注意的是，评估 CTA 时，不仅要确定肺栓塞的分布和范围，同时还要观察是否有右心压力升高，并及时与患者诊疗团队沟通。

第十一节　气　胸

目的 》》

1. 了解气胸的定义。
2. 学会鉴别覆盖胸部的皮肤皱褶和气胸。
3. 讨论张力性气胸可能出现的表现。
4. 讨论患者站立位、仰卧位和卧位时气胸的最常见部位。

气胸是指胸膜腔内存在空气。正常情况下，脏层胸膜和壁层胸膜相互紧贴，中间有一层在 X 线胸片上看不到的非常薄的液体，空气通常不存在于该腔隙中。气胸的临床表现可以从无症状到危及生命的呼吸窘迫。通过使用已经学习的基本原理可以预判气胸的出现（图 2-11-1）。

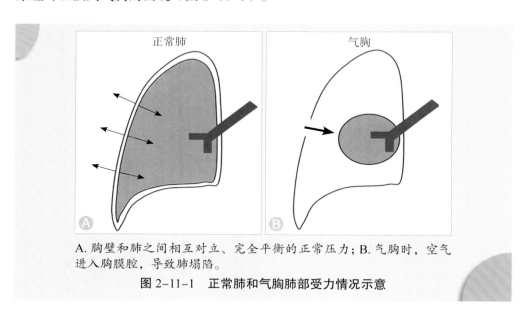

A.胸壁和肺之间相互对立、完全平衡的正常压力；B.气胸时，空气进入胸膜腔，导致肺塌陷。

图 2-11-1　正常肺和气胸肺部受力情况示意

气胸的 X 线表现

气胸是由空气组成的，因此在胸片上的表现比由空腔和少许软组织组成的肺实质密度更低（更黑）。由于空气往上升，气胸通常位于解剖学上胸部最高的位置，并且其部位会因患者的体位而改变，如患者在直立位时，最高点位于肺尖（图 2-11-2），患者在侧卧位时，最高点位于胸部侧方较高处。但是，如果胸膜腔有病变（如脏层和壁层胸膜由于陈旧性感染或创伤而融合）时，空气可能无法自由流动到胸部最高点，这种气体流动受限的情况称为包裹性气胸（或积液）。

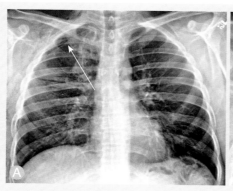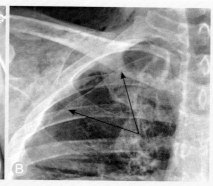

A. 右肺的边缘是由一条细细的白线（箭头）所勾画的，即脏层胸膜；B. 脏层胸膜外侧没有肺纹理（图 B 为图 A 的放大图像，显示更明显）。

图 2-11-2　直立位患者的气胸

肺的顺应性也可影响胸膜腔内空气的分布，肺顺应性差的患者（由于肺纤维化、呼吸窘迫综合征、肺水肿等）周围胸膜腔内空气的分布可能发生改变。

胸膜是 X 线可检测到的纤细致密影，在大多数情况下，在胸片上表现为气胸边缘的一条细白线，如果胸膜增厚，白线更容易被发现。胸膜只能在切线位上显示，正面的密度在 X 线胸片上难以显示。

气胸的间接征象包括纵隔或膈肌边缘清晰、锐利和透亮区增加，可提示气胸的位置。目前的数字 X 线摄影可以使用图像处理来帮助检测气胸。

张力性气胸

在某些情况下，吸气时空气滞留在胸膜腔内，但呼气时不释放，从而产生能够对周围结构施加正压的空气积聚。

图 2-11-3 显示了这种空气积聚，称为张力性气胸。这种情况可危及生命，

因为升高的胸内压可使纵隔移位，从而影响对侧肺功能和静脉回心血流。纵隔向对侧移位和同侧横膈凹陷提示张力性气胸的存在。发生张力性气胸时可插入胸管（胸廓造口术管和胸膜管）来排空空气。

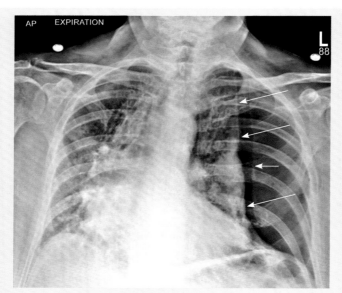

左侧胸腔透亮度增加（长箭头）伴纵隔右移、左侧肋间隙增宽（短箭头）和左侧横膈下移，符合左侧张力性气胸表现。

图 2-11-3　张力性气胸

深沟征

图 2-11-4 为仰卧位患者的床边胸片。注意右侧肋膈角内有空气积聚，当患者处于仰卧位时，这可能是胸部压力最小的位置。

这一发现构成了所谓的"肋膈深沟征"。肋膈深沟征可见于仰卧的气胸患者，其反映的是前、外侧的气胸。在这种情况下，仔细观察可以看到胸膜线。

S（安全性）：在评估疑似气胸或随访已确诊气胸的过程中，当仰卧位胸片上观察不到时，在行 CT 检查前应先拍摄直立位胸片，其成本更低，并能减少患者的辐射剂量。

A（适当性）：胸片应作为疑似气胸或创伤情况下的首要评估，以便早期诊断和在必要时进行干预。

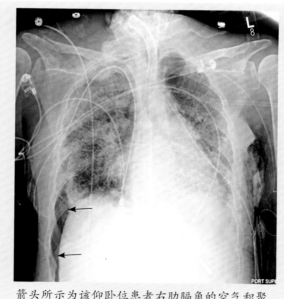

箭头所示为该仰卧位患者右肋膈角的空气积聚。

图 2-11-4　肋膈深沟征

F（读片）：皮肤皱褶在仰卧位胸片上可类似气胸，可通过线的两侧出现肺纹理及线的不连续或延伸超过正常胸膜解剖边界与真正的胸膜边界鉴别。

E（快速执行）：需要重视的是，应认识到与气胸相关的其他表现，如张力性气胸（纵隔移位）、连枷胸（多处连续节段性肋骨骨折）及胸腔积液或血胸。

第十二节　其他胸部疾病

> **目的** ▶▶
>
> 1. 描述钙化性心包炎的影像学表现和病因。
> 2. 描述胸内结核的 3 种不同的影像学表现。
> 3. 说明石棉暴露与支气管肺癌之间的关系。
> 4. 列出不透明半胸的鉴别诊断。

本节通过展示和学习一些放射学诊断示例来加以练习，以达到熟能生巧，将有助于在临床工作中做出诊断。

钙化性心包炎

图 2-12-1 显示的是一例钙化性心包炎患者的胸部正位片和轴位 CT 图像，注意心脏-心包轮廓周围的钙化边缘。在严重情况下，这可能导致心腔舒张期充盈减少，需要手术切除心包。

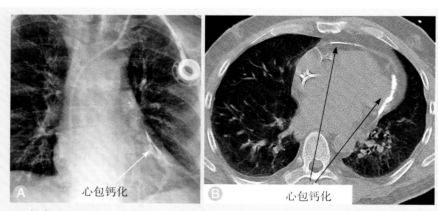

A. 裁剪过的胸片，显示了沿左心缘的钙化边缘（箭头）；B. 同一患者的轴位 CT 图像，显示了沿左心缘及沿心前缘的钙化边缘（箭头），后者在 X 线片上未观察到。在严重情况下，这可能导致心腔舒张期充盈减少，需要手术切除心包。

图 2-12-1　钙化性心包炎

目前，钙化性心包炎最常见的病因是病毒感染，通常由柯萨奇 B 组病毒引起。老年人群则最常见于继发结核的肉芽肿性心包炎。任何刺激心包的原因（如尿毒症、辐射）最终都可导致钙化性心包炎。

其中大约 50% 的钙化性心包炎病例会出现影像学可见的钙化。

肺结核

图 2-12-2A 显示的是右肺上叶厚壁空洞性病变伴周围不均匀肺实变。此外，左中肺还存在空洞病变，这是结核空洞沿支气管腔内播散的表现。空洞病变内的空气来自最初病灶对右肺上叶气管-支气管分支的侵蚀，随后凝固性坏死产生的"干酪样"物质被吸入更邻近的舌叶，最终引起疾病的扩散。空洞性上叶病变的鉴别诊断应始终包括结核，尤其是当病变主要累及肺尖段或后段时。

图 2-12-2B、图 2-12-2C 分别是胸片和轴位 CT 图像，显示了分布于双肺的无数点状、结节状阴影。这是粟粒性肺结核肺部血源性播散感染的表现，且为进展期病例，在此过程中不会形成空洞。如果能够得到适当的治疗，最终可以达到肺内影像学治愈。

纵隔淋巴结肿大

图 2-12-3 显示左右气管旁上纵隔增宽，向下延伸至肺门和隆突下区上方，这是纵隔淋巴结肿大的表现，其中一个原因是鸟-胞内分枝杆菌感染。

鸟-胞内分枝杆菌感染可能仅表现为轻微的肺部表现，也可如本例所示仅有纵隔和肺门淋巴结肿大。真菌感染如组织胞浆菌病也可有类似表现。

淋巴瘤和其他恶性病变引起的淋巴结肿大和其他非恶性病变，如结节病，也需列入鉴别诊断。人类免疫缺陷病毒（human immunodeficiency virus，HIV）阳性患者发生各型分枝杆菌感染的风险将显著升高。

石棉

图 2-12-4 显示了一例双侧胸膜大量钙化和非钙化斑块患者的后正前位和侧位胸片，这些都继发于石棉暴露。石棉暴露时间与斑块的形成之间有较长的潜伏期，大多数情况下为 10 ~ 15 年。斑块与壁层胸膜相关，这是石棉斑块所特有的。

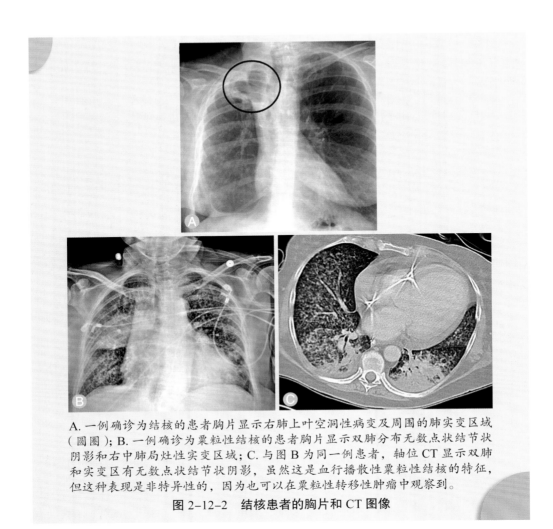

A.一例确诊为结核的患者胸片显示右肺上叶空洞性病变及周围的肺实变区域（圆圈）；B.一例确诊为粟粒性结核的患者胸片显示双肺分布无数点状结节状阴影和右中肺局灶性实变区域；C.与图B为同一例患者，轴位CT显示双肺和实变区有无数点状结节状阴影，虽然这是血行播散性粟粒性结核的特征，但这种表现是非特异性的，因为也可以在粟粒性转移性肿瘤中观察到。

图2-12-2 结核患者的胸片和CT图像

钙化性胸膜增厚也可见于陈旧性脓胸、血胸患者。虽然这些特征主要累及脏层胸膜，通常为单侧。影像学上不能区分脏层和壁层胸膜钙化，所以临床病史很重要（图2-12-5）。

有石棉接触史患者最常合并的恶性肿瘤是支气管肺癌。间皮瘤虽然与石棉暴露有更特异的相关性，但不太常见。由于吞咽和吸入石棉纤维，有石棉接触史患者的食管癌、胃癌和其他胃肠道癌的发生率也会增加。有石棉暴露史合并吸烟史的患者发生支气管肺癌的风险也将显著增加。

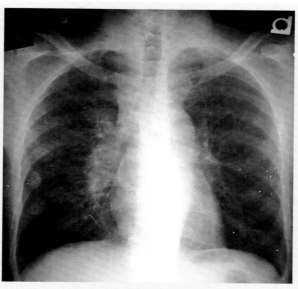

一例鸟－胞内分枝杆菌（MAI）感染患者的胸片，显示了左、右气管旁上纵隔增宽，并向下延伸至肺门和隆突下区域。

图 2-12-3　淋巴结肿大

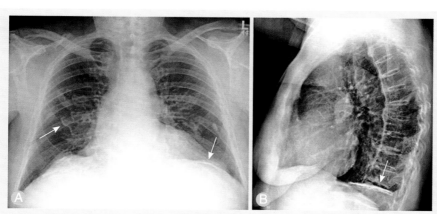

两例患者的后前正位（图 A）和侧位（图 B）胸片，显示了继发于石棉暴露的胸膜钙化斑块（箭头）。

图 2-12-4　胸膜斑块

一侧肺野密度增高

图 2-12-6 为一例左半胸有均匀增高的不透明影的患者胸片，该患者的纵隔向左侧移位，心影被周围高密度影遮蔽因而不能清晰分辨。该患者接受了左肺切

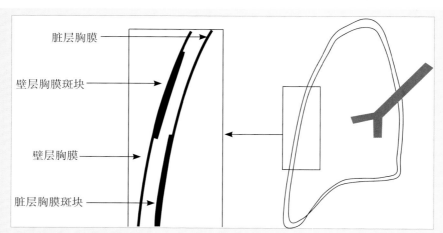

经过 10 ~ 15 年的潜伏期，石棉暴露可导致壁层胸膜斑块，这是与石棉暴露有关的特征，有脓胸或血胸病史的患者会出现脏层胸膜斑块。

图 2-12-5　胸膜斑块示意

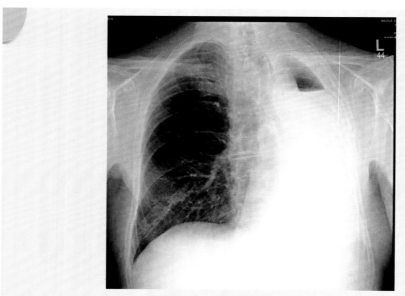

左侧肺野密度增高，纵隔左移，心影与周围高密度影区分不明显，这与左肺全部切除史吻合。

图 2-12-6　一侧肺野密度增高 X 线片

除术，术后表现为术区间隙充满液体，且左胸腔顶端仍可看到少量空气积聚，因此存在气液平面，最终整个左半胸将充满液体，右肺已经出现代偿性过度充气。

单侧肺野密度增高患者的其他鉴别诊断包括大量胸腔积液和全肺不张。在有大量胸腔积液的患者中，由于胸腔积液的占位效应，推测纵隔结构至少位于中线或更有可能向密度增高肺野的对侧移位。完全肺不张或肺切除术患者的纵隔向密度增高肺野侧移位。病史和体格检查能够区分肺不张和肺切除术患者，因为后者会出现胸壁手术瘢痕。

S（安全性）：如果临床上强烈怀疑活动性感染（如结核病），应采取适当的预防措施。

A（适当性）：引起一侧肺野密度增高的原因很多，病史是关键，如果为新发，可能需要胸部 CT 明确病因。

F（读片）：一旦确定病因，一般使用胸部 X 线检查随访，从而尽量减少辐射暴露。如果患者的临床状况恶化，可能需要 CT 进一步检查。

E（快速执行）：应尽快与相关临床医师沟通活动性感染或一侧肺野密度增高的证据，如大量胸腔积液引起的对侧肺部体积缩小和占位效应。

第十三节　置管和置线

目的

阐述气管插管、中心静脉导管和鼻胃管的理想位置。

本节主要通过认识 X 线片的要点是显示各种常见的导管和（或）导线的正常和异常位置。

气管插管

图 2-13-1 显示的是气管（endotracheal，ET）插管。气管插管的理想位置是隆突上 3 ~ 5 cm。类似这样的床边 X 线胸片通常用于检查气管插管的位置。

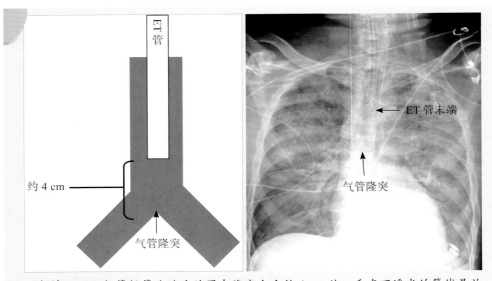

理想情况下，气管插管头端应放置在隆突上方约 4 cm 处，垂直不透光的管线是放置在插管内的标记，使其在 X 线片上可见。

图 2-13-1　理想的插管位置

将 ET 管定位在隆突上 3 ~ 5 cm，是因为气管插管固定在鼻或嘴的插入点上，随着头部位置的改变，ET 管会在气管内移动。颈部屈曲时， ET 管会向下移动约 2 cm；颈部伸展时，气管插管会向上移动约 2 cm。理想位置是确保气管插管头端或气囊不会随着患者头部位置的变化而向下进入任一主支气管或向上进入喉部。气管插管头端应不高于隆突上 7 ~ 8 cm，且不低于隆突上 2 ~ 3 cm。气囊套不能扩张气管，大多数患者的使用直径应为 < 3 cm 的气囊套。

图 2-13-2 显示了头端位于右主支气管近端的气管插管，可见左肺部分肺不张（塌陷）。肺不张是由左肺不通气导致，这是一种与 ET 插管错位相关的并发症，但在适当重新定位后很容易解决。

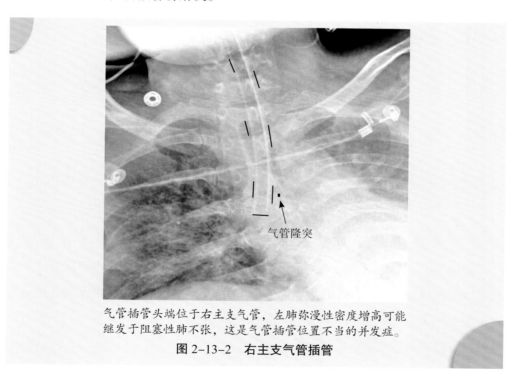

气管隆突

气管插管头端位于右主支气管，左肺弥漫性密度增高可能继发于阻塞性肺不张，这是气管插管位置不当的并发症。

图 2-13-2　右主支气管插管

中心静脉导管

图 2-13-3 显示了中心静脉导管的插管路径。导管可经锁骨下静脉或颈内静脉插入，然后穿过头臂静脉到达上腔静脉，这是理想的线路图。如果插管路径是临时静脉通路，如经外周导入的中心静脉导管（peripherally introduced central catheter，PICC）或输液导管的中心静脉通路，则导管头端将在上腔静脉下部或

上腔静脉与心房交界处（图 2-13-3 中①的位置）。如果是交换或透析导管插管，则无论是临时性还是永久性，头端都应位于右心房中部（图 2-13-3 中②的位置）。如果是肺动脉导管插管（又名 Swan-Ganz 导管），头端将位于肺动脉主干或主肺动脉干（图 2-13-3 中③的位置）。

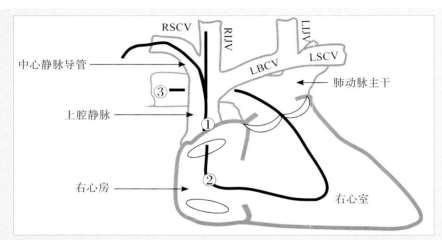

RSCV：右锁骨下静脉；RIJV：右颈内静脉；LIJV：左颈内静脉；LSCV：左锁骨下静脉；LBCV：左头臂静脉。数字表示以下导管类型的理想头端放置：①为 PICC 或输液导管；②为透析导管；③为 Swan-Ganz 导管。

图 2-13-3　中心静脉导管插管常见路径

锁骨下中心静脉插管的一种不常见并发症是气胸，因为这些血管靠近肺尖。当尝试静脉穿刺时，可能会进入胸膜腔。因此，应在这些患者插管完成后拍摄直立位 X 线胸片，因为气胸在直立位图像中更加明显。中心静脉插管的另一种不常见的并发症是误入动脉或动脉穿孔。

图 2-13-4 显示的是定位合适的左侧中心静脉导管，头端位于上腔静脉-心房交界处，位于气管隆突下方 2 个椎体的水平。这些导管的不透射线性较弱，因此必须采用适当的数字 X 线摄影技术进行可视化。常规需要在插管后摄片观察导管位置，以便早期发现问题。

鼻胃管

图 2-13-5 显示的是鼻胃管。导管头端应终止于胃部，导管上的不透射线标记在远端部分有 1 个缺口，距离头端约 8 cm，提示侧孔的位置，侧孔也应在胃内。

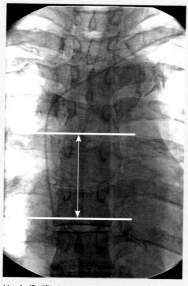

左贵要静脉途径的中心静脉导管终止于上腔静脉-心房交界处，位于气管隆突以下约 2 个椎体水平，这是导管头端的合适位置（横线与箭头）。

图 2-13-4　中心静脉导管

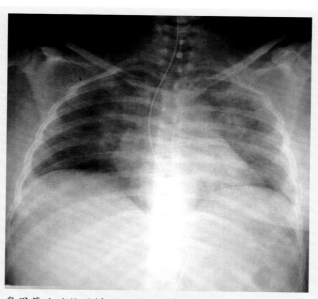

鼻胃管头端位于横膈下方，不在视野范围内，侧孔也在胃内，位于食管-胃连接处下方。

图 2-13-5　鼻胃管

在此提醒大家：在使用前，必须始终确保导管和（或）导线放置正确！

S（安全性）：超声引导可以大大提高血管导线放置的安全性和准确性，而且简便易行。在影像学上识别导管或置管的正确定位对患者的安全至关重要。

A（适当性）：在放置任何新的中心静脉导管、肠导管或重新定位现有导管和（或）导线后，应做X线检查以确保在使用前正确放置导管。

F（读片）：解剖位置与影像学相关知识和（或）相关定位标志对于确定导管和（或）导线位置至关重要，如中心静脉导管应沿着纵隔轮廓的右侧穿过上腔静脉，并终止于上腔静脉-心房交界处，大致在隆突下2个椎体的水平。

E（快速执行）：与患者沟通导管或管线放置后可能出现的并发症非常重要，包括气胸、临床相关导管和（或）导线错位，如中心静脉管走行在动脉管道内。

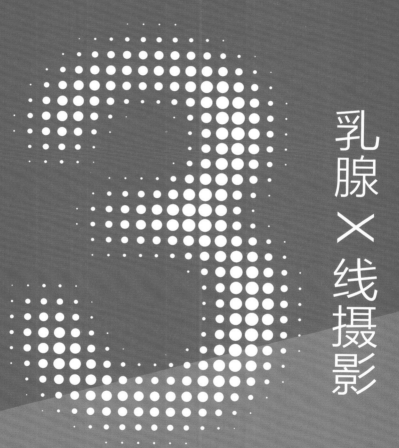

乳腺×线摄影

乳腺影像

目的

1. 了解筛查性和诊断性乳腺 X 线摄影图像之间的差异，包括筛查性乳腺 X 线摄影的使用建议。
2. 介绍其他乳腺成像方式和每种检查的适应证。
3. 了解乳腺 X 线摄影的辐射剂量，与其他常见成像检查相比较。
4. 阐述乳腺癌的主要影像诊断标准。
5. 了解 BI-RADS 分类系统，以便与临床医师沟通影像学报告。

乳腺癌是女性最常见的非皮肤癌症，每年约有 20 万新发病例，发病率随年龄增长而增加，危险因素主要与激素应用和分娩次数相关。多项随机对照试验表明，与未接受筛查的女性相比，接受乳腺 X 线摄影常规筛查的女性乳腺癌死亡率更低。虽然关于筛查 40 ~ 49 岁女性的益处一直存在一些争议，但目前美国医学会（American Medical Association，AMA）和美国放射学会（American College of Radiology，ACR）仍建议从 40 岁开始对一般风险女性进行常规筛查。通过筛查性乳腺 X 线摄影检查早期发现乳腺癌可使死亡率降低 40% 以上[1]。生存率的提高可能归功于 2 个方面：乳腺 X 线摄影检查早期发现病变；应用基于个体肿瘤生物学特点的靶向药物改善了乳腺癌的治疗方法。

乳腺 X 线摄影筛查的灵敏度部分取决于乳腺密度，其灵敏度随着乳腺密度的降低而增加。但是，早期发现乳腺癌也取决于人们对年度检查建议的依从性。年度筛查增加了发现乳腺 X 线摄影上微细变化的可能性，这对致密型乳腺的女性尤为重要。

ACR 关于乳腺 X 线摄影筛查的指南见表 3-1[2]。特别要注意的是筛查性和诊断性乳腺 X 线摄影检查之间的差异。筛查性乳腺 X 线摄影检查是对没有乳腺疾病体征或症状的女性进行的年度常规检查。每侧乳腺有头尾位（CC 位）和内外侧斜位（MLO 位）两张投照体位图像，如图 3-1 所示。诊断性乳腺 X 线摄影检

表 3-1　ACR 关于乳腺 X 线摄影筛查的指南

风险	适用人群	年龄	检查方式（每年）
一般	40 岁开始筛查，持续到预期寿命还有 5 ~ 7 年时	40 岁	X 线摄影
高风险	BRCA Ⅰ或Ⅱ型基因突变	30 岁，不早于 25 岁	X 线摄影和 MRI
	终生患病风险＞20%	30 岁，不早于 25 岁	X 线摄影和 MRI
	10 ~ 30 岁时进行过胸部放射治疗	放射治疗后 8 年，不早于 25 岁	X 线摄影和 MRI
中等风险	乳腺癌个人史	确诊后每年复查；如果是保乳治疗，则放疗后 6 ~ 12 个月复查	X 线摄影，MRI 及超声作为补充检查
	高风险组织学类型：ADH	从确诊后开始，不早于 30 岁	X 线摄影，MRI 作为补充检查
	乳腺密度高	40 岁，除非有其他危险因素	X 线摄影，超声作为补充检查

查用于更好地显示在筛查性乳腺 X 线摄影检查中发现的异常，也是出现乳腺症状（如可触及的肿块）的 30 岁以上患者的首选检查。诊断性乳腺 X 线摄影检查包括从多种投照体位获得的额外图像，如有症状区域的局部压迫摄影，能更好地显示钙化的放大摄影。乳腺 X 线摄影也是 25 岁以上、怀疑有乳腺疾病的男性患者的首选检查方法。

数字化乳腺 X 线摄影的引入对致密型乳腺的女性、相对年轻的绝经前女性，以及乳腺癌高风险女性有益[3]。全视野数字化乳腺 X 线摄影（full-field digital mammography，FFDM）是一种将固态探测器替代 X 线胶片的摄影系统，这种固态探测器可将 X 射线转换为电信号。电信号和乳腺特定算法可生成能在计算机工作站上查看和操作的乳腺图像。通过改变图像对比度及结合专门用于显示乳腺图像的成像算法，数字乳腺 X 线摄影比模拟或胶片乳腺 X 线摄影拥有更高的灵敏度。数字乳腺 X 线摄影成像筛查试验的结果表明，对隐匿性恶性肿瘤，数字乳腺 X 线摄影可以提高 30% 的灵敏度[3]。

乳腺断层 X 线成像技术通过改变球管角度得到一定数量的二维投照数据，再从这些数据重建出薄层乳腺图像。STORM 研究（还有许多其他研究）已成功表明，与单纯二维乳腺 X 线摄影相比，乳腺断层 X 线成像技术可提高癌症的检出率[4]。虽然将乳腺断层 X 线成像技术用作二维乳腺 X 线摄影的辅助检查时会使 X 线辐射剂量增加，但是使用合成的重建图像有利于克服这一剂量问题，因为重建图像不需要分开获取乳腺断层 X 线成像技术和二维乳腺 X 线图像[5]。

以下通过介绍乳腺图像的基本知识，以早期发现乳腺癌。

标准乳腺摄影投照体位：CC 位和 MLO 位

图 3-1 显示了在常规乳腺 X 线摄影过程中获得的 2 个标准视图。

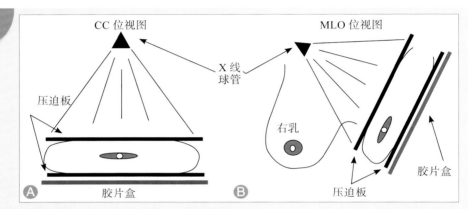

A. 在 CC 位视图中，乳房被压在 2 个射线可透的压迫板之间，以便将组织展开，减少组织重叠并减少剂量；B. 在 MLO 位视图中，以斜位方式压迫乳房，乳房组织的尾部向胶片所示范围内的腋窝延伸。

图 3-1　乳腺 CC 位和 MLO 位视图示意

头尾位（CC 位）是将 X 射线球管置于头顶，将胶片暗盒或数字探测器放置在乳房下方获得的，以确保射线束从头侧到尾侧方向穿过乳房。

内外侧斜位（MLO 位）是在腋窝放置胶片暗盒或数字探测器，使射线束从乳房内上方穿透至乳房外下方及腋窝。

在乳腺 X 线摄影过程中压迫乳房，以减少射线束必须穿过的组织量。压迫乳房的作用是固定乳房，减少运动伪影并展开重叠的结构。乳房压迫使乳腺 X 线摄影图像质量最优化，并降低了辐射剂量。这种压迫可能会使一些患者感到不适，但持续时间很短，并且能获得诊断质量更高的图像。

图 3-2 显示了标准乳腺 CC 位和 MLO 位视图，较暗、较透亮的区域代表脂肪，而较白、不太透明的区域由纤维腺体组织组成，纤维腺体组织由乳腺的腺体组织及纤维基质成分组成，纤维基质成分为乳腺的整体结构提供支持。

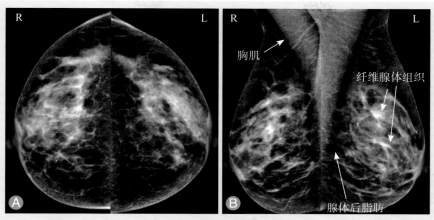

A. 在 CC 位视图中，将乳房压缩在 2 个射线可透的压迫版之间，以将组织展开，减少组织重叠并降低剂量；B. 在 MLO 位视图中，以斜位方式压迫乳房，乳房组织的尾部向胶片所示范围内的腋窝延伸。

图 3-2　乳腺 CC 位和 MLO 位视图

纤维腺体组织一般由乳头至胸壁呈圆锥状分布，在纤维腺体组织和胸肌之间是腺体后脂肪，定位良好的 MLO 位视图应包含整个纤维腺体组织、腺体后脂肪和部分胸肌。

致密型纤维腺体乳腺组织

图 3-3 为一例以致密型纤维腺体组织为主的乳腺影像检查，图 3-4 为一例主要由脂肪组织组成的乳腺影像检查。以脂肪组织为主的乳腺通常见于老年女性，而相对年轻的、绝经前女性倾向于有致密型纤维腺体组织。

当乳腺 X 线摄影显示乳腺背景密度较高时，检出小病灶更加困难。在阅读乳腺 X 线摄影报告时，必须牢记这一点。目前的 BI-RADS 术语系统在给临床医师的报告中增加了"乳腺密度增加会降低乳腺 X 线摄影的灵敏度"的声明。除了会遮蔽小病灶，乳腺密度的增加也与患乳腺癌的风险增高有关。已发表的数据表明，乳腺密度最高的女性患癌症的风险是乳腺密度最低的女性的 5 倍[6]。年轻女性的乳腺不仅更致密，而且对辐射的潜在致癌作用更敏感。因此，除非患者的个人风险因素表明发生绝经前乳腺癌的风险高于平均水平，否则应在 40 岁时开始进行乳腺癌筛查[7]。40 岁以下的高危患者也应进行恰当的筛查，这一点也很重要。如

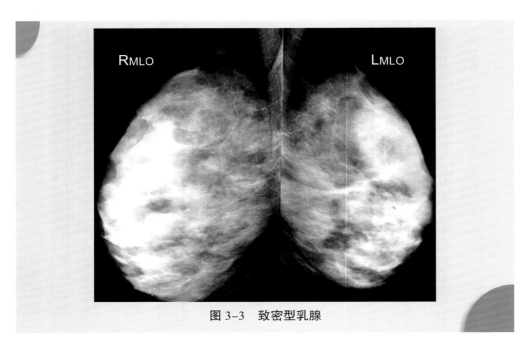

图 3-3　致密型乳腺

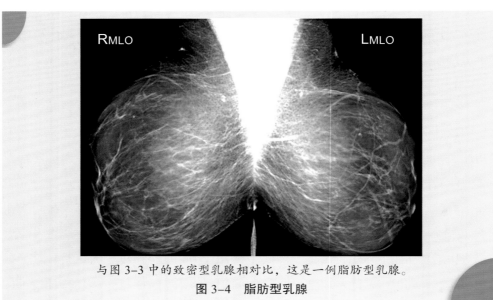

与图 3-3 中的致密型乳腺相对比，这是一例脂肪型乳腺。

图 3-4　脂肪型乳腺

果直系亲属患有绝经前乳腺癌，或已知有基因突变的女性应在比直系亲属患癌年龄小 10 岁时每年进行一次筛查。接受过霍奇金淋巴瘤胸部放疗的女性也被认为是高风险，应在治疗后筛查 8 年，但不应在 25 岁之前开始筛查。活检显示某些病理结果（如导管或小叶非典型增生等）的 40 岁以下女性被认为风险增加，建议在确诊当年开始每年筛查[7]。

乳房植入物

图 3-5 为一例靠近胸壁的非常均匀的致密影的乳腺影像检查，这是乳房植入物的表现。

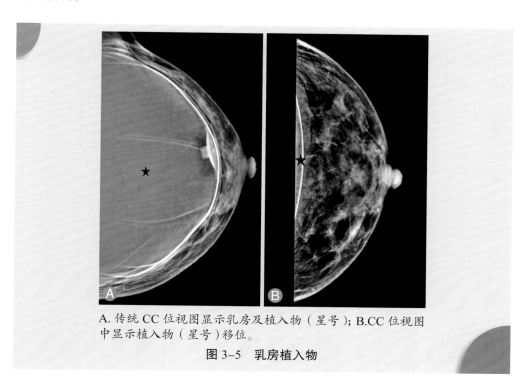

A. 传统 CC 位视图显示乳房及植入物（星号）；B.CC 位视图中显示植入物（星号）移位。

图 3-5 乳房植入物

植入物可通过手术放置在胸大肌的前部或后部（分别描述为胸肌前和胸肌后）。当放置在胸大肌后时，可以看到肌肉呈弯曲状围绕在植入物前表面。在标准体位图上，植入物可能会掩盖相当数量的乳腺实质，并可能使早期乳腺癌的检出更加困难。因此，对有乳房植入物的患者进行乳腺 X 线检查时，每侧乳房拍摄 4 个视图，而不是 2 个视图。一组为常规图像（MLO 位和 CC 位），而另一组在植入物紧贴胸壁移位的情况下摄片。

乳腺的影像表现

为了早期检出乳腺癌，放射科医师需要评估图像中乳腺组织密度和结构的细微变化、新出现的不对称影或肿块，以及新出现的或可疑的微钙化。如果在标准筛查检查中发现异常，则需要进一步做更有针对性的诊断性X线摄影。点压摄影对显示肿块边缘更好，不规则或毛刺状的边缘提示恶性可能，而边缘清楚倾向良性。在对钙化进行最终评估之前必须使用放大技术。

钙化常见于乳腺，当钙化较粗大时，可以有信心地报告为良性。但是，较小的钙化（被称为微钙化）可能需要活检以明确诊断。以下4张图为乳腺良性和恶性钙化的例子（图3-6 ~ 图3-9）。

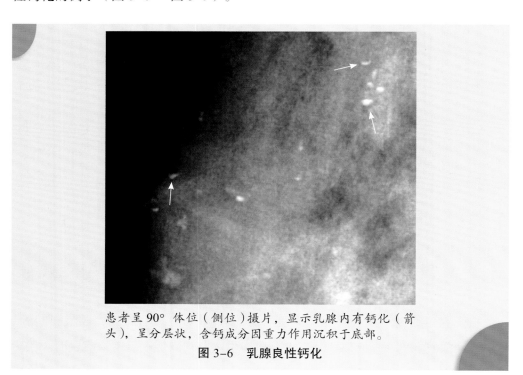

患者呈90°体位（侧位）摄片，显示乳腺内有钙化（箭头），呈分层状，含钙成分因重力作用沉积于底部。

图3-6　乳腺良性钙化

图3-10显示了2个边界清楚的肿块，为乳腺纤维腺瘤。在图3-10B中，肿块内含粗"爆米花样"钙化，这是退化的乳腺纤维腺瘤的特征。乳腺纤维腺瘤是最常见的乳腺良性肿瘤之一，在乳腺X线或乳腺超声中可表现为肿块。

与上述乳腺良性纤维腺瘤相比，图3-11为标准双视图乳腺X线摄影，显示一乳腺癌肿块。

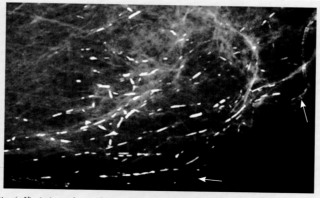

两种良性钙化（箭头）形态：第一种是散布在整个乳腺的大量粗杆状钙化，是扩张导管内的良性钙化；第二种是血管壁钙化。随着年龄的增加，钙化逐渐增多。

图 3-7 乳腺良性钙化

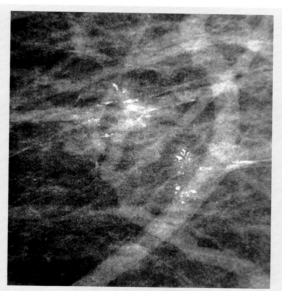

点压放大摄影显示与乳腺导管原位癌相关的多形性、细分支状微钙化。

图 3-8 乳腺微小钙化

辐射剂量

有效剂量是指符合不同组织的多种放射敏感度的辐射值，用于量化与辐射暴露相关的不良结局的风险。双视图乳房检查（共 4 次暴露）的有效辐射剂量为 0.2 ~ 0.3 mSv（200 ~ 300 millirads）。一些数字成像的 X 线暴露较少，有效辐

117

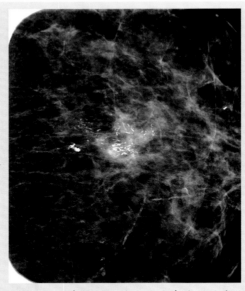

局部点压放大摄影显示有毛刺的肿块，伴有典型的多形性、细分支状钙化，病理为浸润性导管癌和典型乳腺导管原位癌并存。

图 3-9　乳腺微小钙化

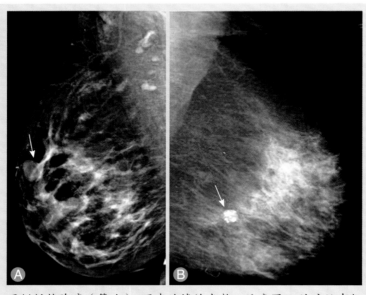

两例纤维腺瘤（箭头），两者边缘均光整。注意图 B 的病灶有粗大钙化，这是退变性纤维腺瘤的特征。

图 3-10　乳腺纤维腺瘤

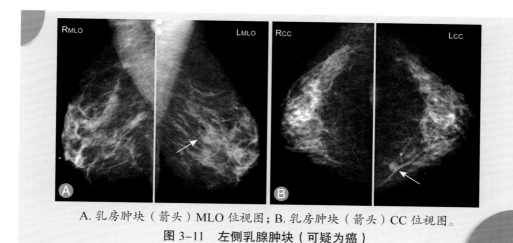

A. 乳房肿块（箭头）MLO 位视图；B. 乳房肿块（箭头）CC 位视图。

图 3-11 左侧乳腺肿块（可疑为癌）

射剂量为 0.08 ~ 1.5 mSv（85 ~ 150 millirads）。有关规定指出乳腺 X 线摄影的暴露上限值约为 0.3 mSv 或每次暴露 300 millirads。

正常背景辐射主要由宇宙辐射和地面自然发生的辐射（如氡）组成。对于生活在海平面上的人，平均每年背景辐射约为 3 mSv。因此，标准乳腺 X 线摄影相当于约 7 周的正常背景辐射。

在上述剂量水平下，理论上乳腺 X 线摄影有造成每年每百万受检女性中 1 例乳腺癌的风险。如果假设乳腺癌死亡率为 50%，则造成的死亡风险为每 200 万受检查的女性中有 1 例。使用理论假设是因为在如此低的风险下，需要大量长期随访的患者才能有统计学意义。有效研究需要较大的人数，因此从未有这种大样本量的实际研究，统计数字是根据暴露于其他较高剂量放射源的患者情况推演而来的。实际上，每年每人都会有更多的背景辐射暴露，特别是那些频繁飞行的人群，暴露于宇宙辐射更多。机场安检仪器的辐射很小，100 ~ 200 次扫描等于人体接受 1 天的自然背景辐射剂量。放射科医师需牢记这些，因为患者常会询问乳腺 X 线摄影的安全性[8]。

超声在乳腺成像中的应用

乳腺超声被提倡用于体检异常患者的针对性检查或者异常乳房 X 线摄影结果的针对性检查，偶尔作为异常乳腺磁共振成像后的"第二只眼"工具。超声也是评估儿童和 30 岁以下人群（男性或女性）乳腺肿块的首选方式。

当在乳腺 X 线摄影检查中发现边缘光整的乳腺肿块时，其鉴别诊断包括乳腺癌、乳腺良性肿瘤（如纤维腺瘤）和单纯性乳腺囊肿。对于患有乳腺囊肿和其他明显良性病变的女性，为了避免进行不必要的穿刺活检，可以利用超声区分囊性和实性病变。若为实性肿块，可根据其超声表现来确定是否需要活检。

图 3-12 为在查体时触及乳腺肿块的影像检查。该肿块由放置在皮肤上的三角形标记突出显示。该患者随后进行了超声检查，如图 3-13 所示。超声显示这个肿块为椭圆形，无回声，边界清晰。而该病变在常规乳腺 X 线片上表现为高密度（图 3-12）。对于单纯囊肿，其超声特征是明确的，不需要进一步评估。

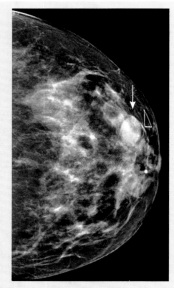

用金属三角作为体表标记，来提示可触及的肿块（箭头）。

图 3-12　可触及的乳腺肿块

尚无证据表明单独使用全乳超声有足够的敏感度或有效性来代替乳腺 X 线摄影进行乳腺癌筛查。但是，乳腺超声筛查已被证明可提高高危或致密型乳腺人群的乳腺癌检出率[9]。因此，应考虑对不适合 MRI 检查的高危和中等风险女性补充超声筛查，特别是对于致密型乳腺（https://www.acr.org/-/media/ACR/Files/Practice-Parameters/US-Breast. pdf）。

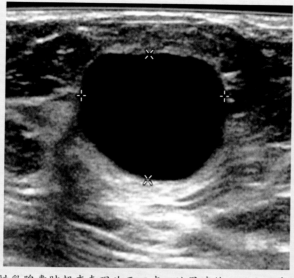

单纯性乳腺囊肿超声表现为无回声，边界清楚，后方回声增强。

图 3-13　单纯性乳腺囊肿

乳腺 MRI

乳腺 MRI 利用钆造影剂突出显示乳腺中血供增加的区域。因此，MRI 不仅提供了乳腺的解剖学评价，还提供了乳腺组织血供情况的生理学评估。因为乳腺癌常与肿瘤血管（"新生血管"）分布有关，而且由于 MRI 图像上的软组织分辨率是常规乳腺 X 线摄影的 10 ～ 100 倍，因此，MRI 是检出乳腺癌的高灵敏度工具。虽然它是一种高度敏感的工具（比乳腺 X 线摄影、超声和临床检查组合更敏感），但它的特异度不高。许多良性、增生性和炎性病变在钆增强 MRI 上都会显示血供丰富。这种低特异性和较高的检查费用限制了 MRI 作为筛查中等风险女性的检查方式。但是，对于高风险女性，仍建议用 MRI 检查，因其高的灵敏度优势远胜于其较低特异性的劣势。美国国家癌症研究所（National Cancer Institute，NCI）终生风险评估为 20% 或以上的女性，即具有已知基因突变或一级亲属具有已知与乳腺癌相关的基因突变的女性，以及既往接受过胸部放疗（通常是霍奇金淋巴瘤）的女性，应告知其补充 MRI 检查。MRI 无法显示乳腺 X 线摄影可以识别的微小钙化，因此，MRI 检查是乳腺 X 线摄影的补充，而不是替代。

121

一些在 MRI 上观察到的恶性病变用任何其他成像工具都看不到，即使是回顾性的观察。因此，任何提供乳腺 MRI 服务的机构都应该具有 MRI 引导下穿刺活检的能力或与可以提供该服务的机构有合作。

MRI 适用于任何新诊断为乳腺癌的女性。在发现浸润性乳腺癌方面，其主要优势是灵敏度接近 100%。因此，在术前准备时 MRI 可用于确定已知恶性肿瘤的范围及同侧或对侧乳腺是否有其他病灶。

手术计划的制订取决于对皮肤、胸壁和局部区域淋巴结的准确评估。乳腺 MRI 也有助于评估新辅助化疗对肿瘤的作用，新辅助化疗是指在术前进行化疗，以降低肿瘤负荷，增加保乳术的成功率（图 3-14）。

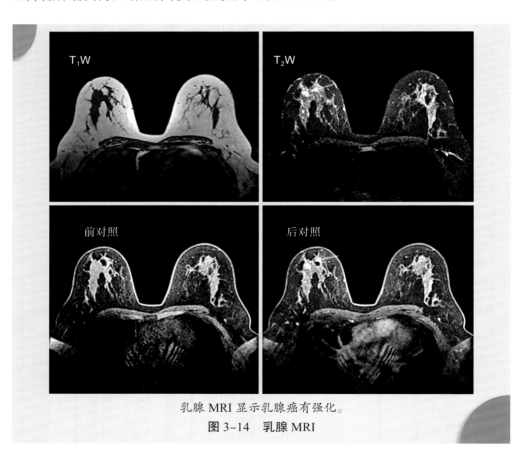

乳腺 MRI 显示乳腺癌有强化。

图 3-14　乳腺 MRI

图像引导活检

任何成像方式发现的可疑病灶均可在影像导引下进行空芯针活检。乳腺 X 线发现的病灶（如微钙化）最好在立体定位乳腺 X 线摄影引导下进行穿刺。乳腺 X 线摄影发现的肿块，如果超声未发现相应病变，也可用立体定位乳腺 X 线摄影进行活检。在偏离中心 15° 处获得乳腺图像，用这种"立体坐标系"来标注乳腺内病变的 x、y 和 z 坐标。局部麻醉后，将探针放置在坐标处进行采样，但是胸壁的病变难以通过这种方法取到病理，可能需要其他成像方式进行活检。

如上所述，超声通常用于评价可触及肿块或乳腺 X 线摄影异常的部位，对患者来说是一种更舒适、更经济有效的检查，在超声引导下通常可对乳房任何部位的病变安全取样。

BI-RADS®

表 3-2 为乳腺放射科医师用于与其他临床医师进行交流的 BI-RADS® 分类系统，该系统有较为标准和一致的术语表达。BI-RADS 代表乳腺影像报告和数据系统，是美国放射学会（American College of Radiolog，ACR）发布的质量控制工具。在每份乳腺 X 线摄影报告的末尾均列出下列其中一个数字。

BI-RADS® 是美国放射学会（Reston，VA）的注册商标。

表 3-2　BI-RADS 分类

分类	评估	解释
0	不完全的	X 线摄影或超声检查没有提供足够的诊断信息，需要进一步影像检查
1	阴性	没有发现异常，建议常规筛查
2	良性表现	确定的良性表现，建议常规筛查
3	可能良性——建议短期随访（恶性概率＜ 2%）	征象提示大概率良性（＞ 98%），需 6 个月短期随访
4	可疑恶性——应考虑活检	没有乳腺癌的征象，但有一定概率为恶性（3% ~ 94%），应考虑活检
5	高度怀疑恶性——需要采取适当处理（恶性概率＞ 95%）	考虑恶性＞ 95%，需适当处理
6	活检已证实的恶性病变——需采取适当处理	已知的恶性病变，在明确治疗方案前进行影像学检查，以指导治疗

S（安全性）：ACR目前建议对乳腺癌中等风险女性从40岁开始进行年度筛查性乳腺X线检查。该建议考虑了筛查性检查相对较低辐射剂量的风险和获益，建议还包括在某些情况下将超声作为首选方式（如评价年轻患者的可触及异常），以避免不必要的辐射。

A（适当性）：ACR适当性标准包括针对患者症状（如乳头溢液和明显可触及异常）的成像建议和筛查中如何使用BI-RADS标准（乳腺成像报告和数据系统）描述影像所见的建议。

F（读片）：使用BI-RADS术语的结构化报告可以同时分别对多个结果进行准确分类和管理。这使得潜在恶性病变不至于因其他影像所见而掩盖和遗漏。

E（快速执行）：BI-RADS可以使用少量定义明确的术语就可以将筛查性乳腺X线摄影所见情况进行清晰分类，并有助于对这些影像做进一步更系统和更有效的处理。

参考文献

[1] TABAR L，DEAN P B，CHEN T H，et al. The incidence of fatal breast cancer measures the increased effectiveness of therapy in women participating in mammography screening. Cancer. 2019，125（4）：515-523.

[2] DORSI C J，SICKLES E A，MENDELSON E B，et al. ACR BI-RADS® Atlas，Breast Imaging Reporting and Data System. Reston，VA，American College of Radiology.

[3] PISANO E D，GATSONIS C，HENDRICK E，et al. Diagnostic performance of digital versus film mam mography for breast-cancer screening the results of the American College of Radiology Imaging Network（ACRIN）Digital Mammographic Imaging Screening Trial（DMIST）. N Engl J Med. 2005，353（17）：1773-1783.

[4] CIATTO S，HOUSSAMI N，BERNARDI D，et al. Integration of 3D digital mammography with tomosynthesis for population breast-cancer screening（STORM）: a prospective comparison study. Lancet Oncol. 2013，14（7）: 583-589.

[5] SKAANE P，BANDOS A I，EBEN E B，et al. Two-view digital breast tomosynthesis screening with synthetically reconstructed projection images: comparison with digital breast tomosynthesis with full-field digital mammographic images. Radiology. 2014，271（3）: 655-663.

[6] MCCORMACK V A，DOS SANTOS S I. Breast density and parenchymal patterns as markers of breast cancer risk: a meta-analysis. Cancer Epidemiol Biomarkers Prev. 2006，15（6）: 1159-1169.

[7] MANIERO M B，LOURENCO A，MAHONEY M C，et al. ACR appropriateness criteria breast cancer screening. J Am Coll Radiol. 2013，10（1）: 11-14.

[8] WALL B F，HART D. Revised radiation doses for typical x-ray examinations. Brit J Radiol. 1997，70 : 437-439.

[9] BERG W A，BLUME J D，CORMACK J B，et al. Combined screening with ultrasound and mam mography vs mammography alone in women at elevated risk of breast cancer. JAMA. 2008，299（18）: 2151-2163.

第三章

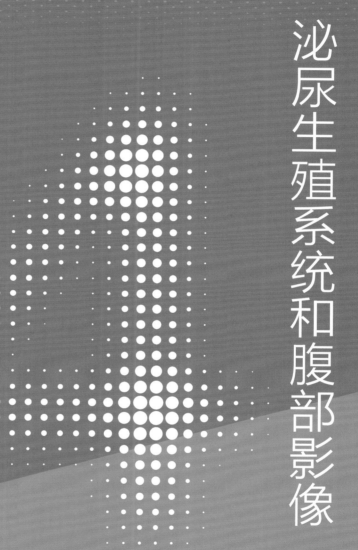

泌尿生殖系统和腹部影像

第一节　泌尿生殖系统超声

超声在许多泌尿生殖系统成像中起着主要作用，而 X 线、CT、MRI 和核医学检查有助于随后的进一步诊断。超声不产生电离辐射，检查时很少需要患者镇静，这使得它成为评估所有年龄患者肾脏、膀胱、女性盆腔器官和阴囊的理想方式。

肾脏

通常可以在所有年龄段的患者中对肾脏进行超声检查。超声在检查慢性肾功能不全的患者时，肾实质回声会比正常肾脏回声增强，从而可以用超声来筛查或监测肾脏疾病的进展。慢性肾病的常见原因有糖尿病和高血压。超声也用于筛查肾盂扩张（也称为肾积水），肾积水可分为轻度（1 级）至重度（4 级）积水（图 4-1-1）。肾积水的潜在原因有很多（如膀胱输尿管反流、输尿管结石梗阻、输尿管狭窄、腹膜后肿块压迫等），并且需要通过 X 线、CT、MRI 和核医学检查来进一步确定原因。同样，对于超声发现的肾脏肿块，需要通过专门的增强 CT 或 MRI 进行进一步检查，以排除恶性肿瘤。

膀胱

膀胱超声检查经常被医护人员用作评估患者排尿后尿潴留情况的重要工具。在疑似膀胱出口梗阻的患者中，可利用超声来评估包括前列腺肥大和膀胱结石在内的原因，并评估梗阻的慢性程度。慢性膀胱出口梗阻的表现包括膀胱壁增厚和膀胱壁憩室。

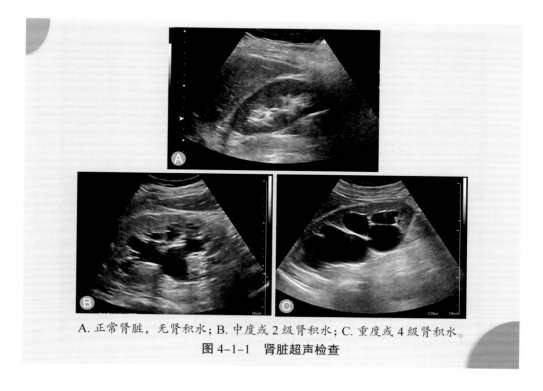

A.正常肾脏，无肾积水；B.中度或 2 级肾积水；C.重度或 4 级肾积水。

图 4-1-1　肾脏超声检查

子宫和子宫出血的评估

异常子宫出血是与正常月经无关的出血，可发生于任何年龄的女性。异常子宫出血的器质性原因通常与妊娠、药物、良恶性肿瘤及系统性疾病有关。功能失调性子宫出血是指无器质性原因的异常出血，通常与无排卵和下丘脑-垂体-卵巢轴功能异常有关。常见的功能失调性子宫出血包括月经过多（如长期出血、不规则出血）和点滴出血（如经间期出血）。

超声是用于评估异常子宫出血的首选常用检查，可以识别异常出血的器质性原因，如突入宫腔的子宫肌瘤和息肉。超声还可以评估子宫内膜的厚度和形状，并确定出血是否由内膜萎缩或增厚所致，从而提示内膜的增生或癌症。超声可以识别他莫昔芬等药物引起的子宫内膜的结构性变化。盆腔超声有助于评估闭经的原因，如多囊卵巢综合征和妊娠（图 4-1-2）。

经腹超声通常首先用于评估盆腔，因为它提供了盆腔内结构的"概况"。充盈的膀胱被用作评估盆腔内结构的最佳声窗，经阴道超声是用经过清洁后的超声探头进行检查，探头需覆盖无菌探头套，然后插入阴道。经阴道超声检查可以提

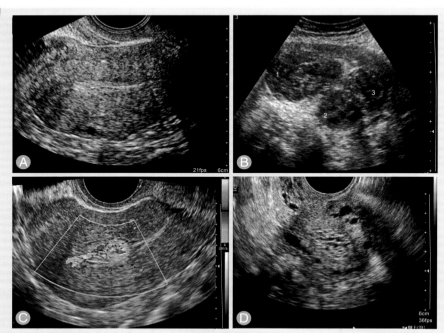

A.正常子宫内膜，内膜回声偏强，白线为宫腔线；B.多个子宫肌瘤，呈低回声；C.具有条状血流供应的息肉；D.他莫昔芬引起的子宫内膜囊性变化。

图4-1-2　经阴道超声检查

供子宫、子宫内膜和卵巢的更多细节信息，类似于内窥镜检查，患者不需要忍受充盈膀胱造成的不适。

　　超声检查结果可能会提示需要进一步的影像学检查。MRI可用于进一步评估子宫肌层和子宫内膜-子宫肌层交界处病变。MRI也可用于评估子宫腺肌病，即子宫内膜异位到子宫内膜-肌层交界处和子宫肌层的过程。虽然CT具有辐射，但如果发现盆腔肿块，且担心疾病范围更广，则可在超声检查后进一步行CT检查。诊断性影像学虽然不一定能解释异常子宫出血的原因，但可以评估活检、宫腔镜检查、手术或随访的适应证和指导操作位置。

卵巢评估

　　影像学检查通常是附件体检的一种辅助检查。有时通过触诊很难判断一个"饱满"的附件是否仅仅是充满粪便的肠道，或是卵巢和周围结构的病理表现，这时超声通常是首选检查手段。虽然有些卵巢结构有其"典型"的超声表现，如正常功能卵泡、出血性卵巢囊肿和卵巢内异囊肿，但仍有许多卵巢肿块的超声表现是非特异性的（图4-1-3）。

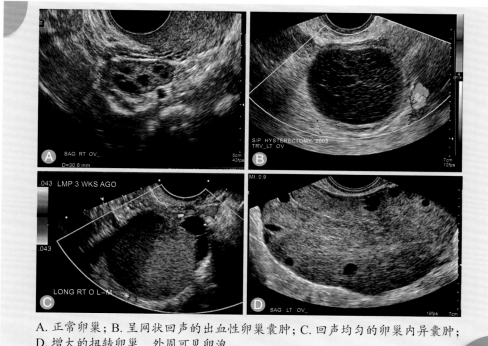

A. 正常卵巢；B. 呈网状回声的出血性卵巢囊肿；C. 回声均匀的卵巢内异囊肿；D. 增大的扭转卵巢，外周可见卵泡。

图4-1-3　经阴道超声检查

　　附件的复杂囊性肿块尤其难以处理，因其鉴别诊断广泛，其中包括良性和恶性囊性肿瘤、非典型囊肿、子宫内膜异位囊肿、皮样囊肿、卵巢扭转、脓肿、输卵管积水和积脓及肠系膜囊肿等非生殖性肿块的鉴别（图4-1-4）。

　　临床评估对于确定患者是否需要立即干预（如抗生素或手术）至关重要。如果不是急症，通常建议患者在2～3个月经周期内进行超声随访。如果后续超声检查仍有问题，虽然可以对肿块进一步行MRI检查，但这时医师和患者可能会选择腹腔镜探查和病理诊断。另外，还可以通过CT检查来确定疾病的程度，如确定是否存在腹腔积液或腹膜转移。

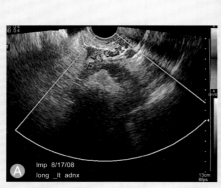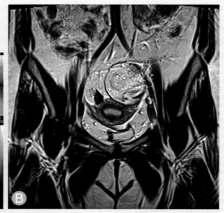

A. 超声显示卵巢皮样囊肿（囊性畸胎瘤）的"冰山一角"：构成皮样囊肿的多种组织，如毛发、血液、脂肪、软骨和钙化，会产生声影，阻挡所有声波，因此，肿块是模糊不清的；B.MRI 显示肿块的范围和性质。在 CT 或 MRI 中发现卵巢肿块中的脂肪成分是皮样囊肿的典型特征。

图 4-1-4　卵巢皮样囊肿

妊娠

对妊娠的评估始于不孕症。通过子宫输卵管造影来评估输卵管的通畅性，在检查过程中，造影剂在透视下注入宫腔，如果输卵管通畅，造影剂会从输卵管溢出进入腹腔。子宫输卵管造影、超声和磁共振可用于评估宫腔的形态，并寻找可能影响妊娠的问题，如大肌瘤、先天性畸形和宫腔瘢痕。输卵管阻塞及其治疗在第六章第三节中进行了回顾。男性伴侣可能会因影响生育能力的问题而接受检查，如通过阴囊超声检查精索静脉曲张和睾丸病变。

超声最初用于评估宫内妊娠的存在，然后用于评估胎儿的生长和发育情况。当患者妊娠试验呈阳性且可能有阴道出血和（或）疼痛时，超声通常用于评估异位妊娠。结合患者的定量血清 B-HCG 水平解读超声结果非常重要。也就是说，有时患者接受超声检查时间太早，以致不能识别宫内妊娠，鉴别包括非常早期的宫内妊娠、异位妊娠和早期妊娠流产。超声也可用于评估妊娠残留和妊娠滋养细胞疾病（图 4-1-5）。

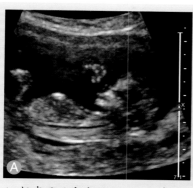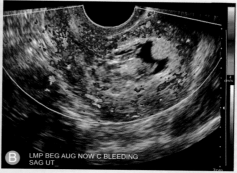

A. 超声显示宫内胎儿；B. 超声显示表现为宫腔内不规则且不均质回声组织的妊娠滋养细胞疾病（葡萄胎妊娠）。

图 4-1-5 宫内胎儿和妊娠滋养细胞疾病

阴囊疼痛的评估

评估阴囊疼痛患者的首选影像学检查方式是超声，因其具有很高的诊断特异度，并且对精子没有辐射。感染呈亚急性表现，超声可见于附睾炎、附睾睾丸炎、睾丸脓肿或睾丸周围的积液（阴囊积脓）。急性阴囊疼痛的一个急需排除的病因是睾丸扭转，与正常的睾丸相比，超声显示扭转的一侧睾丸中血流减少或消失（图 4-1-6）。

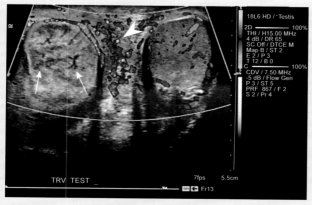

由于扭转，右侧睾丸内血流缺失，而左侧睾丸内血流正常。注意右侧提示坏死的低回声区（箭头）；而周围血管增多（凹底箭头）与反应性充血一致。

图 4-1-6 睾丸扭转

　　睾丸扭转是一种外科急症，需要及时治疗以挽救睾丸。阴囊疼痛最常见的原因是精索静脉曲张，精索静脉曲张是由于性腺静脉瓣膜功能不全而导致阴囊血管扩张。大约15%的男性存在精索静脉曲张，这可能是慢性疼痛的来源，也可能是不孕症的原因，可通过栓塞性腺静脉进行治疗，详见第六章第三节部分的内容（图4-1-7）。

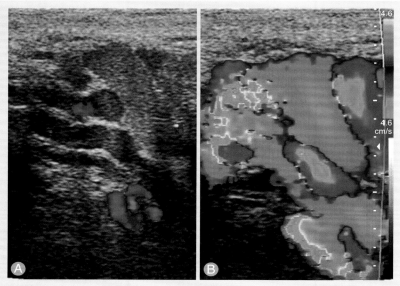

A. 阴囊超声显示扩张的静脉；B. 伴随 Valsalva 动作，静脉的内径增大、血流增多，符合精索静脉曲张表现。

图4-1-7　精索静脉曲张

无痛性睾丸肿块的评估

　　正常的睾丸是一个3～5 cm长的椭圆形器官，超声表现为回声均匀，在超声上发现的睾丸内孤立性肿块要考虑恶性肿瘤。最常见的睾丸癌是精原细胞瘤（几乎占睾丸肿瘤的50%），但是也有许多非精原生殖细胞肿瘤，如卵黄囊瘤、胚胎细胞癌、畸胎瘤和混合生殖细胞肿瘤等。由于睾丸内致密的血-睾屏障的存在，在睾丸内出现转移病灶的可能性不大（并非完全不可能）。但是出于同样的原因，化疗药物渗透入睾丸相对困难。因此，在影像学上诊断为睾丸癌的患者几乎总是需要接受睾丸切除术，并在其胸部、腹部和骨盆内仔细寻找是否存在转移性疾病。若存在转移性病灶则需要接受全身化疗（图4-1-8）。

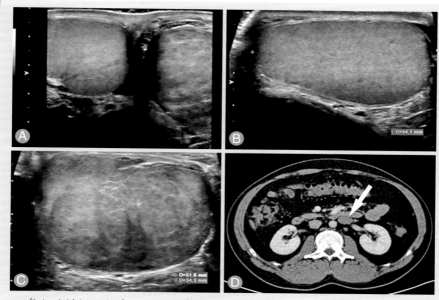

A. 睾丸的横切面超声显示右侧睾丸回声及形状正常，左侧睾丸回声不均匀；B. 右侧睾丸的纵切面超声显示为正常表现，内部结构回声均匀；C. 左侧睾丸的纵切面超声显示正常组织被肿瘤代替，表现为明显的形态异常和内部回声不均匀；D. 肾脏水平的 CT 显示主动脉左侧的转移性淋巴结（箭头）。

图 4-1-8 睾丸肿块

S（安全性）：泌尿生殖系统超声的独特之处是可以只通过超声检查就能明确诊断，这种检查方式相对便宜、便捷，并且可以使患者免受辐射。

A（适当性）：根据患者的症状和体征，如果怀疑有泌尿生殖系统疾病，在大多数情况下，超声是首选的检查方式，MRI 是第二选择。如果超声和 MRI 均不能提供明确诊断，可以考虑有辐射的检查方式，如 CT 扫描。

F（读片）：超声是对操作者依赖性最强的影像学检查方式。从超声检查中获得的许多信息是"实时"的，因此非常依赖获取图像的操作者的经验。

E（快速执行）：由于超声是一种实时检查方式，可以在检查期间做出是否需要进一步影像学检查和（或）治疗的决定，从而加快患者的诊治过程。

第二节　腹部钙化

> **目的** ▶▶
>
> 1. 阐述以下疾病中钙化的形态及其在 X 线片中的位置：慢性胰腺炎、血管钙化、子宫肌瘤、阑尾粪石和肾结石。
> 2. 阐明平片上阳性肾结石的百分比。

慢性胰腺炎

慢性胰腺炎患者胰腺内的钙化通常多发、大小和形状各不相同，位于中上腹部左上象限的胰腺解剖区域（图 4-2-1）。

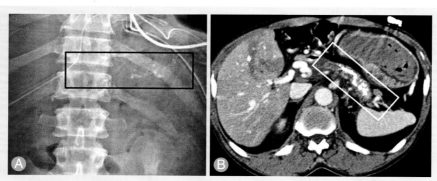

患者仰卧位 X 线片（图 A）和相应的对比增强轴位 CT 图像（图 B）显示多个平行于胰腺的、大小不等、形状不规则的胰腺内钙化（方框）。

图 4-2-1　慢性胰腺炎

血管钙化

血管钙化有几种类型，最常见的盆腔钙化是静脉石（图 4-2-2），通常表现为多发小圆形边缘光滑的钙化，提示盆腔静脉内的血栓钙化，可见中心透亮区，提示闭塞静脉再通。

血管结构常表现为外周和边缘钙化，有时钙化范围勾勒出整个血管或动脉瘤，常见于主动脉（图 4-2-3）。

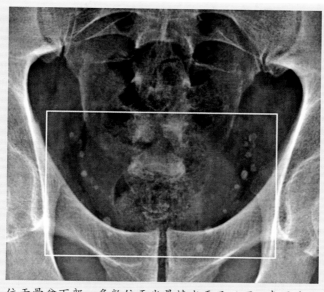

位于骨盆下部，多数位于坐骨棘水平及以下，表现为双侧多发圆形钙化，大部分中心见透亮区（方框）。

图 4-2-2　盆腔静脉石

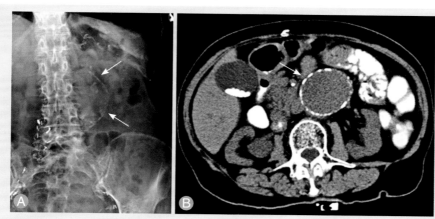

患者仰卧位腹部 X 线片（图 A）和相应的平扫轴位 CT 图像（图 B）显示边缘钙化的腹主动脉瘤（箭头）。

图 4-2-3　主动脉钙化

　　腹部 X 线片发现增大的疑似腹主动脉瘤钙化时，需要行超声或 CT 检查，以进一步评估。

子宫肌瘤

良性或恶性肿瘤都可见钙化，但其钙化模式不同。盆腔内"爆米花样"钙化是女性盆腔中最常见的良性肿瘤，是子宫肌瘤营养不良性钙化的特征（图4-2-4）。

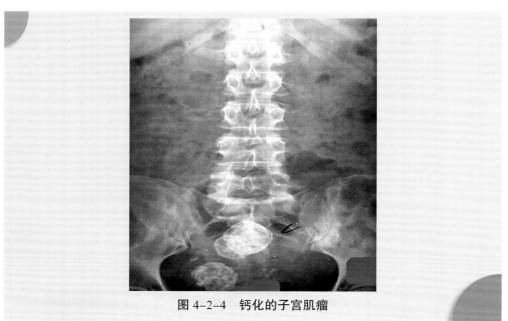

图 4-2-4　钙化的子宫肌瘤

阑尾粪石

阑尾粪石表现为阑尾内圆形或椭圆形的钙化（图4-2-5），最常见于右下腹阑尾所在的位置。图4-2-5A为一例右下腹疼痛患者的X线检查，显示该患者右下腹有一枚钙化灶。当X线片中发现疑似阑尾粪石，同时临床表现为急性右下腹疼痛时，阑尾炎应重点考虑。阑尾粪石的出现与阑尾炎相关并发症，如穿孔、脓肿形成相关，成年人推荐通过CT确诊，儿童则可通过MRI或超声确诊。

尿路结石

大约90%的肾结石不透X射线，可在X线胸片上显影。尿路结石有多种形状，可位于集合系统内的任何部位，其外形常表现为肾盂轮廓铸型或与输尿管走行一致（图4-2-6）。

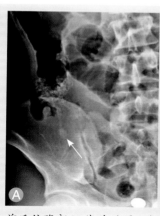
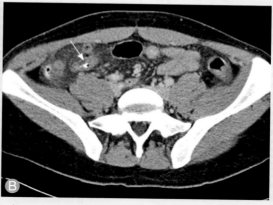

前后位腹部 X 线片（图 A）和相当的平扫轴位 CT 图像上（图 B）的阑尾粪石（箭头）。

图 4-2-5　阑尾粪石

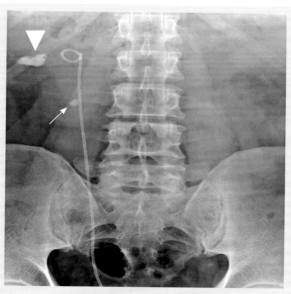

右肾见巨大椭圆形结石（三角箭头），第三腰椎椎体水平右输尿管近端见圆形结石（箭头），右侧输尿管支架可确定右侧输尿管的走行。

图 4-2-6　尿路结石

CT 通常是尿路结石定位和量化首选的检查方法，含钙结石如草酸钙和磷酸钙结石不透 X 射线，当结石足够大或致密时，通常在 X 线片上可显示。尿酸、茚地那韦、纯基质结石可透 X 射线，通常在 X 线片或 CT 上不显影。

S（安全性）：既往有尿路结石的患者需要 CT 随访对比评估时，应使用低剂量方案来降低辐射剂量。

A（适当性）：若已确定的结石在 X 线片或 CT 图像上可显示时，对于症状复发的患者可通过腹部 X 线片检查。

F（读片）：大多数情况下，可根据结石的形状和位置区分静脉石和远端输尿管结石。静脉石中央有脐状透亮区，常位于坐骨棘水平或以下。

E（快速执行）：治疗团队比较关注患者结石的大小和位置，如直径＞5 mm 的结石很难自行排出，影像学报告中应尽可能准确测量和报告梗阻结石的大小。

第三节 腹部器械和导管

手术夹

不同的腹-盆腔手术应使用不同类型的手术夹。影像学上最常见的是胆囊切除手术夹，如图4-3-1所示，通过其形态及位于右上腹的特点很容易识别。肠道手术中往往会使用金属吻合器，它会留下如图4-3-1所示的小吻合钉链。虽然有些吻合手术口是手工缝合的，在X线检查中不易被发现，但是在透视和CT检查中这些缝钉有助于梗阻点或渗出点的查找。输卵管结扎术是一种阻断输卵管的避孕方法，可通过盆腔两侧的手术夹来达到避孕的目的。

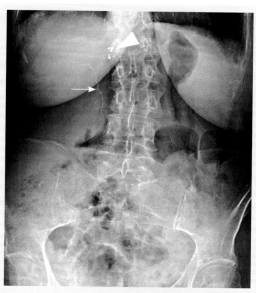

腹部X线片显示胆囊切除术后金属夹（三角箭头）和肠切除缝合线（箭头）。

图4-3-1 腹部典型手术夹X线片

胃肠道置管

熟悉胃肠管的形态和位置是十分必要的，鼻胃管、口胃管和肠饲管均通过食管进入腹部，通常情况下，鼻胃管或口胃管的头端位于胃内，因为大多数导管都有从头端向后延伸几厘米的侧孔，为了有效地减压胃，侧孔的位置应位于横膈下方，而不是食管内。与鼻胃管不同的是，肠饲管的两侧及头端留有高密度，以便在 X 线片上显示。在某些临床情况下，最好使鼻腔肠管的头端超过 Treitz 韧带。肠饲管头端超过 Vater 壶腹有助于防止刺激胆汁和胰腺分泌。因此，肠饲管应如图 4-3-2 所示勾勒出十二指肠的走行。胃造瘘管是另一种常见的胃肠道置管，通常需要一个球囊或接头来维持其在胃腔内的位置。

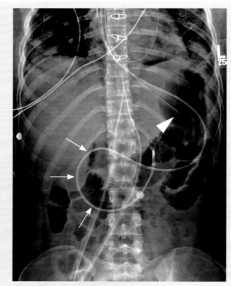

腹部和骨盆 X 线片显示一根尖端更致密的鼻胃管沿着十二指肠 "C"
环走形（箭头），鼻胃管的尖端靠近胃底的气泡（三角箭头），在下
胸部可见其他导线、导管和胸骨切开内固定夹。

图 4-3-2　上腹部置管

泌尿生殖系统导管和器械

腹部 X 线片有助于尿路支架和导尿管的定位，如图 4-3-3 所示，输尿管支架（双 J 管）沿着输尿管走行，连接肾窝及膀胱，在其两端各呈环状，以帮助固定。

142

在放输尿管支架之前，患者可能需要放置肾造瘘管为急性梗阻的肾脏减压，并为即将放置的支架提供通路。肾外造瘘管末端呈环状位于肾盂内，然后向外延伸并与引流袋相连（图 4-3-3）。

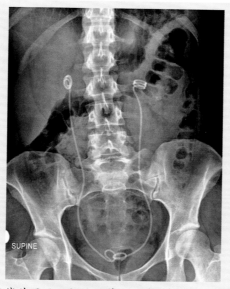

患者仰卧位腹部 X 线片显示双侧输尿管双 J 管留置，末端位于肾盂和膀胱内。

图 4-3-3　输尿管支架

除输卵管结扎夹外，还有其他装置可用于避孕（图 4-3-4）。宫内节育器通常位于子宫腔内，呈特征性的 T 形，短臂朝向子宫角。Essure® 装置包括 2 个独立的可伸缩的植入物，放置在输卵管腔内以防止怀孕（图 4-3-5）。阅片时必须确认这些器械的结构完整性及是否位于适当的位置。

血管内器械

常见血管疾病的治疗过程中通常需要使用相应的器械。腹主动脉瘤可采用血管内覆膜支架治疗，如图 4-3-6 所示，该图像还可以看到下腔静脉滤器，通过 X 线片可以评估其完整性和定位。动脉栓塞术有时需要在血管内放置金属弹簧圈来阻断血流，在 X 线片上很容易观察到这些弹簧圈。虽然股动脉和静脉置管频率远低于锁骨下或颈静脉置管，但在常规腹部 X 线检查中可能会遇到这些导管，如在新生儿人群中，血管内导管更常见于腹部成像中。

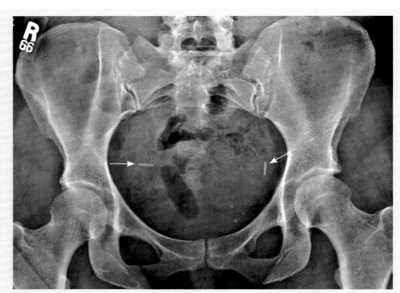

骨盆正位片显示双侧输卵管可见用于结扎的金属夹（箭头）。

图 4-3-4　输卵管结扎夹

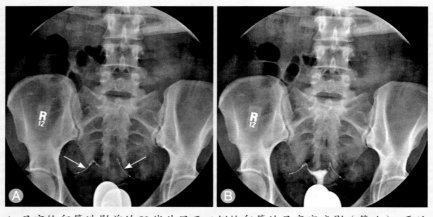

A. 子宫输卵管造影前的 X 线片显示双侧输卵管均见高密度影（箭头），需注意图像下缘的窥阴器；B. 经子宫颈口注入对比剂子宫腔显影，未见对比剂流入盆腔，证实了输卵管闭塞，注意左侧宫角有小气泡存在。

图 4-3-5　Essure® 避孕器

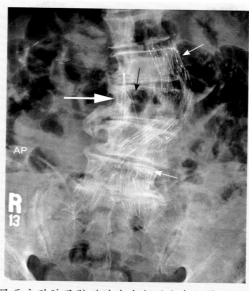

前后位X线片显示主动脉及髂动脉内支架（白色细箭头）和下腔静脉滤器（白色粗箭头）。请注意，滤器的内侧腿向中线移位不当（黑色箭头）。

图4-3-6 血管支架

其他器械

在放射学检查中，还会遇到许多其他腹腔内装置。脑室-腹腔引流管通过将脑脊液从脑室引流到腹膜腔来缓解颅内压。这个分流系列包括颅骨正侧位X线片、胸部X线片和腹部X线片，以便仔细检查置管的整个流程。腹部的导管随着时间的推移，尖端的位置也会随机移位。手术引流管可位于腹部的任何部位或腹部周围，通常有多个朝向头端的侧孔。多用途引流管可以在不同的位置上看到，在末端有一个环状结构和几个侧孔，在离头端几厘米处有一个不透射线环，这标志着最后一个侧孔。在X线透视下通过注射水溶性造影剂可以评估导管的位置和通畅性。其他可能遇到的器械包括胰胆管支架、囊肿-胃造瘘管或支架和食管支架。支架可表现为不透射线曲线状结构或网状金属装置。

S（安全性）：X线摄影术和透视检查可以快速、安全地帮助放置和监测腹部器械、导线和导管，同时使患者仅接受低剂量的电离辐射。

A（适当性）：X线摄影应用于腹部器械和导管的评估，以确保其处于适当的位置，是一种相对便宜、便捷和低风险的方法。

F（读片）：了解器械的解剖结构和影像学外观对于在腹部安全放置装置和导管至关重要。例如，可通过便携式腹部 X 线片确认幽门后鼻空肠营养管的位置。

E（快速执行）：对影像学医师而言，识别位置不当的腹部导管和器械十分重要，可以避免患者延误治疗和出现不良后果，一旦发现定位不正确的器械，应及时告知治疗团队。

参考文献

[1] HUNTER T B，TALJANOVIC M S. Medicaldevices of the abdomen and pelvis. Radiographics. 2005，25（2）：503-523.

第四节 腹部异常积气

气腹

当空腔脏器穿孔时,空气和肠内容物会进入到腹腔中,其中最常见的部位是腹膜腔。"游离气体"也称为气腹,会积聚在腹膜腔的最高点。气腹有多种病因,从良性因素到危及生命的紧急情况。气腹首选的检查通常是腹部 X 线片,如果发现游离气体,则要进行 CT 检查以确认并进一步判断游离气体的范围和来源。

患者处于站立位时,游离气体积聚在横膈下方(图 4-4-1)。当怀疑患者有少量游离气体时,除腹部 X 线片外,站立位胸片也可用于检测气腹。当患者不能移动和(或)肠腔外存在少许或包裹性气体积聚时,建议进行 CT 检查。

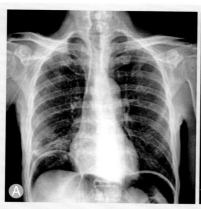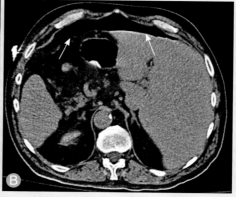

A. 后前位胸片上横膈下可见腹腔内游离气体;B. 空腔脏器破裂后腹膜腔内游离气体(箭头)。

图 4-4-1 气腹

发生气腹时，右侧横膈可显示，表现为细白线状，这是因为游离气体在横膈下方异常聚集，与肺内空气共同勾勒出横膈的轮廓。正常情况下横膈不可见，因为它与邻近的肝脏融合形成一个界面，难以观察（记住掩盖征）。从界面到细线的变化通常是判断腹部是否存在异常气体聚集的有效依据。

同样，肠壁出现从界面到线的变化也可能是一个有效的征象，正常情况下，肠腔内的空气仅勾勒出内壁，而肠外壁与周围的软组织结构构成一个无法显示的界面。当腹膜腔内有游离气体时，肠外壁表现为一条白线，称为 Rigler 征（双壁征）。偶尔可见腹腔内游离气体勾勒出镰状韧带，称为镰状韧带征。切记：患者的体位很重要！患者处于仰卧位时，气体积聚在腹部中心，因为仰卧时这里是最高点，而不是膈下区域。因此，仰卧位与站立位气腹患者的影像学表现是不同的。

肠气肿

空气也可位于肠壁内（图 4-4-2），如本例所示空气位于盲肠和升结肠壁内，这种情况被称为肠气肿，可见于各种原因，从良性、特发性原因甚至到危及生命的紧急情况，如肠缺血。婴幼儿肠壁气肿可能提示感染性坏死性小肠结肠炎伴发肠壁缺血。

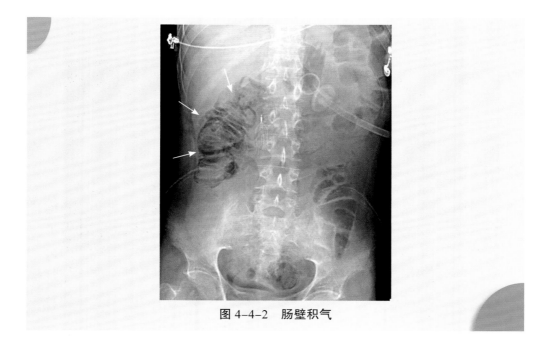

图 4-4-2 肠壁积气

门静脉积气

门静脉积气由肠坏死引起，大多数情况下预示着患者即将死亡。由于肠坏死，气体被吸收到由肠系膜上静脉、肠系膜下静脉和胃左静脉组成的门静脉系统中，气体从这些静脉属支通过门静脉主干、左右支进入肝脏，此时典型的表现是肝脏周边部位可见气体，这是因为门静脉血流是向肝性的（图 4-4-3）。门静脉积气需与胆道系统积气相鉴别。由于胆汁以离肝方向流出肝脏，胆道积气多位于肝脏中央（图 4-4-4），胆道积气的病因通常为良性，与既往手术如乳头切开术、Whipple 手术有关。当气体位于肝脏外周时，检查医师必须高度怀疑门静脉积气，并立即与临床医师沟通。

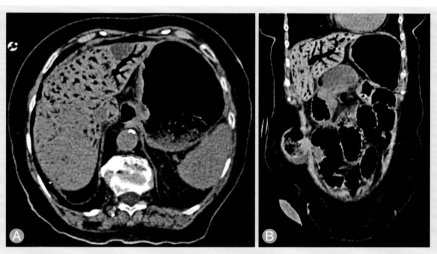

轴位（图 A）和冠状位（图 B）平扫 CT 显示门静脉积气比胆道积气更靠近外周。

图 4-4-3　门静脉积气

S（安全性）：对于能够直立坐着的患者，仰卧位平片、直立位平片可以快速识别游离空气，无须让患者离开病房。当患者病情危重、不能活动或有多个充气肠袢，并怀疑有游离气体时，CT 应作为首选检查，同时 CT 可提供更多与病因相关的信息。

A（适当性）：当患者不能站立时，拍摄左侧卧位 X 线片有助于气腹的诊断，此时游离气体将会勾勒出肝脏轮廓。

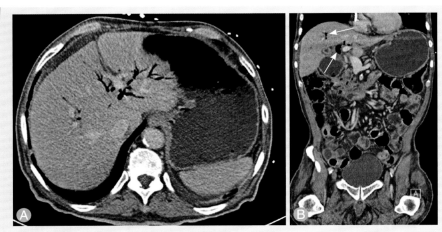

轴位（图A）和冠状位（图B）增强CT显示胆道积气位于肝脏的中心部位（箭头）。

图4-4-4　胆道积气

F（读片）：利用软组织界面和患者体位，即使是少量积气也能在X线片上发现。了解诊断所需信息，如近期手术及患者的临床症状将有助于选择最合适的成像方式。

E（快速执行）：当影像学检查发现气腹时，需要立即与患者的治疗团队进行沟通，以便进一步治疗，并建议外科会诊。

第五节　肠梗阻

> **目的** ▶▶▶
>
> 1. 描述大、小肠梗阻的影像学表现。
> 2. 列出区分小肠机械性肠梗阻与麻痹性肠梗阻的标准。
> 3. 定义术语气液平面。
> 4. 了解常规 X 线摄影和 CT 评估肠梗阻的优缺点。

正常情况下，气体通常存在于胃和结肠中，在十二指肠和空肠上部也可发现少量气体积聚。在身体不活动、使用麻醉剂和习惯性吞咽大量空气的患者中，小肠大部分区域可能存在散在积聚的气体。空气可以表现为单个圆形或卵圆形积聚的透亮区。如因气体充盈可以识别出正常肠道的单个肠袢时，其长度也很少超过 5 cm，但正常情况下这类气体充盈肠袢并不常见。传统 X 线检查是评价肠梗阻的一种有用和高效的手段，其简便易行，几乎不需要患者准备，成本相对较低，电离辐射较小。腹部 X 线检查也可以作为对患者进行分类的手段，以进行其他成像（如横截面成像）。

小肠梗阻

当单个小肠节段的横径扩大超过 3 cm 时，应考虑其异常扩张积气的可能性。小肠梗阻的影像学表现会随着时间的推移而进展，因为在梗阻过程中梗阻近端积聚的液体和气体量会增加。

在患者的仰卧位 X 线片上很容易看到气体，但是只有在直立位或卧位时才能确认是否有液体存在。在立位片上，气体上升到液体上方，气体和液体之间的界面形成一个笔直的水平边界，称为气液平面。图 4-5-1 显示了小肠内的气液平面。一般认为小肠内出现气液平面是异常征象（请注意，在胃中通常能观察到气液平面，因为几乎总是存在吞咽的空气）。当患者呈直立位时，空气可能暂时滞留，所以在十二指肠的球部可能会见到正常的气液平面。在肠梗阻早期，只有 1 ~ 2

个这样的充气扩张的肠袢可见。随着时间的推移，可能会看到更多扩张的肠袢。因此,可能需要连续检查来诊断小肠梗阻。扩张的肠袢倾向于横卧在不同的水平面,形成所谓的阶梯状气液平面。充气扩张的小肠肠袢更倾向占据腹部的中心部分而不是外周（通常是结肠位置）。此外，小肠黏膜皱襞又称环状皱襞,比结肠皱襞更密集。与结肠皱襞为结肠带中断不同,小肠皱襞完整,横穿整个肠袢（图4-5-2）。在肠梗阻时,小肠皱襞排列类似一叠摞起来的硬币,这个征象被称为"一叠硬币征"。

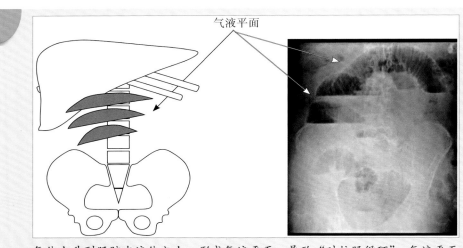

气体上升到肠腔内液体之上，形成气液平面，导致"对抗肠循环"。气液平面在胃中正常可见，但在小肠中正常不可见。

图 4-5-1　气液平面

当2个充满气体的肠袢彼此相邻时，它们之间的软组织密度代表肠壁的2倍厚度。因此，可获得关于壁厚的信息。在单纯性梗阻中，双层肠壁的宽度很少超过几毫米，因为肠壁因扩张而明显变薄。肠壁的炎性改变或者肠袢间的腹腔积液会导致软组织阴影增厚。肠壁异常增厚往往提示更复杂的病程，如潜在的炎症、水肿或腹腔积液。如果小肠完全梗阻，结肠内将几乎没有气体，这是区分机械性肠梗阻和麻痹性肠梗阻的重要依据。值得注意的是，当梗阻近段小肠袢完全充满液体时，也可表现为这些肠管内无明显气体。

如果梗阻位于小肠近端，或患者通过呕吐减压，或有胃管或胆管提供减压时，则通常积聚在梗阻近段肠管内的气体和液体可能不存在，导致肠梗阻典型的表现无法在X线片中显示。

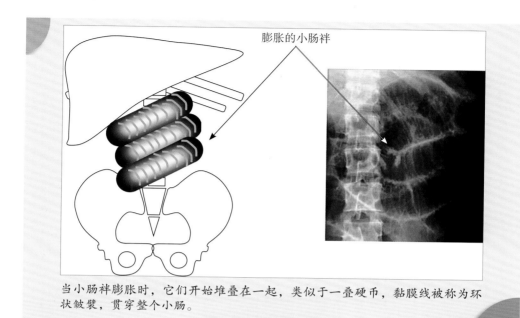

膨胀的小肠袢

当小肠袢膨胀时，它们开始堆叠在一起，类似于一叠硬币，黏膜线被称为环状皱襞，贯穿整个小肠。

图 4-5-2　膨胀的小肠袢

大肠梗阻

结肠中通常有气体，因此，只有当结肠从盲肠扩张到梗阻点水平时，才能诊断为结肠梗阻（大肠梗阻）。通常，异常膨胀的结肠在梗阻点水平突然终止，远端的结肠无气体。这与之前讨论的小肠相似，原理相同，即在梗阻的近端发现肠扩张。随着时间的推移，在梗阻远端气体进一步减少。当左半结肠直径＞7 cm或盲肠直径＞9 cm时，大肠被认为是病理性扩张。图 4-5-3 为完全性结肠梗阻患者的腹部平片。大肠梗阻最可能的部位是直肠乙状结肠区域，因为这是结肠癌最常见的部位。在结肠梗阻中，盲肠扩张最大，即使梗阻在远端结肠，也最容易发生穿孔。当回盲瓣功能不全，结肠可减压进入回肠时，穿孔的可能性较低。当盲肠扩张到 10 cm 或更多时，穿孔的可能性更大。液平面在诊断结肠梗阻中的意义小于在小肠中的意义。

引起大肠梗阻的另一个原因是肠扭转。肠扭转通常发生在乙状结肠或盲肠，是指肠管围绕肠系膜发生扭曲，导致闭袢性梗阻和近端肠管扩张。乙状结肠扭转最常见于老年患者，X线特征性表现为横结肠上方充满气体的大肠袢，称为"指北征"（扩张乙状结肠指向横结肠），如图 4-5-3 所示。盲肠扭转好发于年轻人，常表现为位于左上腹的充满气体的大肠肠袢。

153

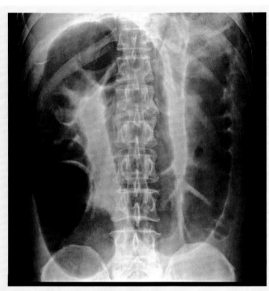

注意从盲肠到近端乙状结肠扩张、充满空气的结肠，测量盲肠横径约 10 cm。

图 4-5-3　完全性结肠梗阻

梗阻评价

CT 通常被认为是进一步评价和描述梗阻的首选方法，而代价是患者承受额外的电离辐射。移行区、是否存在气腹或游离积液、梗阻程度和病因均可通过 CT 确定。此外，CT 容易获得、需要患者准备少、可快速进行，从而可以对急诊患者进行快速分诊。

鉴于 CT 的诊断率和实用性，对比剂造影在梗阻评价中已不太常用。但是，这种方式仍然具有诊断价值，因其可以同时用于梗阻过程的定位和定量。如果梗阻的位置未知，应首先对结肠进行研究，通常采用逆行（灌肠）检查。在疑似梗阻或穿孔的情况下，仅能使用水溶性造影剂，因为钡剂造影剂可能导致肠腔内钡剂结块或腹膜造影剂渗漏继发腹膜炎。

在评价小肠梗阻时，同样的原则也适用。但是，稀释的水溶性造影剂通常口服或通过现有的胃管给药。然后在随后的时间段内拍摄多个连续 X 线片，直至对比剂进入结肠。

麻痹性肠梗阻

有许多情况可能会降低肠动力。当这种情况发生时，气体会在肠道内聚集，在临床和影像上大肠和小肠都有膨胀（图4-5-4）。请注意，发生麻痹性肠梗阻时，胃、大肠和小肠同比例受累，提示存在弥漫性病变而非局灶性病变。这些发现可能有助于区分麻痹性肠梗阻和机械性肠梗阻，虽然在一些患者中这种区分十分困难。

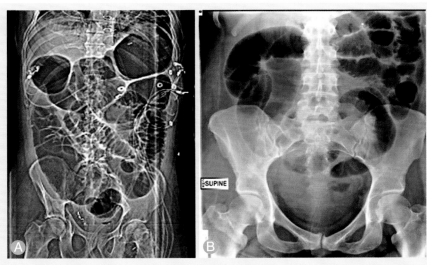

两例不同的肠梗阻患者的仰卧位定位CT图像（图A）和X线片（图B）。观察到整个腹部和骨盆上部有多个扩张、充满气体的小肠和大肠袢，直径可达5.5 cm，可见同样扩张的大肠袢向下延伸至直肠。

图4-5-4　肠梗阻

在某些情况下，麻痹性肠梗阻可表现为局灶性改变而无弥漫性肠道扩张。这类局灶性肠梗阻常由局部炎症损害一部分肠蠕动引起。在X线片上表现为单个扩张的肠袢，其表现与机械性肠梗阻相似。CT可用于区分这两类肠梗阻，并发现肠梗阻的病因（如阑尾炎、憩室炎、胆囊炎等）。局限性麻痹性肠梗阻肠袢，称为前哨肠袢，其表现可能与早期小肠梗阻相同。连续的临床检查和后续的X线检查可能有助于进一步鉴别诊断。

155

第四章

黏膜水肿

最后，无论有无梗阻，肠壁均可水肿，称为"拇指印征"。肠壁水肿的原因可以是感染（如艰难梭菌 Clostridium diffcile）、壁内出血或局部缺血等。

图 4-5-5 显示横结肠黏膜局限性突出伴结肠袋增厚，这通常表明肠壁水肿。如果这些表现为急性出现，常需要使用 CT 行进一步的评估。慢性结肠炎也可能会出现类似的表现。这也进一步说明，临床病史在影像学征象解读中必不可少。

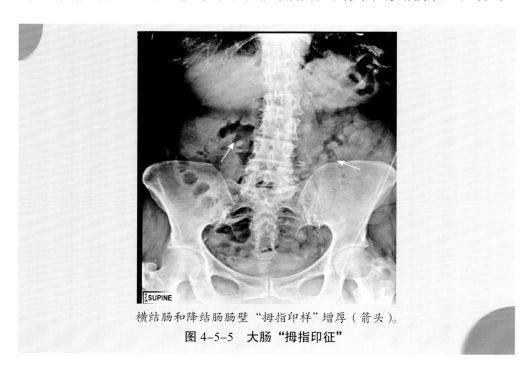

横结肠和降结肠肠壁"拇指印样"增厚（箭头）。

图 4-5-5　大肠"拇指印征"

S（安全性）：急性肠道异常的快速评估和分诊可以通过常规 X 线、荧光透视和 CT 完成，所有这些方法都容易获得、可快速进行且相对无创。但从 X 线到荧光透视再到 CT，患者接受的辐射量都在增加。

A（适当性）：对于急性肠道异常，特别是疑似肠梗阻的患者，X 线和 CT 可作为早期和随访评估的依据。

F（读片）：了解肠梗阻、麻痹性肠梗阻、气腹和其他急性肠梗阻的解剖学和影像学表现，对于准确解释 X 线和 CT 检查是必要的。例如，利用 CT 检查识别梗阻点对随后的手术治疗有重要的临床价值。

　　E（快速执行）：认识急性肠道异常至关重要，这样可以在不增加发病率或死亡率的情况下进行适当的分诊和处理。一旦发现急腹症，包括气腹和梗阻时，应尽快口头报告。

第六节　腹部肿块

目的

学会认识腹部的重要肿块，包括脓肿、腹主动脉瘤、肾细胞癌、胰腺肿瘤和肝细胞癌。

脓肿

脓肿是被人体免疫系统抑制的受感染液体和炎症碎片的集合，腹部或盆腔的许多感染性或炎症性疾病，如阑尾炎、憩室炎和克罗恩病，都可能导致脓肿。外伤导致的穿刺性创口和异物也可导致脓肿。腹腔脓肿的常见部位是膈下和肝下间隙。脓肿也可能发生在器官中，如肝脏（肝脓肿）或肾脏（肾脓肿）。脓肿发生时，必须及时使用抗生素治疗，并经皮或经手术引流，以防止全身感染或败血症。

在临床上，脓肿患者表现为发热，实验室检查中的白细胞计数升高。在影像学上，表现为壁厚伴强化的局限性胸腔积液（图 4-6-1）。体内的游离液体倾向于呈层状分布，而脓肿中的液体呈包裹性。脓肿的典型特征包括液–液平面、分隔和最有特征性的气体。

在类似的临床场景中，有时会听到"蜂窝织炎"这一术语。蜂窝织炎是黏稠的炎症碎片的集合，导致脓肿形成的相似疾病过程也可引起蜂窝织炎。在 CT 上，脓肿显示为液体密度（< 20 HU），而蜂窝织炎通常显示为更高的软组织密度（20 ~ 40 HU）。蜂窝织炎需要抗生素治疗。由于很少或没有液体成分，蜂窝织炎不能通过引流进行治疗，并且通常不需要手术。蜂窝织炎和脓肿可以被认为是炎症谱的不同时间节点的表现。

腹主动脉瘤

在 65 岁以上的人群中，近 10% 患有腹主动脉瘤（abdominal aortic aneurysm），吸烟是众所周知的危险因素之一。有关指南推荐 65 ~ 75 岁有吸烟史的男性行超声筛查。一旦腹主动脉测量值 > 3 cm，即认为是动脉瘤。90% 的腹主动脉瘤为肾下型，即瘤体位于肾动脉下方。瘤体位置对于手术或血管内介入治疗计划非常重要，因为肾动脉上方动脉瘤的修复更为复杂。

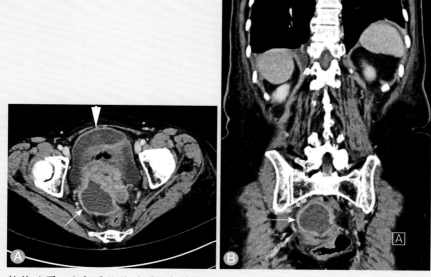

轴位（图 A）和冠状位（图 B）增强 CT 显示脓肿表现为边缘强化的充满液体的集合（箭头）。注意前方膀胱的正常外观（箭头）。

图 4-6-1 脓肿

当动脉瘤发生夹层，放射科医师可能会看到内膜瓣及形成的假腔，累及分支血管起源（如腹腔动脉）的夹层可能导致这些分支供血的器官缺血。需要警惕的影像学表现包括高密度"新月征"，这是即将发生主动脉破裂的征象，代表急性出血进入动脉瘤壁，即壁内血肿（图 4-6-2）。主动脉破裂的征象包括周围腹膜后组织出血或对比剂外渗所显示的活动性出血。

肾细胞癌

肾细胞癌（renal cell cancer）是最常见的肾脏实性肿瘤。吸烟是已知的危险因素，其他较不常见的危险因素包括 Von Hippel-Lindau 综合征和慢性血液透析引起的继发性肾囊性疾病。与肾细胞癌相关的不常见，但典型的临床三联征包括可触及的腰部肿块、腰部疼痛和血尿，其他症状包括发热和体重减轻。

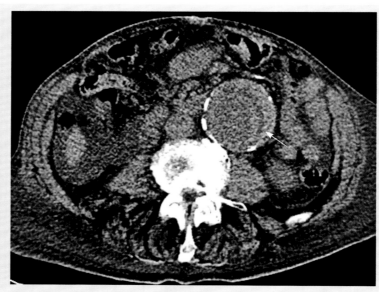

边缘钙化的腹主动脉瘤，高密度"新月征"（箭头），这是主动脉壁破裂和出血的前兆。

图 4-6-2 腹主动脉瘤

在影像学上，肾细胞癌外观不均质，静脉注射对比剂后病灶迅速强化（图 4-6-3A，图 4-6-3B）。当患者初诊为肾癌时，检查者都必须仔细观察同侧肾静脉和下腔静脉，以判断是否有癌栓侵犯，这是肾癌较常见的情况（图 4-6-3C），还应检查肾门、腔静脉和主动脉周围的淋巴结是否存在肿瘤累及的证据。肾细胞癌转移的常见部位包括肺、骨、肝、脑和肾上腺。肾细胞癌对化疗和放疗的反应性差。如果早期发现肾细胞癌，通常可以通过手术切除治愈。某些患者适合采用微创技术，如部分肾切除术或消融术。

肝细胞癌

肝细胞癌（hepatocellular carcinoma）是慢性肝病患者中最常见的原发性肝脏恶性肿瘤，没有慢性肝病的患者很少见。慢性肝病的常见病因包括酗酒、乙型肝炎、丙型肝炎和越来越多的肝脏脂肪变性及随后发生的脂肪肝。除非有其他证据证明，肝硬化患者的任何实性肿块均为肝细胞癌。其病理发展过程是从再生结节开始，演变到不典型增生结节，再到肝细胞癌的连续性过程。

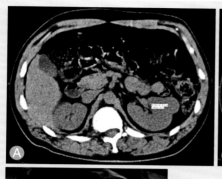
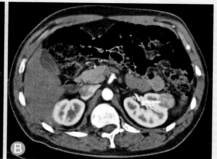
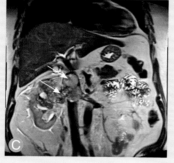

A. 轴位 CT 平扫显示左肾等密度实性肿块，CT 值为 30 HU；B. 同一肿块的对比增强 CT 显示快速动脉增强，CT 值为 115 HU，反映了病灶强化；C. 另一例患者冠状面 MRI 显示右肾静脉广泛的癌栓，从右肾上极延伸到下腔静脉。

图 4-6-3　左肾肿块

患者常有门静脉高压的临床特征，如腹腔积液、脾大、静脉曲张出血，有时出现脑病。在特定的临床人群中，实验室检查血清甲胎蛋白可用于监测肝细胞癌的发生或复发。在影像学上，肝细胞癌可能表现为多发肿块，但有时可表现为不明显浸润生长。快速增强和快速减弱或廓清（快进快出）的典型影像特征有助于对其进行诊断（图 4-6-4）。与肾细胞癌一样，癌栓侵犯血管比较常见，必须在治疗前进行影像评估（如肝静脉和门静脉是否存在癌栓）。肾细胞癌最佳的治疗方法是肝移植，临时治疗包括肝部分切除术、各种经皮消融术、化疗栓塞和全身化疗。

胰腺肿瘤

胰腺癌（pancreatic adenocarcinoma）是一种恶性肿瘤，即使接受积极的手术和药物治疗，5 年生存率仍较低。其预后不良是由于肿瘤患者直到病程晚期才表现出症状，确诊时肿瘤往往已无法切除。当出现临床症状时，常包括腹痛、体重减轻和黄疸。

胰腺肿瘤很难在标准的影像学检查中被发现，因为没有专门用于评估胰腺的影像学检查方案。胰腺癌通常表现为低强化的、位于主胰管突然截断位置的肿块，且常伴上游胰腺萎缩，60%的胰腺癌位于胰头部。辅助诊断胰头癌的最佳影像学表现是双管征（图4-6-5），这是指胰头部的肿瘤压迫引起的胆总管和主胰管的扩张。如果报告中未提及肿瘤是否可以切除，则其对于胰腺癌的评估是不完整的。不可切除肿瘤的影像学征象包括血管受累（如腹腔动脉、肝动脉和肠系膜上动脉）和超出胰腺侵犯至其他器官。

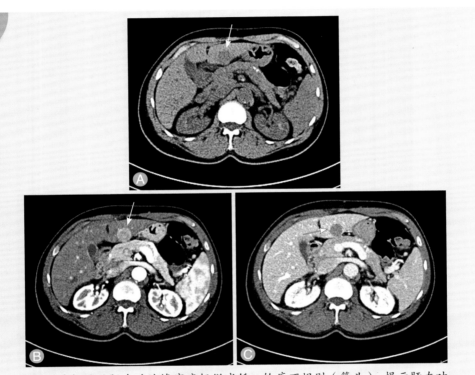

A.CT平扫显示肝左叶边缘密度轻微减低，轮廓不规则（箭头），提示肝左叶边缘有肿块；B.CT增强扫描动脉期显示图A中所见的肿块明显强化（箭头）；C.CT增强扫描静脉期显示肝左叶肿块呈低密度（箭头），符合对比剂快速廓清的表现，这是肝细胞癌的特征。

图4-6-4　肝细胞癌的多期CT表现

S（安全性）：仔细回顾临床危险因素，包括吸烟、既往大量饮酒史等，有助于为有各种腹腔内病变风险的患者进行成像策略指导。在经过仔细筛选的患者中，漏诊的风险超过辐射暴露的风险。值得注意的是，临床信息至关重要。

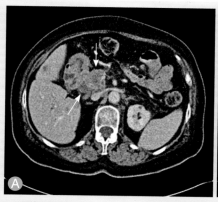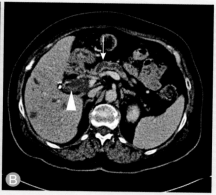

A.胰腺轴位增强 CT 显示胰头部不均匀低强化肿块（箭头）；B.轴位图像优于图 A，显示出扩张的胰管（箭头）和胆总管（三角箭头），称为"双管征"。

图 4-6-5　胰头肿块

A（适当性）：美国预防服务工作组（United States Preventive Services Task Force，USPSTF）目前建议对 65 ~ 75 岁有吸烟史的男性进行一次腹主动脉瘤的筛查。

F（读片）：虽然 X 线片可能是检测扩张主动脉钙化的首选成像模式，但由于无法评估真实的动脉瘤体的大小，X 线片不能用作独立研究。CTA 和 MRA 是诊断评估的最佳检查方式。

E（快速执行）：预示腹主动脉瘤即将破裂的影像征象为：腹主动脉瘤最大直径＞5.5 cm、每年增大超过 1 cm、主动脉周围索条影和壁内血肿。如果在影像学上发现主动脉瘤即将破裂的阳性结果，需要与患者的护理团队进行沟通，以加快血管外科手术或心血管和介入放射学会诊的速度。

第七节 上消化道和小肠的 X 线评价

目的

1. 在"吞钡"和"上消化道"上识别正常解剖结构。
2. 能够根据影像学表现鉴别黏膜与黏膜外病变。
3. 描述食管恶性病变的影像学特征。
4. 了解食管憩室的常见位置及其影像学表现。
5. 了解各种小肠检查方法的主要优缺点。

透视

X 线透视通过实时成像观察胃肠道，以评估其蠕动和对比剂流速，还可以对关键解剖区域或局灶异常进行曝光和有限的视频截取。在检查结束时，可获取覆盖胃肠道大部分区域的静态图像，以便对整个胃肠道的对比剂分布位置进行观察。

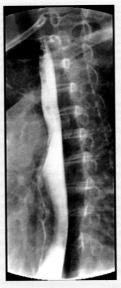

使用钡剂进行的上消化道造影显示正常的食管外观。

图 4-7-1 正常食管造影

正常食管运动

吞咽的对比剂由蠕动波推动，可以观察到食管呈光滑、节段性、进行性缩窄，吞咽时的正常蠕动波称为原发性蠕动波。如果患者在一次吞咽后迅速吞咽，可能会出现继发性蠕动波。图 4-7-1 显示了正常食管 X 线透视检查的图像。

食管运动异常

有时食管运动异常可能表现为第三收缩波，表现为食管内对比剂柱的多发细小紊乱的一过性压痕。这些通常与负责蠕动波传播的神经丛异常有关，常见于老年人，因为神经丛和运动功能随着年龄增长而退化，但也可见于伴有基础胃肠道动力障碍或神经系统疾病的患者。X 线透视检查应与其他任何可用的食管测压检查相结合。

当食管远端神经丛变性时，可发生食管下括约肌持续性痉挛，产生一种称为贲门失弛缓症的疾病（图 4-7-2）。这导致摄入的食物和分泌物积聚，使近端食管扩张，进而导致吸入性肺炎的风险增加。经口内镜下肌切开术（peroral

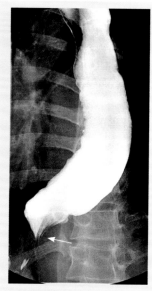

神经丛功能障碍导致食管下括约肌痉挛，导致食管明显扩张，在食管下括约肌水平呈典型的"鸟嘴样"（箭头）狭窄。

图 4-7-2　贲门失弛缓症

endoscopic myotomy，POEM）是一种在内镜下分离食管的环形肌肉，以治疗贲门失弛缓症的方法，现在越来越多经过此种方法治疗的患者接受了透视检查。

食管癌

食管癌形成固定狭窄区域，通常伴有黏膜溃疡和边缘突出，导致固定狭窄边缘的钡柱形成"肩样"改变。狭窄的边缘出现肩样改变往往提示病变为恶性，光滑的边缘往往提示良性病变（图 4-7-3）。

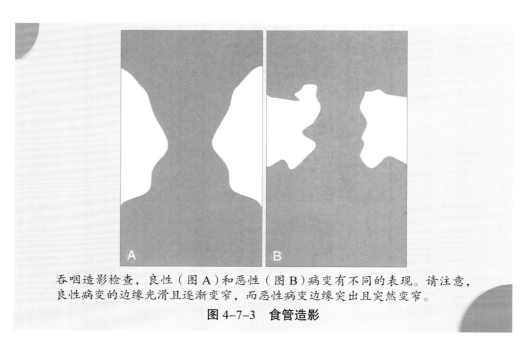

吞咽造影检查，良性（图 A）和恶性（图 B）病变有不同的表现。请注意，良性病变的边缘光滑且逐渐变窄，而恶性病变边缘突出且突然变窄。

图 4-7-3 食管造影

食管癌最常见于食管中下段（图 4-7-4）。由于在 X 线透视下很难明确区分良性食管狭窄（即由胃反流引起）和食管癌，通常需要通过内镜下活检进行评价。

食管憩室

食管憩室有 2 种形式：牵引性憩室和内压性憩室。牵引性憩室最常见于隆突区，它们是由发炎的隆突下淋巴结通过纤维粘连牵拉食管黏膜所致。当蠕动波在食管腔内施加正压时，就会产生内压性憩室。食管壁的任何薄弱都可能导致黏膜"气球样"凸出，食管壁薄弱的常见部位是食管上段后方括约肌未能完全覆

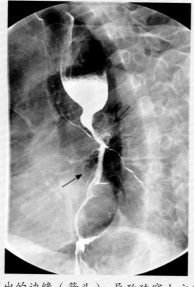

注意不规则和突出的边缘（箭头），导致狭窄上方和下方的对比剂柱形成"肩样"改变。

图 4-7-4　食管癌

盖食管壁的部位，该区域被称为 Killian 裂隙，在该区域形成的内压性憩室称为 Zenker 憩室，可表现为上颈部的肿块。内压性憩室的另一个好发部位为食管下括约肌上方。这些憩室称为膈上憩室，可伴有贲门失弛缓症。

双对比法和单对比法上消化道造影检查

标准上消化道检查采用双对比法或单对比法造影对食管、胃和十二指肠球部进行评价。双对比法上消化道造影检查采用钡和空气 2 种对比剂。在胃内，钡剂覆盖胃黏膜；空气使胃腔膨胀，从而清晰显示胃的黏膜皱襞（图 4-7-5）。在单对比法上消化道造影检查中，钡是唯一的对比剂。胃内几乎充满钡剂，黏膜细节显示不明显。单对比法上消化道造影检查的速度更快，辐射暴露更少，但是可获得的黏膜信息更有限。溃疡口被钡剂填充，可在胃壁上形成少量对比剂聚集区。由于炎症，胃皱襞可向溃疡纠集。溃疡可为恶性或良性，鉴别诊断常需内镜评估。腺癌是最常见的胃恶性肿瘤之一，可表现为不规则的孤立性充盈缺损或弥漫性浸润性病变，使胃体和胃窦硬化狭窄，称为"皮革胃"。

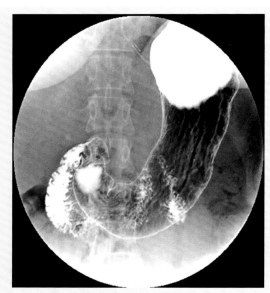

注意胃和十二指肠黏膜的细节。
图 4-7-5　胃双对比造影

在对胃进行评估之后，对十二指肠球部及围绕胰头部弯曲的十二指肠近端"C"环进行静态摄片。十二指肠球部和球后部是溃疡和憩室形成的常见部位，十二指肠在解剖学上止于十二指肠悬韧带，该韧带在头尾轴上应与十二指肠球部处于同一水平，且位于中线左侧。

小肠造影

在对比剂通过远端胃肠道时，可对小肠进行单对比造影检查，称为小肠造影（图 4-7-6）。除可作为小肠总体对比剂通过时间和运动力的粗略指标之外，还可以显示如黏膜肿块、狭窄和占位效应所致的小肠袢移位等大体异常。当在结肠盲肠内观察到对比剂通过回肠末端和回盲瓣时，小肠造影结束。

传统小肠造影

小肠的双重对比造影检查称为小肠造影，可用于进一步观察小肠解剖结构。通过在十二指肠悬韧带远端放置肠内置管，用球囊闭塞空肠肠腔，缓慢注射可溶性钡和甲基纤维素作为"固体柱"，达到双重造影效果。通过 X 线透视获得小肠

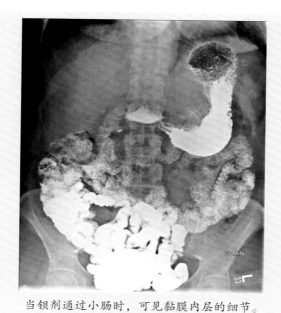

当钡剂通过小肠时，可见黏膜内层的细节。

图 4-7-6 小肠造影

的多张单次曝光图像。一旦对比剂到达盲肠，检查结束。

小肠恶性肿瘤可能是原发性或转移性的，通常表现为小肠局部缩窄或狭窄和（或）结节状充盈缺损。考虑到检查的动态性，本检查可用于检测继发于克罗恩病和术后粘连所致的轻度小肠梗阻（图 4-7-7）。虽然评价克罗恩病的首选诊断方式是 CT 或 MR 肠道造影，但活动性克罗恩病也可通过此类检查检出。

这项检查对于放射科医师来说较难操作，对于患者来说也较难耐受，因此仅用于特定的情况，如断面成像和内镜评价均无发现时。

CT 小肠造影

这种类型的检查用与传统小肠造影相似的方式对小肠进行评估，但是不采用钡和甲基纤维素作对比剂。患者在进行 CT 扫描之前，先摄入阳性（不透射线）对比剂（如钡或稀释的水溶性对比剂）或阴性（射线可透）对比剂（如水），通常在对比剂到达盲肠后开始进行扫描。CT 小肠造影对一些疾病如克罗恩病中的小狭窄和黏膜炎症的检测更敏感。

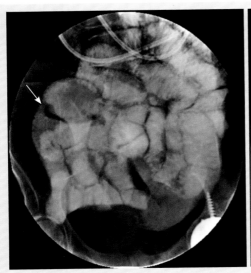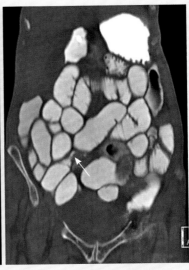

传统小肠钡灌肠造影显示回肠远端局灶性狭窄区域（箭头）。同一患者CT小肠造影的冠状面CT显示回肠远端局部狭窄位置区。与传统小肠钡灌肠造影观察到的狭窄位置相同（箭头）。CT小肠造影具有额外的优势，能够显示该患者小肠的多个不同狭窄区域（未显示）及评价肠壁厚度和腔外病变。

图 4-7-7 传统小肠钡灌肠造影与CT小肠造影的对比

术后影像学

由于横断面成像和内镜检查的作用越来越大，传统X线透视在胃肠道疾病日常评价中的应用越来越少。但是，在术后如胃旁路术、食管切除术和支架置入术后，患者的解剖结构、渗漏或瘘的低风险（与再次手术相比）评价方式，X线透视发挥了更大的作用。值得注意的是，钡剂禁用于疑似渗漏时，因其可刺激炎症反应，引发腹膜炎。因此，通常使用水溶性对比剂进行X线透视，以观察吻合口漏或狭窄。

S（安全性）：透视造影检查提供了容易获取的解剖和生理数据，但是，应注意尽量减少电离辐射对检查者和患者的风险，应咨询护理人员，尤其是当患者为儿童时。此外，钡剂不应用于疑似梗阻或穿孔的情况，应注意避免在可能误吸的情况下使用水溶性对比剂。

A（适当性）：相比于X线和CT在评价上消化道和小肠中发挥的作用，荧光透视检查实现了对胃肠道生理功能的实时评估、解剖勾画及对局部病灶（如渗漏）的定位。这种检查方法在术后特别有用，其中并发症和各种解剖结构经常是临床关注的问题。

　　F（读片）：在对消化道透视检查结果进行解读时，了解上消化道和小肠生理、术后解剖至关重要。例如，识别 Roux-en-Y 胃旁路术后患者是否存在胃瘘，或在干预后定位食管瘘状态都是关键。

　　E（快速执行）：上消化道和小肠的 X 线透视检查在择期手术和急诊患者中都适用，可实现相对快速地检测出潜在的急性但可纠正的异常。若发现可纠正的异常，需要立即与临床沟通。

第八节　结肠影像

1. 解释单对比和双对比钡灌肠的区别。
2. 列出在结肠恶性肿瘤中观察到的典型表现。
3. 描述结肠憩室和息肉的影像学表现。
4. 对CT结肠成像（仿真结肠镜）的原理有一个基本的认识。

　　与上消化道造影一样，荧光透视结肠造影检查可以采用单对比或双对比方式进行。在单对比造影检查中，结肠仅用不透光的对比剂填充，如钡剂或水溶性对比剂。该检查可显示结肠外源性移位、狭窄和较大的腔内充盈缺损（图4-8-1）。双对比造影检查通过在结肠内注入钡剂，然后通过放置在直肠内的导管注入气体（空气或二氧化碳），以显示肠道息肉、早期癌灶或炎症性疾病。如怀疑患者有梗阻或穿孔，可采用水溶性对比剂灌肠进行单对比造影检查（图4-8-2A）。

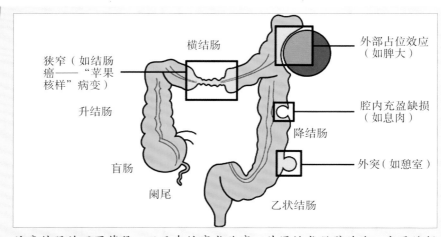

注意结肠的不同节段，以及在缩窄或狭窄、外源性或附壁肿块、充盈缺损（即腔内病变）和对比剂柱外突（即憩室）等情况下大肠的外观。

图4-8-1　结肠透视检查

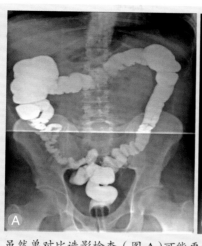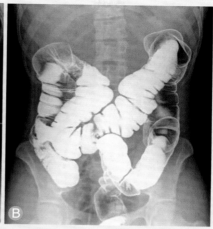

虽然单对比造影检查（图A）可能更容易操作，但在双对比造影检查（图B）中可以更好地观察黏膜细节。

图 4-8-2 单对比和双对比灌肠

结肠透视造影检查其中的一个重要部分是彻底的肠道准备，包括检查前 1 ~ 2 天清流质饮食并服用缓泻剂，以清除胃肠道粪便。这对于一些患者来说可能很困难，但是，如果没有充分的准备，检查的诊断率有限。图 4-8-2B 是正常双对比钡剂灌肠造影检查的单幅图像。在正常钡灌肠造影检查中，能够识别直肠壶腹部、乙状结肠、降结肠、横结肠、升结肠和盲肠。阑尾即使在正常情况下，其充盈情况也存在变化。需要注意，钡柱会与一些规律出现的黏膜皱襞重叠，这些皱襞称为结肠袋。这些结肠袋在直肠乙状结肠区域显示不太明显，但是正常结肠袋的缺失可能提示有病理改变。

结肠癌表现出与其他胃肠道恶性肿瘤相同的透视造影检查中的异常征象，包括正常蠕动消失、正常黏膜结构破坏、对比剂柱围绕狭窄段的边缘突出或形成"肩样"改变，如图 4-8-3 中典型的"苹果核样"病变。直肠乙状结肠区是结肠癌最常见的发病部位。

结肠憩室和息肉

憩室是薄弱结肠带肌肉之间的黏膜外突。随着年龄的增长，憩室更常见，虽然可以累及胃肠道的任何部位，但憩室更常累及结肠，如图 4-8-4 所示，其显示了乙状结肠的大量外突。

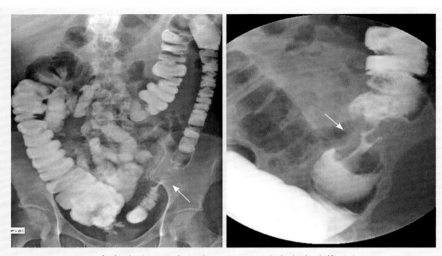

注意突然的肠腔内径变化和不规则的边缘（箭头）。

图 4-8-3　乙状结肠的"苹果核样"病变

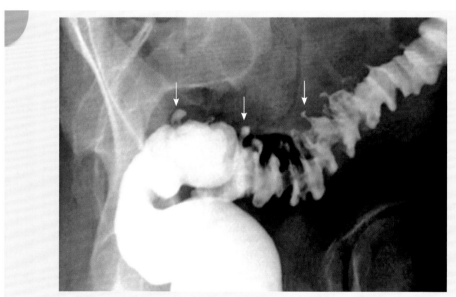

沿乙状结肠有多处外突（箭头），符合结肠憩室病。

图 4-8-4　乙状结肠憩室病

　　肠道息肉可以是良性的，也可以是癌前病变。腺瘤性息肉属于一种癌前病变，可随时间进展为腺癌。钡剂灌肠造影，尤其是双重对比钡灌肠造影，是检测这些息肉的一种相对低成本、低风险的检查方式。需要注意的是，在小息肉的检测中，双对比钡灌肠的灵敏度低于光学或虚拟结肠镜。结肠镜检查在很大程度上已经取代了钡灌肠造影检查，但结肠镜检查更昂贵、侵入性更强，需要患者中度镇静，这在一些患者中是禁用的。

CT 结肠成像（仿真结肠镜检查）

计算机断层扫描结肠成像（computed tomographic colonography，CTC）或仿真结肠镜检查已被多项多中心研究证明在检测直径＞5 mm 的息肉方面与光学结肠镜检查同样有效，这使得 CT 结肠成像在筛查和诊断检查中的应用增加。

对于这种类型的检查，患者需进行与光学结肠镜检查所需的相同的全面肠道准备。然后将患者置于 CT 扫描仪中，置入直肠管，通过专用注气泵用二氧化碳气体扩张结肠。通过 CT 扫描仪采集从腹部到骨盆的非常薄的断层图像，并重建出轴位、冠状位和矢状位图像。然后以俯卧位，有时以侧卧位重新对患者进行扫描（图 4-8-5 ~ 图 4-8-7）。

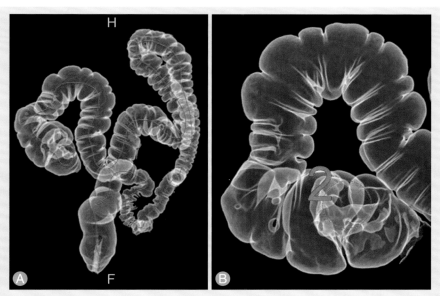

A. 通过 CT 扫描获得双对比图像，显示在仿真结肠镜检查中形成"路线图"；
B. 盲肠的放大双对比图像，显示盲肠有一个较大的充盈缺损。

图 4-8-5　CT 结肠成像

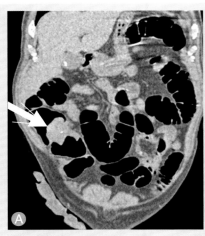
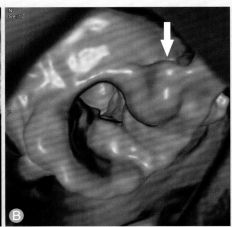

A. 结肠的冠状位二维 CT 显示盲肠有一个大的不规则充盈缺损（箭头）；B."仿真结肠镜检查"的三维 CT 显示盲肠有与（图 A）相同的大肿块（箭头）。该大肿块的活检标本返回为浸润性腺癌，T₄ 阶段。

图 4-8-6　CT 结肠成像

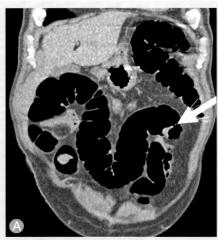
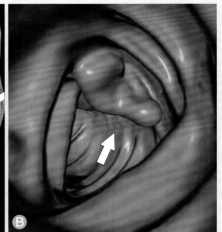

A. 结肠的冠状位二维 CT 显示了同一患者的横结肠息肉（箭头）；B. 同一患者"仿真结肠镜检查"的三维 CT 显示横结肠息肉（箭头）。该息肉的活检标本返回为良性腺瘤。

图 4-8-7　CT 结肠成像

　　使用专用软件在二维（轴位、冠状位或矢状位）和三维模式（仿真结肠镜查看图像）下对 CT 图像进行阅片。如果结肠息肉从蒂底部到息肉顶部的径线测量值＞5 mm，则认为其有临床意义。一般而言，CTC检测的息肉直径≤5 mm，则不报告，或者如果报告，可以建议5～7年行结肠镜随访（如光学或CT结肠镜检查）。对于息肉＞3个或有任何一个息肉直径＞10 mm的患者，建议进行息肉切除术，不需要考虑患者年龄。

对于大小在6～9 mm的息肉应如何处理仍存在一定的争议。目前推荐如果患者的健康情况足以耐受光学结肠镜检查和干预，则对测量值为8～9 mm的1～2个息肉行切除术。建议对1～2个6～7 mm的息肉进行3年结肠镜随访。当息肉测量值在6～9 mm时，则由患者及其医疗团队基于患者的身体情况进行权衡和决策。

S（安全性）：美国预防服务工作组（United States Preventive Services Task Force，USPSTF）对50岁以上中风险个体的推荐为：每10年进行一次光学结肠镜检查、每5年进行一次CTC检查或每1～3年进行一次基于粪便检查，具体取决于基于粪便检查的灵敏度，必须对使用的辐射与得到潜在的结果进行权衡。

A（适当性）：在遗传性非息肉病性结直肠癌、溃疡性结肠炎或克罗恩结肠炎等高危个体中通常不适合通过CT结肠镜进行结直肠癌筛查。应对这类人群进行光学结肠镜检查，因为其可进行活检。

F（读片）：2%～3%的患者在CTC检查中意外被检出结肠外恶性肿瘤和主动脉瘤。结构化报告可能有助于准确识别这些异常。

E（快速执行）：在CTC或钡灌肠造影期间，医师口头交流和讨论相关检查的局限性非常重要，以便评估检查的敏感度及是否需要进一步检查。

第九节　胆囊影像

> **目的**　>>
>
> 1. 介绍用于评估胆囊及其相关结构的影像学检查的优缺点，如超声、IDA扫描、经皮穿刺肝胆道成像（percutaneous transhepatic cholangiogram，PTC）、内镜下逆行胰胆管造影术（endoscopic retrograde cholangiopancreatography，ERCP）和CT扫描。
> 2. 了解急性胆囊炎在超声上的典型影像学表现。

　　右上腹疼痛是一种常见的临床表现，胆囊是这种情况下最常进行成像检查的器官之一，有许多可用于评估胆囊的影像学检查方法。本节简要讨论了每种胆囊成像的方法，但无法完全涵盖这些检查的各种局限性及成像顺序。值得注意的是，放射学检查并不是唯一可以对胆囊进行成像的检查方法，急诊科医师和外科医师通常也会在床旁使用超声对该器官进行检查。

胆囊X线片

　　图4-9-1显示右上腹散在的不透X线的致密影，每个大小约为1cm。与肋骨的密度相比，可以很容易地推测出这些致密影是钙化。

　　它们代表胆囊内的钙化胆结石。胆结石主要由胆固醇组成，因此大多数在腹部X线片上是透光的，只有10%～15%的钙化胆结石在X线平片上显影，可见的胆结石表现为右上腹的片状钙化密度，通常成群聚集，大小从几毫米到几厘米不等。

　　整个胆囊壁呈均匀致密的钙化，称为"瓷胆囊"，与慢性胆囊炎症有关。"瓷胆囊"被认为可能是胆囊的癌前病变，约10%的"瓷胆囊"与胆囊癌有关。

胆囊超声

　　超声是检测胆囊结石的首选方法之一，其优势在于不存在电离辐射，但检查结果受操作者经验及患者腹部情况的影响。

胆囊内胆结石表现为无回声、充满胆汁的胆囊内强回声（图4-9-2）。在强回声胆结石的远端，伴有声影，因为声波不能通过结石传递。这种没有任何回声的暗带，其结构类似于汽车前照灯的光束，有时被称为"车头灯征"。由于声波难以通过空气传播，因此对有大量肠气的患者进行超声检查比较困难。此外，对重度肥胖的患者，进行超声检查也很困难，因为声波会被厚厚的体壁大大衰减。

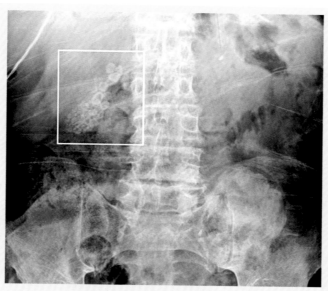

这些钙化的形状和位置是胆囊结石（方框）的典型表现。

图4-9-1 胆囊结石

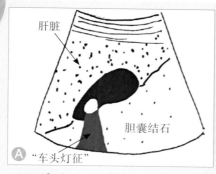
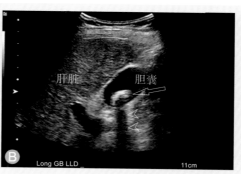

A.胆囊结石的超声成像示意；B.超声显示胆囊中的结石（箭头）后方有一个声影（凹底箭头），称为"车头灯征"。

图4-9-2 胆囊结石

急性胆囊炎特征性超声表现为胆囊增大、壁增厚（> 3 mm）、胆囊周围积液、胆囊颈部或胆总管内的嵌顿性结石及超声墨菲征阳性。对于胆总管结石，胆总管的直径可扩张至 7 mm 或以上。如有胆囊切除术史，即使在没有梗阻性胆总管结石的情况下，胆总管也可能扩张。

肝胆核素显像

核医学研究也可用于评估胆囊功能障碍（详见第五章第二节）。这些研究通常在其他成像诊断不明确且需要额外评估时进行，使用含亚氨基二乙酸（IDA）基团的一组化合物，将每种化合物标记为放射性化合物并于静脉内注射。在特定一段时间内，肝细胞从血池中选择性摄取该化合物，并通过胆管排泄，随后充盈胆囊并排至十二指肠。若在这段时间内胆囊未显影，可能提示胆囊管梗阻（如胆囊结石）或一定程度的功能障碍（如慢性胆囊炎）。图 4-9-3 为一例急性胆囊炎的例子。

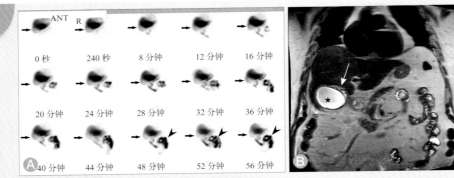

A. 放射性示踪剂的正常肝脏提取和排泄 / 清除进入胆道系统，最终进入小肠（黑色凹底箭头），但在羟乙基亚胺二乙酸标记（HIDA）扫描中，与急性胆囊炎相符的胆囊窝中的胆囊没有显示（黑色箭头）；B. 为进行比较，同一患者腹部的冠状位 T_2WI 显示了胆囊的位置（星号）及相关的胆囊周围炎症（白色箭头）。

图 4-9-3　急性胆囊炎的 HIDA 扫描和 CT 扫描

胆管树可视化

造影剂可用于直接显影胆管树（图 4-9-4），可有 3 种方法（图 4-9-5）。介入放射科医师可行经皮穿刺肝胆道成像（percutaneous transhepatic cholangiogram，

PTC），通过将针穿过腹壁直接置入肝内胆管，然后通过胆道注射对比剂，对比剂向远端流经梗阻点从而显示病变，或消化科医师可行内镜逆行胰胆管造影术（endoscopic retrograde cholangiopancreatography，ERCP），即在内窥镜的监视下，在 Vater 壶腹部插管，将造影剂逆行注入胆道使其显影，可显示任何充盈缺损或局灶性狭窄的病变。ERCP 的另一个优点是胰管也能显影。术中胆管造影也可由外科医师通过胆管树（通常是胆囊管）的直接插管进行。通常，在胆囊切除后，会将 T 型管留在原位作为支架，预防术后胆管梗阻。当怀疑胆管树内残留结石或存在术后狭窄或水肿导致的胆道梗阻问题时，可通过 T 型管注射造影剂，使胆管树显影，从而评估是否存在上述异常（图 4-9-6）。

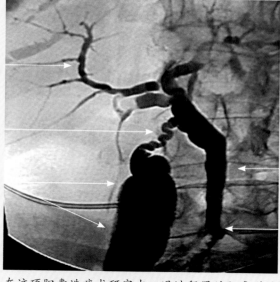

肝内胆管

胆囊管

充满对比剂的胆囊

胆总管

Oddi 括约肌

在这项胆囊造瘘术研究中，通过留置的胆囊引流管注射造影剂，可显示造影剂充填的胆囊、胆囊管及邻近的胆道结构。

图 4-9-4　胆囊及其邻近结构

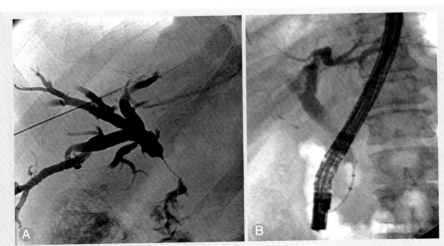

A. 在 PTC 中，通过经肝途径引入造影剂；B. 在 ERCP 中，以逆行方式引入造影剂。

图 4-9-5　PTC 和 ERCP 引入造影剂

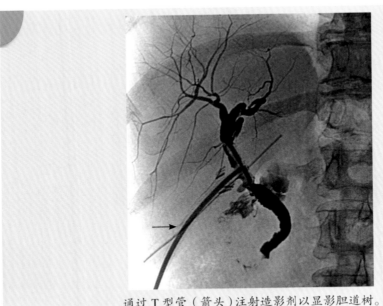

通过 T 型管（箭头）注射造影剂以显影胆道树。

图 4-9-6　胆道造影

胆囊结石 CT

最后，在因其他疾病需进行腹部 CT 检查时，胆囊结石常被发现，通常表现为充满液体的胆囊内的致密灶（图 4-9-7）。如果胆囊结石主要由胆固醇而不是钙组成，CT 扫描可能看不到胆结石。

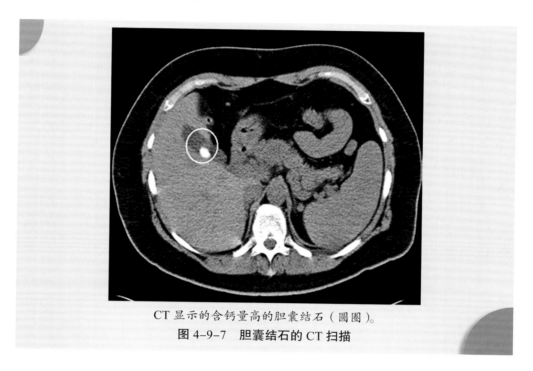

CT 显示的含钙量高的胆囊结石（圆圈）。

图 4-9-7　胆囊结石的 CT 扫描

　　胆囊疾病及其并发症的诊断复杂且具有挑战性。放射科医师可发挥顾问作用，推荐进行上述一项或多项适当检查将有助于得到准确的诊断。

　　S（安全性）：肝胆疾病患者的影像学评估是一个多模态和多学科的过程，可能包括 CT、MRI、超声、荧光透视和核素成像。在整个评估过程中，应注意总辐射剂量、造影剂安全和 MRI 的适应证。

　　A（适当性）：胆道疾病的初步评估通常是通过超声检查进行，而 MRI 和核素胆道显像则用于更复杂的病例或需要评估胆管的解剖结构和生理学病例。

　　F（读片）：胆道成像的解释需要了解正常和变异胆道的解剖学和生理学，以及了解疾病的并发症和术后改变。

　　E（快速执行）：虽然有许多肝胆疾病情况可能并非紧急，应立即将急性结果（如胆囊炎、移植后导管渗漏或疑似胆汁瘤）告知临床科室。

第十节　偶发性腹部病变

> **目的** ▷▷
>
> 1. 熟悉 CT 扫描中常规检测到的最常见的偶发病变。
> 2. 了解偶发病变的护理管理标准。

简介

高质量的断层成像彻底改变了内科和外科诊断，并有助于患者管理，但是，这也导致了成像的过度使用及大量的偶发性病变，这些病变可能需要进一步评估，明确是否需要进一步的临床干预。

本节讨论了几个最常见的偶发性病变，并根据《美国放射学会杂志》（*Journal of the American College of Radiology*，*JACR*）中关于该主题的文献[1]提供了循证管理建议。下面列出的指南适用于具有合理预期寿命的健康人群。对于有多种或严重并发症或者预期寿命有限的患者，这些指南可能不合适，应根据个体情况制定决策。

偶发肾囊性病变

肾囊肿是一些最常遇到的偶发性病变。Bosniak 标准是处理肾囊肿的一种研究较多的循证方法。Bosniak 标准基于不同的成像特征将肾囊性病变分为 5 型（Ⅰ、Ⅱ、ⅡF、Ⅲ、Ⅳ）。若一个病灶越偏向于单纯囊性灶，越有可能是良性的。若病变内钙化、实性成分、强化或壁增厚越多见，则恶性的可能性就越大。

Ⅰ类和Ⅱ类不需要随访，包括单纯性囊肿、有细小钙化和（或）内分隔较薄的囊肿及不强化的高密度囊肿。ⅡF类（F代表随访）具有不确定特征，应在 6 个月和 12 个月时随访，然后每年随访 1 次，持续 5 年，以确保病灶的稳定。诊断为Ⅲ、Ⅳ类的囊性病灶应考虑手术切除（图 4-10-1）。

病变的大小不是肾囊性病变的决定因素，病变的间断长大或稳定不变可用于区分良性和恶性肾囊性病变。

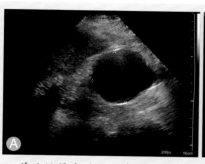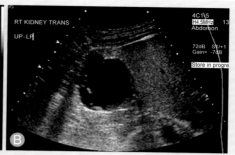

A.单纯性肾囊肿的超声图像特征包括边界清楚的病变、无回声（黑色）、不易察觉的薄壁及与 Bosniak Ⅰ 类病变一致的后方回声增强（囊肿后方更白的区域）；B.更复杂肾囊肿的超声图像，与图 A 相比，该囊肿内部分隔增厚伴后壁结节，从而使其至少被归为 Bosniak Ⅲ 类。

图 4-10-1　肾囊肿

偶发肾脏实性病变

大于水密度的肾脏病变可能是实性、蛋白质性或出血性的，直径＜ 1 cm 的病灶太小，大多数成像模式无法明确表征。此外，彻底寻找肾脏实性病变内肉眼可见的脂肪也很重要。如果在病变中发现了宏观脂肪成分，那么这种病变大都可以被诊断为血管平滑肌脂肪瘤，这是一种由血管、肌肉和脂肪成分组成的良性病变。在罕见情况下，肾细胞癌可通过包裹邻近的肾周或中央窦脂肪将脂肪掺杂到其中。

肾脏实性病变有可能是恶性的，需要通过专门的增强成像（如肾脏 CT 或 MRI 扫描方案）进行评估（图 4-10-2）。增强扫描后显示有任何显著增强区域的病变均令人担忧，应转诊进行手术评估。以前，在手术切除之前，肾脏病变的活检并不是常规进行的。但是，近年来随着泌尿外科模式的转变，对 4 cm 以下的肾脏肿块活检数量增加，以避免对小的肾良性病灶不必要的切除。

偶发性肝脏病变

偶发性肝脏病变很常见。事实上，近一半无恶性肿瘤史的患者在尸检时被发现有肝脏良性病变，肿瘤患者的任何肝脏病变都必须进行评估以排除恶性肿瘤。评价偶发肝脏病变的推荐方法包括评估病变大小和手术风险。虽然基于这些因素

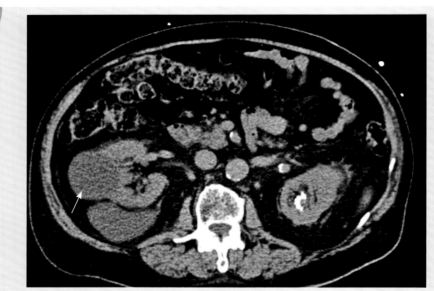

鉴于病变（箭头）的中等密度，定性不明确，需要进一步影像学评估。

图 4-10-2　右肾较大的实性病变

和影像学特征的算法复杂，但该方法的关键在于高危患者中任何大小的病变均需行先进的影像学检查（CT 或 MRI）和可能的活检以进一步评估。大多数良性病变为肝囊肿或胆管错构瘤（不强化）和血管瘤（可有特征性强化方式），如图 4-10-3 所示。高危患者是指已患有恶性肿瘤或肝硬化的患者，或有易发展为肝硬化的危险因素（肝炎、硬化性胆管炎等）的患者。对于其他患者而言，根据病灶的大小和特定的影像学特征决定是否不予临床治疗或需要进行随访。

偶发性肾上腺病变

据估计，3% ~ 7% 的人有偶发的肾上腺病变。研究表明，绝大多数为良性无功能腺瘤。因此，在影像学上明确描述这些病变的特征非常重要。

偶发肾上腺病变的评估主要基于影像学特征，如偶发肾上腺病变在 CT 平扫上其 CT 值 < 10 HU，则可明确诊断为良性肾上腺腺瘤（图 4-10-4）。对于 CT 值 > 10 HU 的 1 ~ 4 cm 病灶，建议使用专门的肾上腺 CT 方案对患者进行重新扫描。该方案是在静脉注射对比剂后的不同时间点对患者进行扫描，以计算"肾上腺廓清"值。通常良性肾上腺腺瘤增强后会强化，然后迅速廓清对比剂，而肾

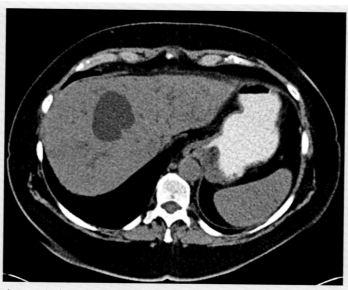

在已知患有恶性肿瘤的患者中，这将考虑转移的可能。但是，如果没有这个病史，它很可能代表一个大的肝囊肿。

图 4-10-3　肝脏中央较大的低密度灶

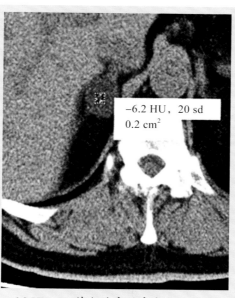

–6.2 HU，20 sd
0.2 cm^2

CT 值为 –6.2 HU，可诊断为良性富含脂质的肾上腺腺瘤。

图 4-10-4　位于右侧肾上腺的圆形病灶

187

上腺转移瘤（可能是肾上腺癌）会强化并保留对比剂（表现为延迟廓清）。对于延迟廓清的病灶，应建议进行活检。病变大小及患者的恶性肿瘤病史也是需要重要考虑的因素。直径＞4 cm 的病灶可能为恶性，因此可能需要手术切除。某些肿瘤如功能性肾上腺皮质肿瘤和嗜铬细胞瘤几乎总与临床症状、患者血液或尿液中生化标志物升高有关。

偶发性胰腺病变

在临床或实验室检查中未发现有胰腺疾病的患者中，偶发胰腺囊肿相对常见。假性囊肿是胰腺最常见的囊性病变，呈低密度积液，通常在胰腺炎发病后4 ~ 6周发展而来。胰腺囊性肿瘤一般为良性或低度恶性肿瘤。胰腺囊性肿瘤主要有3类：黏液性肿瘤、浆液性肿瘤和导管内乳头状黏液性肿瘤（intraductal papillary mucinous neoplasm，IPMN）（图 4-10-5）。浆液性肿瘤是良性的，但可以增大。黏液性肿瘤和导管内乳头状黏液性肿瘤具有潜在恶性。

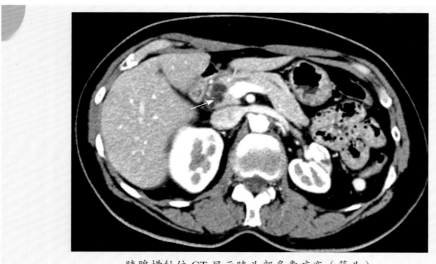

胰腺横轴位 CT 显示胰头部多囊病变（箭头）。

图 4-10-5　胰腺囊性肿瘤

病灶大小是评价偶发胰腺病变的主要指标。在近期无胰腺炎的情况下，直径＜2 cm 的胰腺囊性病变应在1年内行 CT 或 MRI 检查随访。如果病灶大小和形态不变，无须进一步随访。如果病变在随访时长大或有变化，或者初始病变尺寸为 2 ~ 3 cm，通常建议采用磁共振胰胆管造影（magnetic resonance cholangiopancreatography，MRCP）进行复查；如果诊断为浆液性病变，则应每 2 年随访一次；如果诊断为导管内乳头状黏液性肿瘤，建议每 6 个月随访一次，至少随访 2 年；如果病变不具有典型的影像学特征，则建议每年随访一次；如果初始病灶直径 > 3 cm，不能确诊为浆液性病变，则应尝试在内镜超声引导下进行囊肿抽吸（表 4-10-1）。

表 4-10-1　胰腺囊性病变的随访

病变类型	随访
囊性病变，≤ 2 cm	在 1 年内进行 CT 或 MRI 随访
囊性病变，2 ~ 3 cm	进行 MRCP 检查
浆液性病变	每 2 年随访一次
不具备典型影像学特征的病变	每 6 个月随访一次，至少随访 2 年
导管内乳头状黏液性肿瘤	每 6 个月随访一次，至少随访 2 年

S（安全性）：当患者肾小球滤过率（glomerular filtration rate，GFR）> 45 mL/min 时，可以安全地进行 CT 增强检查。在肾功能中度受损（GFR 为 30 ~ 45 mL/min）的情况下，对于大多数患者，如在检查前后予以静脉补液水化，静脉内给予较低剂量造影剂行增强检查是安全的。GFR < 30 mL/min 的重度肾功能损害通常是 CT 和 MRI 造影剂使用的禁忌证。

A（适当性）：对静脉注射造影剂发生轻度过敏反应的患者，可以根据各种方案进行预治疗，通常联合使用类固醇和苯海拉明，再安全地接受增强检查。

F（读片）：专业的成像方案是为评估器官的特定病理状态而量身定制的，包括 MRCP、肾上腺 CT 方案、肾脏 MRI 方案及肝脏的各种 CT 和 MRI 方案。重点是需要详细说明要解决的临床问题，以便采取合适的评估研究方法。

E（快速执行）：意外发现的恶性肿瘤需要与患者的临床医师进行口头沟通，以加快进一步的临床管理。放射科医师通常可以建议临床医师进行下一次适当的影像学检查。

参考文献

[1] BERLAND L，SILVERMAN S，GORE R，et al. Managing incidental findings on abdominal CT：white paper of the ACR Incidental Findings Committee. J Am Coll Radiol. 2010，7（10）：754–773.

第十一节　炎症性和感染性肠病

结肠炎

结肠炎的影像表现为肠管充盈时结肠壁增厚 3 mm 或以上（图 4-11-1）。静脉注射造影剂后，结肠炎的肠壁通常会强化。结肠炎的病因主要有 3 种：感染、炎症和缺血。

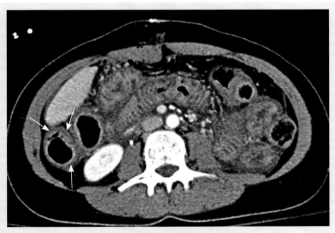

与非特异性结肠炎相关的升结肠壁增厚（箭头）。

图 4-11-1　结肠炎

多种类型的感染可引起结肠炎，最严重的2种形式是伪膜性结肠炎和盲肠炎，伪膜性结肠炎通常为全结肠炎。艰难梭菌（*Clostridium difficile*）的毒素引起结肠黏膜溃疡，导致由黏蛋白、纤维蛋白和炎性细胞组成的假膜。盲肠炎是一种中性粒细胞减少性结肠炎，通常见于白血病患者，累及盲肠和（或）升结肠。这两种形式的结肠炎均发病严重，可引起明显的壁增厚和结肠周围炎症，并可导致结肠穿孔。

缺血导致节段性结肠炎，节段性是指只有相应血管供应的结肠部分受到影响。缺血性结肠炎倾向于发生在血管分布的分水岭区域：脾曲和乙状结肠区域。图4-11-2显示了动脉粥样硬化性心脏病（以下简称冠心病）患者累及盲肠和升结肠的缺血性结肠炎。当发生缺血性结肠炎时，可进展为肠壁出现气体的肠坏死（肠壁气肿）。

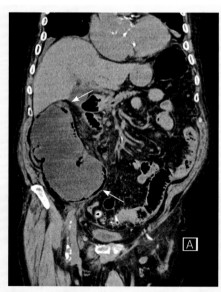

冠状CT图像显示盲肠和升结肠的缺血性变化。注意肠壁的积气（箭头）和结肠周围脂肪的炎性绞窄。右侧股总动脉存在血管钙化，提示长期存在动脉粥样硬化性疾病。

图4-11-2　缺血性结肠炎

炎性结肠炎常见有溃疡性结肠炎和克罗恩病2种（表4-11-1），它们之间并不相互排斥，并且可能存在重叠特征。

表 4-11-1　克罗恩病和溃疡性结肠炎鉴别（一般规则）

克罗恩病	溃疡性结肠炎
跳跃病变，整个胃肠道	局限于结肠
偏心的	向心的
瘘管常见	瘘管少见
假息肉可见	假息肉，20%
毒性扩张非常少见	毒性扩张，少见
50% 累及直肠	95% 累及直肠
肛瘘、肛裂	肛门正常
末端回肠狭窄和不规则	末端回肠膨大和完全张开

注：有几个显著特征将这两种疾病分开，有助于在影像学上区分。

克罗恩病

在克罗恩病（Crohn disease，CD）也称为节段性肠炎中，肠道炎症是透壁性的（累及肠壁的整个厚度），可能是不连续的（受累节段之间有正常肠道的跳跃区域），并累及整个胃肠道系统（从口腔到肛门的任何地方），远端回肠和结肠最常受累。由于 CT 和磁共振小肠造影（magnetic resonance enterography，MRE）的普及而很少再进行其他检查，但结肠双重造影检查的最早 X 线表现是微小的"口疮样"溃疡，因为钡剂填充了微小的溃疡，在黏膜中表现为白色"针刺样"。虽然单对比造影检查可用于量化病变所致的狭窄，但对这些微小的溃疡却难以显示。CT 扫描与 X 线透视检查一样不能显示黏膜异常，但能显示疾病的分布和范围。

克罗恩病的"鹅卵石征"

克罗恩病可出现深线性溃疡，形成相交的溃疡网络，从而导致特征性的外观，称为"鹅卵石征"（图 4-11-3）。注意溃疡是大而深，不再是"口疮样"的。"鹅卵石征"也可能发生在晚期溃疡性结肠炎中，是溃疡性结肠炎和克罗恩病之间的影像学重叠的例子。注意溃疡区通常被完全正常的黏膜分隔，称为"跳跃"区域。随着疾病的进展，肠壁增厚并纤维化，可伴狭窄形成。同样，在溃疡性结肠炎或克罗恩病中均可能形成狭窄，此为在这两种疾病过程中存在的相似放射学表现的另一个例子。

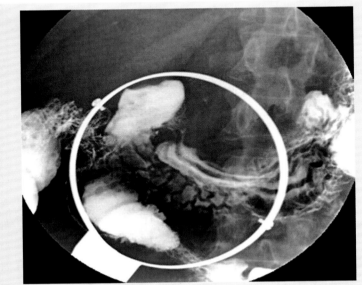

克罗恩病患者十二指肠的第二和第三部分呈"鹅卵石样"外观。溃疡充满白色钡剂，表现为白色"鹅卵石样"。

图4-11-3　克罗恩病的"鹅卵石征"

"线征"和"铅管"表现

回肠末端狭窄常称为"线征"，通常发生于克罗恩病，与痉挛和狭窄形成均有关。瘘管是克罗恩病的常见并发症，可从盲肠和升结肠延伸至回肠末端或乙状结肠，回肠瘘的发生率也显著增加。通过单对比造影检查（小肠随访）或横断面小肠造影（通常为CT小肠造影）对瘘管进行最佳显示。克罗恩病的其他并发症包括肠穿孔、出血和结肠恶性肿瘤。

慢性期克罗恩病可引起受累结肠壁纵向肌肉的弥漫性纤维化和痉挛，呈现特征性的"铅管"表现（图4-11-4），这是由于正常结肠袋皱襞消失，典型累及降结肠。克罗恩病的并发症不仅包括小肠和大肠瘘，还包括肠外瘘、腹腔脓肿形成、小肠狭窄、肠梗阻和穿孔。

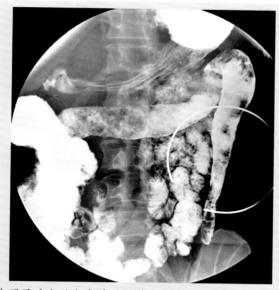

一例有长期克罗恩病史的患者单对比灌肠显示横结肠和降结肠呈"铅管状"。

图4-11-4　肠道的"铅管"表现

溃疡性结肠炎

溃疡性结肠炎开始于直肠，向近端进展，约5%的患者直肠不受累，受累结肠相对均匀对称。在溃疡性结肠炎的早期阶段，黏膜失去正常的均匀质地，并通过黏膜的钡剂涂层显示出细微的点状外观，这与多发性浅溃疡伴周围水肿有关，呈颗粒状。溃疡性结肠炎的炎症仅累及黏膜，不延伸至整个肠壁。因此，溃疡性结肠炎的瘘管形成远较克罗恩病少见。

炎症性肠病的"息肉样"改变

溃疡性结肠炎和克罗恩病均可见到3种"息肉样"改变。

（1）假性息肉是在肠壁剥脱和溃疡区域之间的岛状炎性水肿黏膜层。

（2）炎性息肉是黏膜发炎导致"息肉样"隆起的区域。

（3）炎症后息肉见于溃疡性结肠炎的静止期，可由正常或发炎的黏膜组成。

所有这些"息肉"都被认为起源于溃疡形成并伴有黏膜严重破坏。"长指样"赘生物称为丝状息肉，被认为与修复过程有关。随着愈合，结肠可能恢复正常外观或可能失去结肠袋并缩短，导致"铅管状"结肠，这是"烧坏的结肠炎"的体征。

溃疡性结肠炎和结肠癌

广泛、长期溃疡性结肠炎患者发生结直肠癌的风险增加。在活动性疾病 10 年后，发病率开始急剧上升，当存在全结肠炎时，风险最高。溃疡性结肠炎患者的癌变更易发生于多部位。

与产生腔内肿块不同的是，与炎症性肠病相关的结肠癌可能沿肠壁浸润和扩散，引起疑似良性的狭窄。结肠癌在慢性溃疡性结肠炎患者中也更难诊断，因为伴发症状与基础疾病相关或与基础疾病相似。结肠镜检查和活检用于慢性全结肠炎患者的长期随访，部分患者可预防性行结肠切除术。

中毒性巨结肠

图 4-11-5 显示的是一例中毒性巨结肠患者。中毒性巨结肠是一种急性非梗阻性结肠扩张，见于不同类型的炎症性肠病。该患者诊断为溃疡性结肠炎，表现为发热、血性腹泻和腹胀。

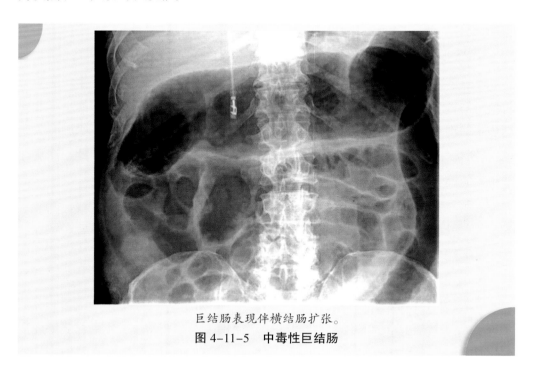

巨结肠表现伴横结肠扩张。

图 4-11-5　中毒性巨结肠

该中毒性巨结肠患者 CT 表现为横结肠扩张，结肠袋缺乏，肠壁增厚。由于穿孔风险较高，应尝试在 X 线片上识别这种情况。在溃疡性结肠炎病程中可能发生的最显著和最严重的体征之一是迅速发生广泛的结肠扩张和水肿。需要注意的是，由于结肠存在基础病变，穿孔的概率极高。

小肠造影和高级成像

小肠造影可用于评价克罗恩病的活动性或慢性变化。在传统 CT 检查时，指导患者饮用稀释的口服造影剂，并接受静脉注射造影剂，以显示克罗恩病炎症常见的黏膜增强。除黏膜增强外，由于炎症改变和口服造影剂形成肠腔充盈，肠壁增厚被显示。

MRI 越来越多地应用于检查炎症性肠病，尤其是克罗恩病。考虑到在长期监测背景下尽可能减少电离辐射暴露的重要性，在年轻炎性肠病（inflammatory bowel disease，IBD）人群中，MRE 检查是 CT 小肠造影和 X 线透视的一种特别有用的替代方法。MRI 对肛周疾病及瘘管的评价也优于 CT。MR 技术的最新进展缩短了采集时间，从而减少了先前由于肠蠕动导致图像质量下降的影响。检查前，与 CT 小肠造影检查时一样，嘱患者饮用口服造影剂使肠扩张。通过静脉注射钆评估肠壁增强（图 4-11-6）。IBD 患者的 MRI 结果包括肠壁增厚、肠腔狭窄及在活动性疾病情况下的强化明显。MRE 具有区分纤维化病变和炎性狭窄的

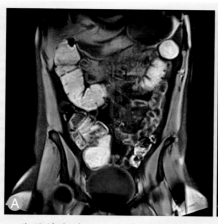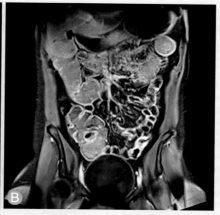

A. 脂肪饱和的 T_1 加权成像显示 MR 小肠造影的正常图像，注意大小肠祥内的口服造影剂；B. 脂肪饱和的 T_1 加权造影后显示典型的肠壁增强，无局灶性炎症变化。

图 4-11-6　MRE 检查

优势，有助于确定手术与药物治疗。

S（安全性）：疑似患有炎症性或感染性肠病患者的成像应考虑辐射、MRE 检查的适应证和造影剂暴露的风险。

A（适当性）：在没有进行内窥镜检查的情况下，这些疾病初步评估方法可能包括 CT 或 MRE，后者是降低可能需要终身监测成像患者的辐射风险的首选方法。随着 CT 和 MRE 的出现，小肠跟踪检查和小肠灌肠的使用变得越来越少。

F（读片）：了解疾病病理过程及其 CT 和 MRI 表现，以解释检查的必要性。例如，了解急性疾病CT 和 MRI 可表现为壁增强，这是重要的，但也应考虑脓肿、狭窄或其他疾病后遗症的可能性。

E（快速执行）：感染性和炎症性肠病的评估需要多学科、多模态共同协作。但是，放射科医师可能是第一个发现肠道炎症或感染性疾病早期迹象的人，这些发现应该快速传达给临床医师，以及时进行适当的干预。例如，识别全结肠炎可能提示艰难梭菌（*Clostridium diffcile*）感染，以进行抗菌治疗。

第十二节 腹腔内淋巴结病

> **目的** >>
>
> 1. 列出可用于检测腹部和盆腔淋巴结病的各种影像学检查方法。
> 2. 列出 CT 在评价腹部淋巴结病中的 2 个局限性。
> 3. 在正常腹部 CT 扫描上识别以下结构：主动脉、下腔静脉、肾脏、肝脏、胰腺和脾脏。
> 4. 在腹部 CT 扫描前，说明静脉和（或）胃肠道造影剂的适应证。

淋巴结病

淋巴结肿大又称淋巴结病，可见于多种情况，可分为良性和恶性。在结核、真菌病等感染时可出现良性淋巴结肿大。恶性淋巴结病可发生于原发性淋巴结疾病，如霍奇金淋巴瘤、非霍奇金淋巴瘤及其他转移至区域淋巴结的恶性肿瘤。

CT 扫描

CT 扫描是检测腹腔内淋巴结肿大极为有用的方法。淋巴结是呈圆形或卵圆形的软组织结构，周围多有脂肪组织（图 4-12-1）。

淋巴结肿大在 CT 检查时被认为是异常，淋巴结的正常大小标准取决于其在体内的位置。CT 检查的局限性之一是部分淋巴结可被肿瘤侵犯，但不会肿大。因此，当疾病取代了淋巴结组织但淋巴结未肿大时，将存在一些假阴性病例。同样，并不是所有增大的淋巴结都预示着恶性肿瘤。因此，可能会遇到假阳性病例。CT 扫描的另一个局限性是与腹内脂肪有关。由于脂肪在 CT 扫描上的密度非常低，其用于区分和确定正常的腹部结构。在非常瘦或腹内脂肪缺乏的患者中，可能很难区分正常的腹部解剖结构和肿大的淋巴结，从而限制了研究。静脉注射造影剂经口服进入直肠在胃肠道内引入造影剂可能有助于区分异常肿块是肠襻还是正常的腹部解剖结构。因此，可能要求患者饮用低密度的钡剂。上消化道造影系列检查中使用的正常钡剂过于浓稠，并会在 CT 上产生伪影，限制了异常淋巴结的检测，所以也可使用其他水溶性对比剂。

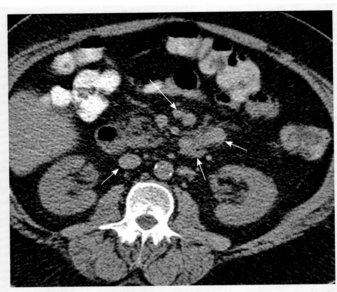

肠系膜淋巴结（长箭头）和腹主动脉旁淋巴结（短箭头）在
CT扫描上可视为异常软组织密度。

图4-12-1 腹腔淋巴结

　　腹部异常淋巴结的检出首先需与正常的解剖结构相鉴别（图4-12-2）。腹部和骨盆的小血管在单层轴位图像上可与淋巴结混淆。由于可以在医学影像信息系统（picture archiving and communication systems，PACS）上进行电子滚动阅片，通过在几幅图像上跟踪这些解剖结构，可以很容易地将卵圆形或圆形淋巴结与线形血管区分开来。CT能够区分不同的组织密度，如软组织、空气、脂肪和骨骼，因此CT是怀疑腹部肿块病变或淋巴结肿大患者的首选方法。

　　在恶性肿瘤扩散至淋巴系统时，肿瘤可能具有特定或首选的前哨淋巴结组，它们将在肿瘤扩散转移前参与疾病的早期阶段。器官通常具有负责淋巴引流的区域淋巴结链，随后可播散肿瘤导致肿大。食管和胃的恶性肿瘤特征性地累及腹腔、脾周和肝胃淋巴结。肝癌和胆管癌将扩散至门脉和胰十二指肠淋巴结。肠系膜淋巴结的肿大与小肠癌有关，右侧结肠癌累及肠系膜上淋巴结，而左侧结肠癌扩散至肠系膜下淋巴结。经典的睾丸癌由于其胚胎学起源，会扩散到主动脉周围腹膜后淋巴结。因此，在其他年轻健康男性中发现主动脉周围淋巴结病应提示进一步行睾丸超声检查。

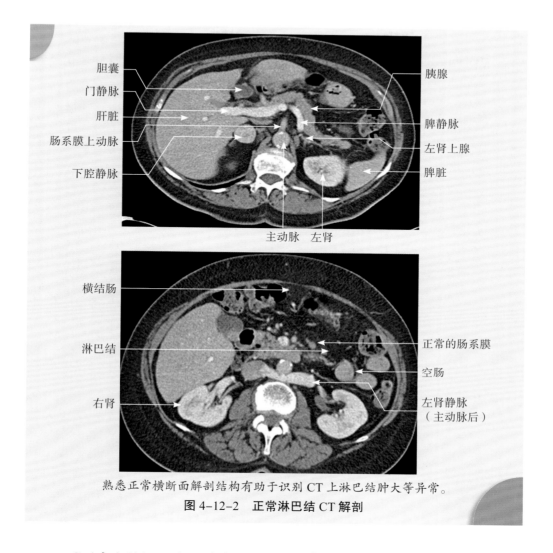

胆囊

门静脉

肝脏

肠系膜上动脉

下腔静脉

胰腺

脾静脉

左肾上腺

脾脏

主动脉　左肾

横结肠

淋巴结

右肾

正常的肠系膜

空肠

左肾静脉
（主动脉后）

熟悉正常横断面解剖结构有助于识别 CT 上淋巴结肿大等异常。

图 4-12-2　正常淋巴结 CT 解剖

S（安全性）：除识别淋巴结大小异常外，超声还能够识别淋巴结形态和回声的变化，患者不会受到辐射。

A（适当性）：对于甲状腺切除术治疗甲状腺乳头状癌和颈部淋巴结清扫术治疗黑色素瘤的患者，给予颈部超声作为标准监测成像以评估淋巴结肿大。

F（读片）：许多解剖部位的淋巴结肿大通过测量淋巴结短径进行评估，如肝门和腋窝，但其他解剖部位也可通过测量淋巴结长径进行评估，如头颈部。

E（快速执行）：如果患者遇到非预期情况，应报告可疑原发性或转移性淋巴结受累的影像学结果，并进行口头沟通。治疗建议可能包括短间隔随访复查，用其他方式（如PET/CT）进一步评估疾病的程度，或根据患者现病史和淋巴结肿大部位直接进行组织活检。

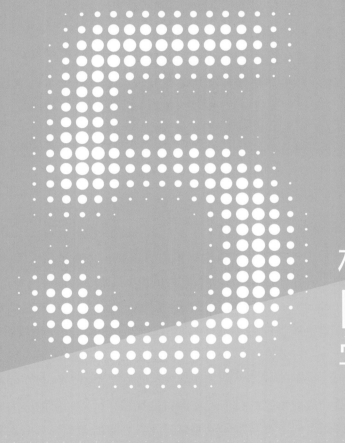

核医学

第一节　心脏核医学

多门控采集扫描

放射性核素心室造影也称为多门控采集扫描（multigated acquisition，MUGA）、门控血池成像和放射性核素血管造影，是通过用 ^{99m}Tc 高锝酸盐标记患者的红细胞，然后对心脏中的血液进行成像，聚焦于心腔并与跳动的心脏同步。当由心电图（electrocardiogram，ECG）上的 Q 波触发时，摄像机开始对每次心跳进行成像，这种类型的采集被称为心电门控，获得一个平面投影需要 10～15 分钟。

通常获得 3 个平面视图（图 5-1-1）：前位、左前斜位和左侧视图，提供区分 2 个心室活动最佳角度的投影是左前斜位视图，因为心脏的心尖向身体的左侧倾斜。这允许相机向下看被室间隔明显分开的心室的通道，有些人将这一点作为"最佳的室间隔视图"。

左心室射血分数（left ventricular ejection fraction，LVEF）的 MUGA 计算基于以下容积：

$$LVEF = \frac{舒张末期左心室活性 - 收缩末期左心室活性}{舒张末期左心室活性} \times 100\%$$

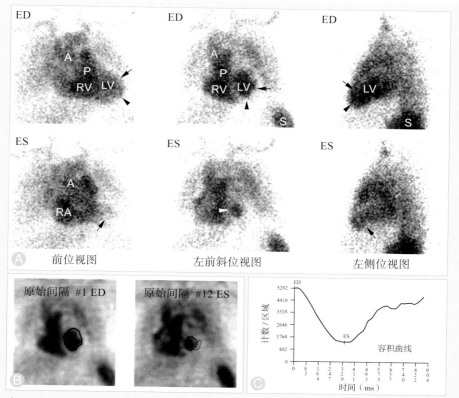

在前位、左前斜位和左侧位采集图像，每个图像间隔 29 次。A. 在前舒张末期（ED）帧上可见左心室（LV）、右心室（RV）、肺圆锥流出道（P）、前侧壁（箭头）和心尖部（黑色三角箭头）的活动，而收缩末期（ES）帧显示右心房（RA）、主动脉（A）和下间隔段（箭头）的活动，左前斜位视图描绘了脾脏（S）的正常活动及 ED 帧上外侧（箭头）和心尖下段（黑色三角箭头）的位置，而间隔段在 ES 帧上指向（白色三角箭头），前段（箭头）和心尖段（黑色三角箭头）在 ED 帧上注释，而下段（箭头）在 ES 帧上注释；B. ED 和 ES 间期，LV 感兴趣区由计算机边缘检测算法自动识别；C. 在 29 个间期的每帧上进行相同操作，并将这些 LV 计数绘制为容积曲线。

图 5-1-1　多门控采集扫描

另外，还可以使用心导管插入术和超声心动图计算 LVEF。但是，在这些检查中，通过公式估计体积，该公式不能解释左心室形状的变化。目前，MUGA 的主要适应证是测定和监测心脏病患者或有药物心脏毒性风险患者的收缩功能（LVEF），特别是某些化疗药物（如多柔比星，商品名为阿霉素）。正常 LVEF ≥ 50%，图像还可提供腔室大小和容积、定性局部室壁运动、室腔收缩同步性和舒张功能的信息。

心肌灌注成像

心肌灌注成像（myocardial perfusion imaging，MPI）是一种主要在心肌组织灌注水平描绘冠状动脉血流的技术。最初采用平面闪烁显像成像，但单光子发射计算机断层扫描（single photon emission computed tomography，SPECT）因其准确性高，目前最常使用。基于与 CT 相同的原理，SPECT 是一种基于三维体积的采集，可重新格式化为轴位、冠状位、矢状位和斜位切片，用于复杂的图像分析和解释。这对于倾斜定位的左心室是理想的，因为可以制作重新格式化的切面以符合标准心脏轴。该成像也可以通过心电门控获得，不仅允许评估室壁灌注模式，还允许评估三维室壁运动和估计基于体积的 LVEF。虽然有证据表明，联合 SPECT/CT 可提供最佳准确度，但 CT 采集的额外辐射暴露，因此很少使用。目前使用的 γ 发射核心脏病学显像剂包括氯化铊-201（^{201}Tl）和 ^{99m}Tc 标记的药物，如 ^{99m}Tc-甲氧基异丁基异腈（MIBI）和 ^{99m}Tc-替曲膦[1]。氯化铷（^{82}Rb）是用于 PET 或 PET/CT MPI 的正电子发射器。

^{201}Tl 是一种钾阳离子类似物，通过 Na$^+$/K$^+$ 细胞泵进出心肌。因此，^{201}Tl 摄取反映了心肌血流灌注和心肌细胞活力。^{201}Tl 在负荷峰值时静脉注射，10 ~ 15 分钟获得图像。缺血和梗死区域在图像上表现为放射性减少，因为狭窄或闭塞的血管在负荷期间均不能适当扩张。然后让患者休息，4 小时后获得延迟（再分布）图像，此时狭窄动脉供血的时间段将显示与邻近健康动脉相似的血流，而闭塞血管供血的区域将继续显示放射性降低。研究通常在 5 小时内完成。

^{99m}Tc 标记的药物通过被动扩散而不是主动摄取定位在心肌中，因此，心肌摄取 ^{99m}Tc 标记的药物不如摄取 ^{201}Tl 明显。这些药物与细胞内结构（如线粒体）结合，并保持结合状态，无任何显著洗脱（无再分布）。因此，成像方法与 ^{201}Tl 不同。通常，在静息时注射较少量的放射性药物并首先成像。然后，在峰值负荷（峰值运动或给予血管扩张剂）下，注射更大量的放射性药物并成像，以覆盖最初在静息时注射的残留活性。使用这些药物，研究通常在 2 ~ 3 小时完成。

心脏成像过程中的最佳应激形式是在跑步机上进行体育锻炼。运动可增加冠状动脉血流量，也有助于评估运动耐量（随着运动量的增加而出现的症状和心电图变化）及患者的血流动力学反应（血压和心率变化）。所有这些发现对于诊断、预后及临床管理都很重要。

正常图像证明示踪剂分布均匀（图 5-1-2）。在 SPECT 成像中，完全正常的图像是罕见的，因为通常存在衰减伪影。衰减是指阻挡光子到达照相机表面，通常是由于浅表软组织结构如乳腺组织，这通常会导致活动区域减少，即使在灌注正常的患者中也是如此，需要放射科医师有相当的技能和经验来区分这些伪影和真实的灌注缺陷。

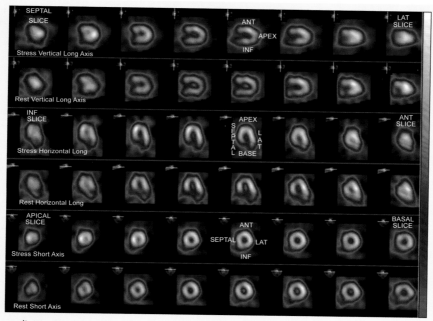

正常铊-201 SPECT 切面显示在 3 个标准轴中，顶部为负荷显像，配对的下一行是静息（或再分布）切面。心室相对于左心室长轴而不是标准体轴显示。左心室节段主要为前壁（ANT）、下壁（INF）、侧壁（LAT）、间隔壁和心尖部。左心室心尖部的另一端称为心底。每个负荷行的开始和结束切面根据其解剖位置进行标记。注意右侧的颜色条显示放射性的相对颜色编码，从底部的最低到顶部的最高（推测正常）。

图 5-1-2　正常 ^{201}Tl 心肌血流灌注成像

缺血心肌在负荷成像上会表现为灌注缺损，静息时表现正常（图 5-1-3）。如果应力成像上的缺陷在静息时不能显示正常放射性，则该缺陷被称为修复。这意味着存在梗死区域（纤维化）。存在一系列缺陷严重程度，从放射性略微减少至放射性完全消失。冠状动脉疾病的可能性、心脏事件和心源性死亡的风险随着缺血性灌注缺损的严重程度和范围的增加而增加。

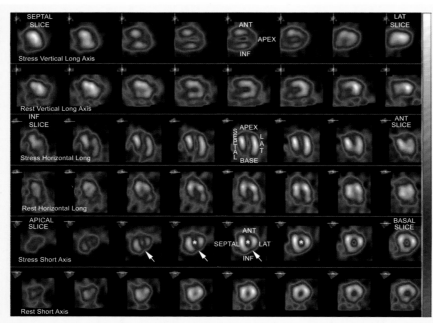

铊-201 氯化物 SPECT 在应力后图像上显示严重灌注缺损，累及远端前壁，延伸至心尖部及其周围区域。4 小时延迟图像显示完全再分布，与左前降支（LAD）冠状动脉分布的严重缺血一致。病变可能位于 LAD 中远段，远达主要间隔支起始部，基于残存的间隔壁放射性。将负荷后、心室中部短轴切面（用星号注释）上的内腔尺寸与静息图像上的内腔尺寸进行比较。这是短暂性脑缺血扩张（transient ischemic dilation，TID）的一个例子，TID 是产生显著应激诱导缺血（涉及一根以上血管）的标志。事实上，还存在重新分布的中度至重度下外侧灌注缺损（箭头），与冠状动脉左回旋支缺血一致。

图 5-1-3　异常 ^{201}Tl 心肌血流灌注成像

心肌活力成像

心肌活力成像（myocardial viability imaging，MVI）适用于将功能障碍节段中的心肌细胞表征为存活（存活且功能可恢复）或非存活（不可逆损伤并被纤维化取代）。该信息在一些冠状动脉疾病患者行心脏冠状动脉旁路移植术前至关重要。由于 ^{201}Tl 可以特征性地显示灌注和细胞代谢（Na^+/K^+ 泵功能），因此在临床实践中可用于评估活力。^{201}Tl 可以在静息状态下注射，30 分钟和 4 小时后获得图像，用于显示心肌活力。一些患者可能需要在 24 小时后进行二次成像，以证明放射性重新分布到存活心肌细胞中。在任何成像序列上，左心室壁摄取大于正常节段摄取 50% 的区域时，被认为是有活性的心肌。

S（安全性）：在心肌缺血研究中，使用 ^{99m}Tc 标记药物的 SPECT MPI 是慢性胸痛和冠状动脉疾病可能性高的患者的重要一线检查。请注意，诱发心脏应激的任何模式均存在急性心脏事件的风险。在整个应激过程中密切监测患者非常重要，包括同时行心电图检查和经过培训的人员在场，以制订高级心血管生命支持（advanced cardiovascular life support，ACLS）方案（如果有需要）。

A（适当性）：^{99m}Tc SPECT MPI 被列为冠状动脉疾病可能性较高时慢性胸痛的最合适测试之一（ACR AC 9）。相同适当性水平的替代方法包括胸片、心脏 MRI 和冠状动脉造影。在这些检查中，SPECT MPI 的辐射剂量最高，比 MRI 检查的费用低，但可提供比胸片更详细的心脏信息，与动脉造影相比，不需要动脉穿刺。请注意，胸片通常与其他适当的模式一起进行，以排除胸痛的其他病因。负荷超声心动图没有辐射暴露，但如果经胸廓的方法限制了左心室的最佳视图，则提供的信息可能较少（ACR AC 8）。

F（读片）：在负荷和静息状态下进行 ^{99m}Tc SPECT MPI。应激可以是平板运动或药物血管舒张。当心肌灌注缺陷在负荷图像上显示，但在静息图像上不显示时，表明相应冠状动脉分布的血流限制性狭窄，则诊断为缺血。当静息和负荷图像上同一区域均可见灌注缺损，动态图像上局部室壁运动减少（或消失）时，诊断为心肌梗死。

E（快速执行）：SPECT MPI 检查显示缺血阳性通常需要进行冠状动脉造影，以进一步明确狭窄并立即进行球囊血管成形术和可能的冠状动脉支架植入术干预。小面积缺血可采用药物治疗，而较大面积（或存在多支血管疾病）可能需要冠状动脉旁路移植术（coronary artery bypass graft，CABG）。

参考文献

[1] BAGGISH A L，BOUCHER C A. Radiopharmaceutical agents for myocardial perfusion imaging. Circulation. 2008，118（16）：1668–1674.

第二节　胃肠道核医学

肝胆闪烁显像

肝胆闪烁显像（hepatobiliary scintigraphy，HBS）是一种使用放射性示踪剂的核医学检查，由于其胆红素样结构，由肝细胞从血液中吸收示踪剂。因此，该示踪剂可动态显示肝细胞功能（肝脏清除血液中的放射性示踪剂）和胆汁流动（放射性示踪剂通过胆管并进入肠道）。最常用的放射性示踪剂是 $^{99m}Tc-$ 甲溴菲宁。该试验最常见的适应证包括急性胆囊炎（acute cholecystitis，AC）、功能性胆囊疾病引起的慢性腹痛（也称为胆囊运动障碍）和术后胆漏。显像通常在动态二维平面模式下进行（图 5-2-1A），但静态二维平面成像和偶尔的 SPECT 或 SPECT/CT 可能有助于澄清或解决不确定的结果。

急性胆囊炎的病理生理原因是胆囊管的梗阻。HBS 上胆囊活动的非可视化功能证明了胆囊管梗阻，这不能通过其他非侵入性试验直接成像。因此，与其他模式如超声、CT 和 MRI（仅显示胆囊炎的间接体征）相比，HBS 具有较高的特异性，并且适用于其他检测结果不明确的情况。获得可靠的 HBS 结果的关键是充分的患者准备。例如，如果患者在餐后不久进行检测（刺激胆囊收缩和排空），放射

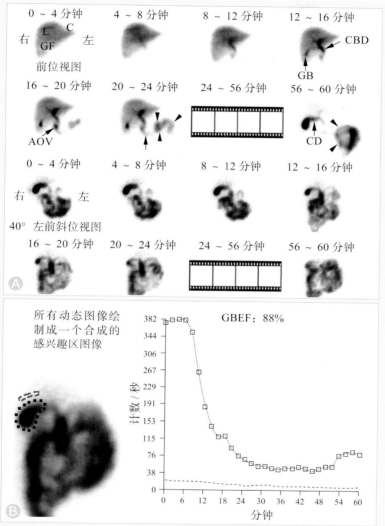

图 5-2-1 肝胆显像和胆囊排泄分数

A. 慢性腹痛患者的 HBS 检查，在前 4 分钟内肝细胞功能正常，因为所有放射性示踪剂均已从心脏血池（C）中清除，并集中在肝脏（L）中，在前两个图中可观察到进一步的正常胆道功能：在 12～16 分钟，示踪剂见于胆囊（GB）和胆总管（CBD）；在 16～20 分钟，示踪剂见于 Vater 壶腹（AOV）；在 20～24 分钟，示踪剂已到达十二指肠（箭头）和空肠（三角箭头）；在 56～60 分钟，通过胆囊管（CD）进一步充盈胆囊，微量示踪剂保留在肝脏中；B. 使用辛卡利特胆囊收缩素（合成 CCK）刺激后拍摄的图像，显示用于测量胆囊 EF 的胆囊快速剧烈排空，Post-sincalide 复合图像显示了胆囊感兴趣区（ROI，黑色虚线轮廓），其通过肝脏中的背景活性（灰色虚线轮廓）进行校正，如图中绘制的随时间变化的曲线所示（白色方块通过表示 GB 活性的白色虚线连接，灰色虚线表示图中的背景肝脏活动），计算得出的 GBEF 为 88% 是正常的。

性胆汁在检测期间将无法进入收缩的胆囊，并可能导致假阳性结果；在试验前用吗啡治疗患者疼痛超过 24 小时，导致 Oddi 括约肌收缩，由此产生的压迫使胆汁回到胆囊中，防止放射性胆汁流入胆囊并导致假阳性结果。因此，在试验前避免使用吗啡或其他麻醉药至关重要。但是，在最近未使用麻醉剂的患者中，在试验期间给予吗啡将通过相同机制增加括约肌的压迫，以加速胆囊的填充，加快结果并增强试验的特异性。

功能性胆囊疾病的基本发现是胆囊排空异常，通过计算刺激胆囊收缩后的排出分数（EF）在 HBS 上进行测试。胆囊收缩素（cholecystokinin，CCK）是胃响应脂肪餐释放的化合物，可引起胆囊收缩并将胆汁释放到小肠中，以帮助脂肪乳化，从而充分消化。在 HBS 检查时，通过输注辛卡利特（一种 CCK 的合成物质）进行模拟。刺激时，可计算胆囊排出的胆汁量为百分比，测量胆囊排出分数（图 5-2-1）。当在 60 分种内输注 0.02 μg 辛卡利特时，正常胆囊 EF 为 38% 或更高（图 5-2-1B）。缓慢的输注速率至关重要，因为输注速度过快可能导致患者因胆囊痉挛而出现腹痛。胆囊 EF 异常患者常行腹腔镜胆囊切除术，以解除痛苦。

当胆囊切除术并发胆囊管不完全闭合或胆管树其他部分损伤时，HBS 也可用于研究胆漏。阳性扫描将显示放射性标记胆汁在胆道系统或肠腔外溢出（渗漏）时，显示其沿腔外表面扩散和形成离散的积液。

胃排空试验

胃排空试验（gastric emptying test，GET）可定量并描述放射性标记食物从胃腔排空的过程。该检查的国际标准固体餐由 ^{99m}Tc-硫胶体煎炸的蛋清（相当于 2 个鸡蛋）、2 片面包、适量草莓酱和 120 mL 水组成。GET 的适应证包括功能性消化不良、糖尿病性胃轻瘫和胃手术前排空的评估（如胃底折叠术等）。在时间为 0（摄食后即刻）和摄食后 1 小时、2 小时和 4 小时，在前后投影中获得静态图像。在 1 小时、2 小时和 4 小时，胃排空的膳食百分比的正常范围分别为 ≥ 10%、≥ 40% 和 ≥ 90%。1 小时排空 > 70% 被认为是胃快速排空（即倾倒综合征）。

如果不能使用固体餐，可使用标记有放射性示踪剂的水 300 ~ 500 mL 作为替代。值得注意的是，固体餐以线性方式排空，而液体餐以指数方式排空。用 ^{99m}Tc-硫胶体标记的全脂牛奶或婴儿配方奶粉可用于幼儿胃排空，称为"牛奶扫描"。请注意，由于牛奶与胃酸相互作用时会凝乳，食用时有效地成为固体食物。除了胃排空，该研究还评估了胃食管反流，胃食管反流是发育停滞的幼儿和新生儿的另一个常见问题。

胃肠道出血闪烁显像

胃肠道（gastrointestinal，GI）出血闪烁扫描动态描述血池分布，可识别血液主动外渗入肠腔。本研究采用 ^{99m}Tc 标记的自体红细胞（^{99m}Tc-RBC），标记可在任何核医学机构使用商品化试剂盒进行，需要 1 ~ 3 mL 全血，整个标记过程在 20 分钟内完成。一旦开始，扫描方案可以在随后的 24 小时内连续和（或）间歇性监测出血。胃肠道出血通常是间歇性的，并且活动性失血难以进行临床评价。鉴于此，胃肠道出血闪烁显像是检测隐匿性胃肠道出血最敏感的方式，因其可以检测低至 0.04 mL/min 的失血。

图 5-2-2 显示 ^{99m}Tc-RBC 首先呈正态分布，随后出现小肠出血。图中显示了活动性出血的位置，并将帮助其他相关检查如介入放射学检查，可更快地识别责任的血管。应该注意的是，胃肠道出血扫描显示活动性出血后经过的时间越长，血管造影显示仍然存在的可能性越小，因为胃肠道出血通常是间歇性的。因此，在患者进行扫描之前，通过相关检查如血管造影和（或）手术制订明确的干预计划至关重要。如果在扫描发现活动性出血之前不考虑下一步的临床治疗，决策和行动所需的时间通常会造成延迟，并可能使出血停止，使后续血管造影无效。

虽然胃肠道出血研究可以高灵敏度地诊断上消化道出血（Treitz 韧带上方），但不适合作为初步检查。如果通过鼻胃管和（或）内镜检查的胃抽吸物结果为阴性，则进行胃肠道出血扫描是合理的。相反，胃肠道出血扫描适用于急性下消化道出血的初步检查。结肠镜检查的价值有限，因为肠腔内血液使得难以目视识别出血源。血管造影术可用于诊断和治疗下消化道出血。但是，为了在血管造影术的过程中检测出血，患者必须在碘造影剂通过动脉的几秒钟内以大约 1 mL/min 的速度发生活动性出血。如果需要，可在长达 24 小时内以 1 ~ 2 小时间隔对患者进行连续成像，标记的红细胞研究没有这种局限性。连续成像增加了检测到间歇性活动出血的可能性，并允许定位出血部位（小肠、升结肠、横结肠、降结肠或直肠）。

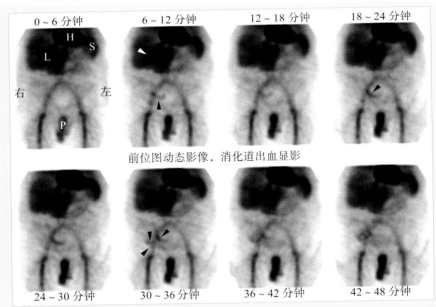

0～6分钟　　6～12分钟　　12～18分钟　　18～24分钟

H　S
L
右　　左
P

前位图动态影像，消化道出血显影

24～30分钟　　30～36分钟　　36～42分钟　　42～48分钟

胃肠道出血扫描，血池中初始示踪剂活性正常：心脏（H）、主动脉、腔静脉、髂血管、肝脏（L）、脾脏（S）和阴茎海绵体（P）。沿肝脏的细微曲线活动（白色三角箭头）是肝门血管中的正常示踪剂。在6～12分钟帧上，腹部中线右侧有一个新的细微曲线放射性浓聚灶（黑色三角箭头），其中心位置提示小肠。但是，活动性胃肠道出血的诊断定义需要2个额外的标准：强度变化和移动。这种活动的强度随着时间的推移而增长，如18～24分钟帧和30～36分钟帧所示，活动以环形"之"字形模式移动，这是小肠的典型特征。值得注意的是，阴茎内的活动可与直肠出血相混淆。虽然这种活动很强烈，但不会移动，因此不符合出血标准。

图5-2-2　胃肠道出血成像

Meckel 扫描

　　Meckel 扫描旨在识别小肠 Meckel 憩室中是否存在异位胃黏膜，异位胃黏膜在出生时即存在，是脐肠系膜管的前庭残留物。它包括胃黏膜的异位，可能导致消化性溃疡和出血。下面通过介绍一例典型病例来说明，患者是一名幼儿，表现为胃肠道出血。放射性药物为 ^{99m}Tc-高锝酸盐，被胃黏膜主细胞明显摄取。该显像耗时约1.5小时，显示右下腹象限摄取与正常胃摄取同时出现，并随时间的延长增加活性（图5-2-3）。请注意，一些 Meckel 憩室含有与胃黏膜不同的组织类型（即胰腺组织）。不含胃黏膜的憩室不能通过该扫描识别，因为放射性示踪剂提取和随后的可视化需要胃黏膜主细胞。

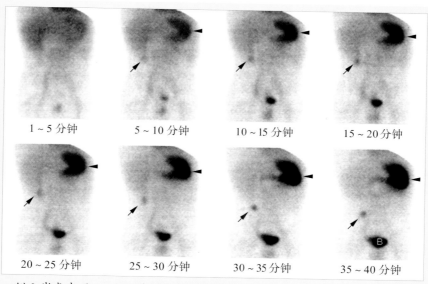

1~5 分钟　　　5~10 分钟　　　10~15 分钟　　　15~20 分钟

20~25 分钟　　　25~30 分钟　　　30~35 分钟　　　35~40 分钟

一例 3 岁患者因 24 小时前经直肠出现鲜红色血液，进行 Meckel 扫描。在该患者的胃部（三角箭头）和右中腹部的胃外病灶（箭头）中观察到放射性示踪剂。随着时间的推移，2 个区域均表现出逐渐增加的活性，且同时发生，说明 Meckel 憩室含有异位胃黏膜。胃外病灶在采集过程中移动，这是 Meckel 憩室的典型特征，因为其在相对较长的肠系膜上移动相当大。在膀胱（B）中可观察到示踪剂的正常生理排泄。

图 5-2-3　Meckel 憩室典型图像

　　S（安全性）：腹部超声通常首先对发热、右上腹疼痛、白细胞升高和墨菲征阳性的患者进行检查，因为它没有电离辐射，可以快速进行。如果这些结果不确定，可能需要增加涉及电离辐射的其他检查。

　　A（适当性）：腹部超声是上述患者最适合进行的首次检查（ACR AC 9）。但是，超声表现往往是不确定的，特别是当患者在急诊科接受了止痛药，使墨菲征不可靠时。在这些情况下，胆道闪烁成像（ACR AC 6）是适当的下一步检查，因其比 MRI（ACR AC 6）的检查费用更低但能提供更有价值的生理信息，不涉及任何类型的造影剂，并且提供的辐射暴露比腹部 CT（ACR AC 6）更少。

　　F（读片）：在 60 分钟的动态成像结束时，不存在放射性标记胆汁的胆囊充盈，这与胆囊管梗阻有关，因此在当前情况下存在急性结石性胆囊炎。为证实这一诊断并限制假阳性检查，可给予吗啡（0.04 mg/ kg）

使 Oddi 括约肌收缩，迫使胆汁回流入胆囊管。如 30 分钟胆囊不显影，可做出诊断。在有患者对吗啡过敏的情况下，应在 4 小时内对患者进行成像，以确认无胆囊充盈。

　　E（快速执行）：符合急性结石性胆囊炎的患者必须立即转给初级临床服务机构，以加快外科会诊和胆囊切除术。通过胆管闪烁显像进行明确诊断，可能有助于减少不必要的辐射暴露，以寻找患者疼痛的其他原因。

第三节 肿瘤核医学

目的 ▶▶

1. 解释正电子发射计算机断层扫描（PET）的原理。
2. 描述 ^{18}F-FDG PET/CT 的患者准备。
3. 列出 ^{18}F-FDG PET/CT 的最常见适应证。
4. 陈述最常见的 PET 缺陷。
5. 列出淋巴闪烁显像的常见适应证。
6. 解释前哨淋巴结的概念。
7. 阐述甲状腺癌的放射性碘全身扫描及治疗原则。

正电子发射计算机断层扫描

正电子发射计算机断层扫描（positron emission computerized tomography，PET）是一种成像方法，用于描绘体内正电子发射型放射性药物的分布。肿瘤成像是目前 PET 的主要临床应用，但许多其他应用，如心脏成像和其他成像，正在继续开发中。

正电子是电子带正电荷的对应物（反物质当量）。它在衰变过程中从原子核中发射，并与自由漂浮的电子发生湮灭反应，将其组合质量转化为能量。该能量转化为 2 个 511 keV 伽马光子，并以彼此相反（即 180°）的方向发射。这些光子同时撞击 PET 扫描仪探测器环的对侧，计算方式通过定位收集数据的湮灭事件来重建图像（图 5-3-1）。

当今医学上最常用的正电子发射同位素和放射性药物是氟-18（^{18}F）和 ^{18}F-氟脱氧葡萄糖（^{18}F-DG）。^{18}F-FDG 是经静脉给药，如今大多数机构使用混合 PET/CT 摄影对其进行成像（图 5-3-2）。^{18}F-FDG 是一种葡萄糖类似物，其细胞摄取与细胞的代谢需求成正比。与葡萄糖不同的是，在糖酵解过程中己糖激酶磷酸化 ^{18}F-DG，它被捕获在细胞内，既不能沿着糖酵解途径进一步发展，也不能逃逸出细胞，因此可以对其进行定位和测量。绝大多数肿瘤细胞具有高代谢

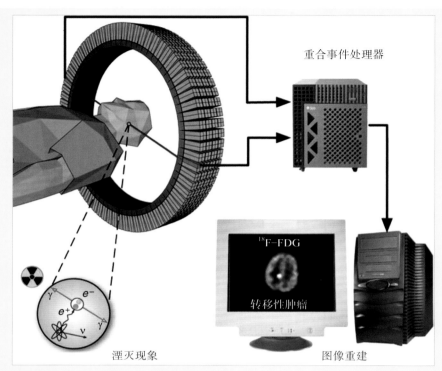

该图说明了 PET 显像的处理原理。正电子（e⁺）从同位素的原子核发射，与电子（e⁻）碰撞，导致湮没事件，将其质量转化为以相反方向发射的 2 个伽马光子。这些光子由扫描仪的探测器（围绕患者的大环）配准。记录此事件后，将数据转发到处理单元，该处理单元确定 2 个事件是否为重合事件（同时发生）。将所有重合转发到图像处理单元，通过数学图像重建过程生成最终图像（这张图来源于 Jens Langner 发布到公共领域的图像）。

图 5-3-1　PET 显像原理示意

需求，导致糖酵解和己糖激酶活性增加，以提供快速生长所需的能量。这个关于 ¹⁸F-FDG PET/CT 图像的过程被清晰地描绘出来（图 5-3-3）。

　　研究前患者的准备很重要，主要有 2 个原因：①减少正常心肌的 ¹⁸F-FDG 摄取，提高心肌或心包肿瘤检测的灵敏度；②可为肿瘤的 ¹⁸F-FDG 摄取创造有利的环境。心肌因其能量需求而有利于糖酵解，但在碳水化合物剥夺过程中也可使用脂肪酸。因此，指导患者在扫描前几天保持低碳水化合物饮食，并嘱患者在 ¹⁸F-FDG 注射前禁食至少 6 小时。禁食可阻止葡萄糖和 ¹⁸F-FDG 向骨骼肌的生理性摄取，这将减少可用于肿瘤摄取的 ¹⁸F-FDG。在糖尿病患者进行扫描时需要特别小心，因为高葡萄糖水平（通常高于 200 mg/dL）可以竞争性抑制肿瘤摄取 ¹⁸F-FDG。此外，

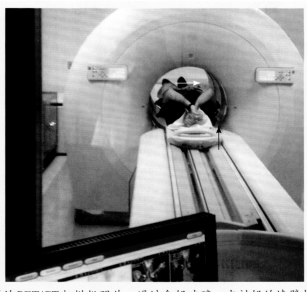

从控制室拍摄的 PET/CT 扫描仪照片，通过含铅玻璃、内衬铅的墙壁与扫描仪分离，以保护工作人员免受 CT 产生的 X 射线和患者发射的伽马射线的影响。摄像机包含 2 个成像环：CT 机架（黑色箭头）和 PET 探测器（白色箭头）。通过专用成像计算机重建图像，并在将研究提交给放射科医师进行评估之前由技术人员进行检查。

图 5-3-2　PET/CT 扫描仪

在试验后数小时内给予胰岛素以降低葡萄糖水平可引起相似的 ^{18}F-FDG 移动进入骨骼肌，必须避免。同样，当患者暴露于寒冷的环境中时，可刺激棕色脂肪组织中葡萄糖利用增加，表现为强烈的 ^{18}F-FDG 摄取。这可能会掩盖结果并降低检测的准确性。因此，鼓励患者在检查时穿戴温暖舒适的衣服，并使用毛毯保持温暖。

医疗保险批准支付的首个 ^{18}F-FDG PET/CT 适应证是评估孤立性肺结节发生恶性肿瘤的可能性。18FDG PET/CT 目前适用于对多种恶性肿瘤进行分期、再分期、评估治疗反应和监测。前列腺癌和肾细胞癌具有不同的 ^{18}F-FDG 摄取，因此不属于本试验的获批适应证。由于 ^{18}F-FDG 摄取对恶性肿瘤无特异性，其摄取不应用于恶性肿瘤的最终诊断。^{18}F-FDG 摄取最常见的良性原因之一是活动性炎症。事实上，^{18}F-FDG PET/CT 已在许多国家用于不明原因发热的检查。不幸的是，目前医疗保险尚未批准用于该适应证。摄取 ^{18}F-FDG 的其他良性原因包括良性肿瘤、创伤、骨折、手术部位愈合和血肿。假阴性研究证实更多地发生在通常显示 ^{18}F-FDG 摄取较差的肿瘤中，如原位腺癌和微创肺腺癌、边缘区淋巴瘤和黏液性结肠癌。

219

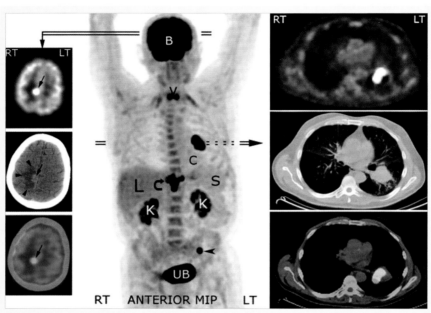

一例诊断为非小细胞肺癌的 72 岁男性的 ^{18}F-FDG PET/CT 扫描。最大密度投影（MIP）图像（中心）显示 ^{18}F-FDG 生物分布正常：脑（B）和声带（V）强活性，肾脏（K）将示踪剂排泄到膀胱（UB），肝脏（L）中度活性，脾脏（S）细微示踪剂。由于碳水化合物剥夺饮食和禁食 8 小时，与预期相符的心脏（C）没有放射性。在脑的强度调整图像上（双线箭头，左前），在皮髓质交界处有转移病灶（箭头），这是一个典型的转移位置。相应的 CT 切片显示病变（箭头）和周围水肿（箭头）。融合图像（CT 上的彩色编码 PET）进行了解剖定位。肺的代表性图像（双虚线箭头，右前）显示原发性肺肿瘤内有强烈的 ^{18}F-FDG 活性，与 CT 上观察到的较大实性变相关。融合图像证实相邻塌陷肺组织内缺乏活性。下胸椎（弯曲箭头）和左髂骨（凹底箭头）有骨转移灶。

图 5-3-3　PET 显像

淋巴闪烁显像

　　淋巴闪烁显像是描述淋巴液流动和淋巴结分布的检查，这是识别受肿瘤影响区域（也称为前哨淋巴结）的第一个淋巴结的有用测试。最常用的放射性药物是皮肤癌病例皮内注射 ^{99m}Tc 标记的硫胶体，乳腺癌乳晕下区注射 ^{99m}Tc 标记的硫胶体。如果肿瘤沿淋巴管扩散，则应将前哨淋巴结作为接受该治疗的第一个淋巴结，淋巴闪烁显像已被证实可用于乳腺癌和皮肤癌（如黑色素瘤）的局部淋巴结分期。因为乳腺癌有预期的腋窝引流，二维图像能够为非常熟悉腋窝解剖结构的外科医师提供指导（图 5-3-4）。由于黑色素瘤可累及各种皮肤区域，淋巴引流预测较

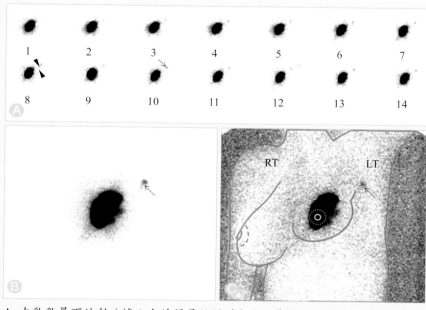

A. 左乳乳晕下注射（帧 1 上的强局灶活动）后，获得 35° 左前斜位视图中胸部的动态图像，每帧 1 分钟，图像显示在第 3 ~ 8 帧（三角箭头）上观察到的通道末端，放射性示踪剂迁移到左腋窝淋巴结（箭头）；B. 注射后 30 分钟在相同左前斜位视图中获得的静态图像显示与前哨淋巴结一致的清晰放射性浓聚灶（箭头）；C. 为了更好地了解其位置，在相同的左前斜位视图中获得透射视图，透射图像类似于 X 线片，但代替 X 射线管的是一个平坦均匀的放射源，放置在患者背部后方，绘制患者身体轮廓（橙色线）有助于了解左乳房（LT）被向上拉并向内侧移位，用胶带固定在适当位置，因此不会阻塞或掩盖腋窝内的位置（箭头），右侧（RT）乳房自然位于右侧腋窝上方。

图 5-3-4 淋巴显像

少，SPE CT/CT 用于解剖定位前哨淋巴结，有助于手术时定位。该测试需要 1 ~ 1.5 小时，通常在计划手术的 24 小时内完成。

之前在这些癌症中进行了根治性淋巴结切除术，以确定是否存在肿瘤（分期）并清除局部肿瘤扩散。但是，这显著提高了并发症（如淋巴水肿）的发病率。仅识别和切除前哨淋巴结可显著降低手术范围，并将潜在发病率降至最低，尤其是在前哨淋巴结中未发现肿瘤时。

全身放射性碘扫描

全身放射性碘（whole-body radioactive iodine，WB RAI）扫描是一种使用碘

同位素明确分化型甲状腺癌（differentiated thyroid cancer，DTC）放射性碘亲和力的检查。碘摄取使 DTC 适合放射性碘成像、治疗和监测（图 5-3-5）。成像最常用的 γ 发射型同位素是 ^{131}I 和 ^{123}I，以碘化钠的形式口服给药。一些 DTC 是偶然发现的，且甲状腺肿瘤的直径< 1 cm，可能只需要甲状腺切除术。更大的 DTC 在术后需要额外的放射性碘治疗。由于手术不能安全切除所有的甲状腺组织，首次放射性碘治疗主要针对良性残余甲状腺组织完成甲状腺切除，称为放射性碘清除。清除残余甲状腺允许随后有效地使用甲状腺球蛋白（Tg）进行 DTC 监测。由于 Tg 由正常和癌性甲状腺细胞产生，因此检测残留或复发性 DTC 需要消融（即 Tg 的升高都是源于肿瘤生长）。

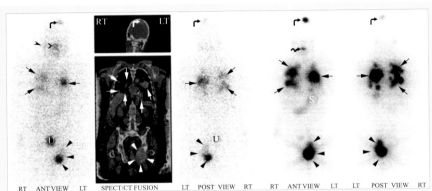

5 mCi ^{131}I 给药后 48 小时，在全身平面模式和 SPECT/CT 中获得的诊断图像显示在垂直分割线的左侧。SPECT/CT 融合图像（颜色编码为蓝色）确认肺部（箭头）、左侧骨盆（三角箭头）和颅顶（弯曲箭头）有异常放射性。鼻咽（开放箭头）、唾液腺（凹底箭头）和膀胱（U）有生理放射性。垂直分割线右侧的图像显示 100 mCi ^{131}I 治疗剂量给药后 7 天重复全身扫描，显示相同的摄取部位和肺转移性疾病的其他部位。胃中存在生理放射性（S）。大部分唾液放射性已清除，部分保留在口腔中（连续弯曲箭头）。由于剩余血池放射性几乎完全排泄，因此观察不到尿液中的放射性。

图 5-3-5　^{131}I 扫描成像

使用放射性碘进行诊断或治疗的关键先决条件之一是在扫描或治疗之前耗尽被检查者身体中的碘，这将显著增加肿瘤对放射性碘的摄取。因此，患者接受低碘饮食 2 周（需要遵循的挑战性饮食）。碘摄取的另一个关键先决条件是用内源性促甲状腺激素（通过停止激素替代，引起医源性甲状腺功能减退）或通过肌内注射给予人重组 TSH 类似物来刺激甲状腺组织。

S（安全性）：给予放射性碘治疗分化型甲状腺癌，要求患者在吞服治疗后遵循一系列严格的放射预防措施。放射性碘主要通过唾液和尿液从体内消除。因此，患者必须经常洗手，始终使用单独的器具（如盘子和眼镜），并使用单独的浴室，在如厕后冲洗2次。

A（适当性）：甲状腺癌必须首先手术治疗，需要行甲状腺全切术和双侧颈部淋巴结清扫术。如果存在高分化甲状腺癌及碘显影甲状腺癌，应使用放射性碘全身扫描评估患者。目前，是否使用放射性碘治疗、使用何种剂量和何种制剂（合成促甲状腺激素TSH刺激与激素停药）仍存在争议。但是，放射性碘治疗已被证明是清除残留甲状腺和转移性甲状腺癌治疗的有效和安全药物。

F（读片）：放射性碘的正常生物分布包括唾液腺、胃、肝、肠和泌尿系统。首次术后检查甲状腺床内的摄取是必须的，因为在手术时极难切除所有的甲状腺组织。侧颈部摄取灶通常表示淋巴结受累，以及相邻主要淋巴结摄取。SPECT/CT扫描可用于定位异常摄取，尤其是存在于骨骼、肺部或腹部时。

E（快速执行）：与转移性疾病有关的摄取病灶通常需要放射性碘治疗。虽然甲状腺癌通常是一种生长缓慢的癌症，患者全身扫描的准备可能需要治疗（通过合成TSH给药或激素停药），即有一个最佳给药窗口，应尽一切努力确保及时治疗患者。

第四节　肺核医学

> **目的**
>
> 1. 定义通气 – 灌注肺闪烁显像。
> 2. 定义肺灌注和通气扫描中使用的放射性药物及该检查的生理学原理。
> 3. 描述基于概率的通气 – 灌注肺扫描解释和 3 种系统的差异。
> 4. 描述定量（差异）肺闪烁显像的原理。
> 5. 列出定量（差异）肺闪烁显像的主要适应证。

通气 – 灌注或通气血流比值（V/Q）扫描是一种成像技术，旨在了解生理学及在较小程度上了解这些功能的解剖结构，多适用于肺栓塞或血栓栓塞。

通过紧贴式面罩吸入放射性气体（如氙 –133）或气溶胶（如雾化器分配的 ^{99m}Tc–DTPA 气溶胶）后进行通气评估，并可以对肺气流进行局部评估。V/Q 扫描的通气部分通常首先进行，因为通气期间使用的放射性示踪剂在呼气期间消除或以足够小的放射性给药，使得灌注期间使用的放射性示踪剂覆盖研究通气部分的残留放射性。静脉注射 ^{99m}Tc 标记的人大颗粒聚集白蛋白（^{99m}Tc-macroaggregated albumin，^{99m}Tc-MAA）后进行灌注成像，MAA 由小颗粒（平均直径为 15 ~ 30 μm）组成。这些颗粒大于肺毛细血管系统（约 7 μm），因此，在首次通过期间，几乎所有放射性标记颗粒均被肺过滤，与局部肺动脉血流成比例。该测试可以使用平面（目前最常用的方法）或 SPECT 成像进行[1]。

静脉注射 300 000 ~ 500 000 个 ^{99m}Tc-MAA 颗粒后对灌注进行成像。肺内有 3 亿~ 5 亿个肺泡，周围有毛细血管网，保守估计有 1/1000 的毛细血管会被阻塞，这通常是安全的。但对有严重肺动脉高压的患者例外，因这类患者伴有肺泡和毛细血管明显减少，用 ^{99m}Tc-MAA 阻断额外的毛细血管可促发右心衰竭。因此，在重度肺动脉高压患者中，给予的颗粒量通常减少，在患者出现右心损伤体征的情况下建议谨慎注射。本研究的禁忌证是对人白蛋白产品过敏（此种非常罕见）。

检测肺栓塞的基本 V/Q 扫描原理是基于检测正常通气下的灌注缺损，称为

V/Q 不匹配。灌注缺损越大，其数量越多，发生肺栓塞的概率越高，至少需要 2 个较大的节段性不匹配才能合理确定患者患有肺栓塞（称为肺栓塞阳性研究）。如果灌注缺损与通气异常相匹配，则肺栓塞的可能性较低。这些结果通常反映了局部缺氧介导的血管收缩的基于空腔性疾病，进而导致匹配的 V/Q 缺陷。V/Q 扫描的不同模式包括大小、数量、分布和相应胸部 X 线结果的变化。这些模式可分为 3 类：肺栓塞研究阴性、肺栓塞研究阳性和不确定。这种解释系统被称为三元方法。

在 V/Q 扫描中，妊娠是一个特别关注的问题，因为全身接受辐射暴露（量很小），特别是 ^{99m}Tc-DTPA，它从肺泡清除进入血液，最终进入膀胱（靠近子宫）。因此，妊娠患者最初应省略检查的通气部分，并以可能的最低活性进行灌注。如果灌注图像显示可疑缺损，之后可进行通气显像（图 5-4-1）。

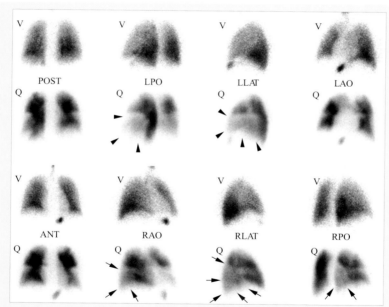

使用 ^{99m}Tc-DTPA 气雾剂获得的通气（V）在顶部，使用 ^{99m}Tc-MAA IV 获得的灌注（Q）在底部，根据 8 个标准视图配对：后部（POST）、左后斜位（LPO）、左外侧位（LLAT）、左前斜位（LAO）、前部（ANT）、右前斜位（RAO）、右外侧（RLAT）和右后斜位（RPO）。通气（V）图像显示放射性的正常生理分布。灌注（Q）图像显示左肺下叶（三角箭头）有一个大的节段性灌注缺损（放射性减少），右肺下叶有第二个大的节段性缺损（箭头）。由于这两个区域都有正常的通气，这是一个"不匹配"，肺栓塞呈阳性。值得注意的是，胸部 X 线检查正常。

图 5-4-1　肺通气 / 灌注显像提示大概率肺栓塞

CT 肺动脉造影（CT pulmonary angiography，CTPA）取代 V/Q 扫描作为肺栓塞的初步诊断成像。但是，最近有学者担心这种检查方式可能过于敏感，导致过度诊断和过度治疗。其主要优势包括：①在大多数医院全天随时可用；②快速运行时间；③简单解释结果为阳性、阴性或不确定（通常是由于技术原因）。

不确定的 V/Q 结果对临床管理的帮助最小，最有可能存在胸部 X 线不确定；在这种情况下，CTPA 更有利。V/Q 扫描可能需要几个小时才能获得，如果在正常工作时间后订购，甚至需要更长时间，因为技术人员通常需要从家中呼叫，并且放射性药物必须新鲜制备。CTPA 的禁忌证包括造影剂过敏和肾功能不全（此时 V/Q 扫描成为首选方式）。慢性肺栓塞引起的肺动脉高压是 V/Q 可能比 CTPA 更敏感的另一种情况 [2]。肺动脉造影仍然是诊断肺栓塞的金标准，如果在进行 V/Q 或 CTPA 扫描后诊断仍存在疑问，则肺动脉造影可能有必要进行检查。

进行定量肺闪烁显像或肺功能差异扫描，以预测肺手术（肺切除术或肺叶切除术）后的肺功能和量化肺动脉血流受损患者的不对称性，通常作为先天性心脏病的一部分。这两种适应证的共同原则是基于用 ^{99m}Tc-MAA 进行的灌注图像是肺血流量和肺呼吸气体交换功能的最佳相关因素这一事实。研究表明，在量化气体交换功能时，进行通气研究不会比单独灌注增加显著信息，这可能是因为血流和气体交换功能是耦合的。

基线肺功能异常（即重度大泡性肺气肿）的肺癌患者的关键问题是术后剩余肺功能是否足以支持患者生存，尤其是在围手术期患者首次脱离呼吸机支持时。在这种情况下，可预测并发症的基本肺功能参数是术前和预测术后一秒用力呼气容积（forced expiratory volume in one second，FEV_1）。图 5-4-2 中的示例显示了如何计算预测的术后 FEV_1。

肺动脉狭窄通常是先天性心脏病的一部分，通常是单侧的。这些患者通过手术，如球囊血管成形术和支架植入术，可以纠正或改善症状。在 ^{99m}Tc-MAA 图像上使用相同的左肺与右全肺定量，可以检测、量化和跟踪肺血流的不对称性，以监测再狭窄。

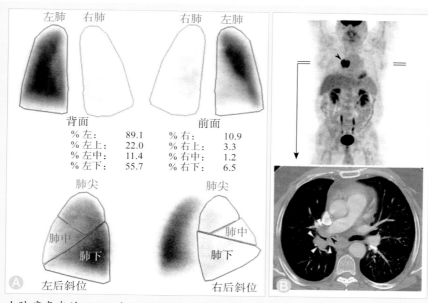

右肺癌患者的 FEV_1 为 1.92 L/min，这与肺切除术的清除有关，需要进一步评价。A. 前投影和后投影中的灌注图像允许基于计数计算每个肺对肺功能的贡献，比例计算预测右肺切除术后 FEV_1 为 1.71 L/min，足以维持术后气体交换，下图显示了后斜位图像，允许计算单个肺叶对整体肺功能的贡献，并可用于预测肺叶切除术后的功能；B. 顶部 PET/CT MIP 图像（长箭头）显示患者的非小细胞肺癌位于右肺门，无转移癌，肿瘤（CT 上白色三角箭头）压迫右主支气管（黑色凹底箭头）和主肺动脉分支，导致右肺通气和灌注严重减少。

图 5-4-2 定量肺功能显像

S（安全性）：减少辐射暴露对妊娠患者尤其重要。虽然患者和胎儿将通过 CTPA 和 V/Q 扫描暴露于辐射，但 V/Q 产生的辐射较少，尤其是当作为低剂量仅进行灌注扫描时（无 ^{99m}Tc-DTPA 通气部分，是经肾脏消除并进入膀胱）。

A（适当性）：在疑似肺栓塞（ACR AC 9）的情况下，胸片是首选检查，因为患者通常伴有呼吸短促和胸痛。这是一种廉价的方式，可以快速获得，并提供初步的诊断信息，以协助知情决策。如果仍怀疑肺栓塞，尤其是在胸片正常的情况下，应酌情进行 CTPA 或 V/Q 扫描。

F（读片）：V/Q 扫描包括 2 次单独的放射性示踪剂给药，用于评估通气（有效接收空气的肺区域图）和灌注（有效接收血液的肺区域图）。

当遇到"不匹配"时，怀疑肺栓塞的诊断，其中肺区域通气但未灌注。在适当的临床环境中，这是造成不匹配的肺栓塞的原因。

E（快速执行）：疑似肺栓塞的诊断需要紧急口头通知主要临床服务机构，以确保迅速开始适当的抗凝治疗，以限制发病率和死亡率，或者可能由介入放射学部门使用下腔静脉（IVC）滤器进行替代治疗。

参考文献

[1] REINARTZ P，WILDBERGER J E，SCHAEFER W，et al. Tomographic imag ing in the diagnosis of pulmonary embolism：a comparison between V/Q lung scintigraphy in SPECT technique and multislice spiral CT. J Nuc Med. 2004，45（9）：1501–1508.

[2] TUNARIU N，GIBBS S J，WIN Z，et al. Ventilation-perfusion scintigraphy is more sensitive than multidetector CTPA in detecting chronic thromboembolic pulmonary disease as a treatable cause of pulmonary hypertension. J Nuc Med. 2007，48（5）：680–684.

第五节　骨骼核医学

　　骨扫描或骨闪烁显像（bone scintigraphy，BS）是核医学成像中最早的诊断应用之一，目前仍然有用。目前的骨靶向放射性示踪剂可分为发射伽马射线（用伽马照相机成像）和发射正电子（用 PET/CT 成像）的示踪剂。四聚体基团统称为 ^{99m}Tc-聚磷酸盐（^{99m}Tc-PPs），包括 ^{99m}Tc-亚甲基二磷酸盐（^{99m}Tc-MDP）和 ^{99m}Tc-羟基亚甲基二磷酸盐。后一组包括 ^{18}F 标记的氟化钠（Na^{18}F）。它们均通过静脉给药，并通过称为化学吸收的过程被骨骼摄取，由此示踪剂掺入成骨细胞形成的钙羟基磷灰石晶体（calcium hydroxyapatite crystal，CHAC）基质中。通过这一过程，亲骨性放射性示踪剂反映了骨骼成骨细胞的活性。有时，放射性示踪剂可定位在软组织中的病理性或营养不良性钙沉积，如结直肠癌的钙化转移性肝脏病变、肺中的钙沉积或甲状旁腺功能亢进的胃中的钙沉积。

　　^{111}In 标记的白细胞（^{111}In-WBC）可与 ^{99m}Tc-PPs 联合使用，作为辅助放射性示踪剂，以增加识别骨髓炎的特异性（图 5-5-1）。由于两种同位素的排放存在显著差异，因此可以在各自的能量窗口中同时获得两者的图像。

　　再者，可以使用 ^{99m}Tc-WBC，但由于使用相同的同位素标记（^{99m}Tc），必须在与骨扫描不同的日期进行，排除了同步成像中彼此的差异。前一种方法的优点是骨闪烁显像和 ^{111}In-WBC 扫描可以同时采集，并且彼此固有地配准。因此，在 ^{111}In-WBC 浓聚灶上绘制感兴趣区使其能够放置在骨闪烁显像的相同位置上；在骨髓炎中会覆盖在骨上（图 5-5-1D 和图 5-5-1E）；在蜂窝织炎中会落在远离骨的软组织上。

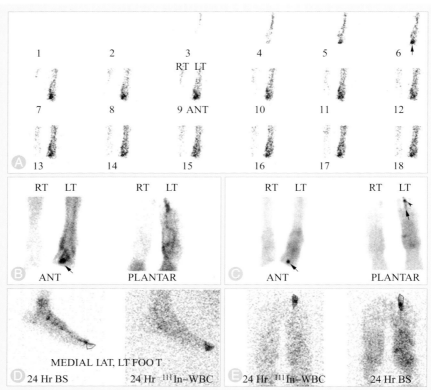

疑似左脚第二脚趾骨髓炎患者的部分骨三相 99mTc-PPs 扫描（BS）。A. 动脉或血流相（第一相）为前视图（ANT）中获得的每帧动态成像3秒，示踪剂出现在图像3的左脚，与受累脚趾相对应的局灶性放射性强烈（图像6，箭头），在第七帧，有正常放射性到达健侧，在动脉期观察到最强烈的局灶性放射性（帧4～9），在静脉期放射性强度降低（帧10以后），注释帧9，以显示左脚（LT）和右脚（RT）；B. 血池相（第二相）在 ANT 视图中显示了相似的结果（箭头），足底视图是通过将脚平放在摄像机探测器上获得的，摄像机探测器最能隔离受影响的脚趾，整个左脚的充血为中度，脚趾局部充血强烈（箭头）；C. 延迟相（3小时）斑点图像显示 ANT 视图上脚趾（箭头）局灶性强烈放射性，足底视图显示脚趾远端三分之一处的放射性浓聚灶（凹底箭头），近端放射性较轻（箭头）；D、E. 远端放射性较轻，与 X 线片上的骨破坏和 111In 标记的白细胞（111In-WBC）扫描上的放射性增加相关，这是由于该病灶处炎症压力增加（111In-WBC 扫描上不规则的黑色轮廓），降低了成骨细胞的活性，外侧（LAT，图 D）和足底（图 E）视图是正交投影，最能代表结果的分布。

图 5-5-1　骨三相扫描成像

99mTc-PPs 是骨闪烁显像最常用的放射性示踪剂，因此术语"骨扫描"通常是伽马照相机扫描的同义词。虽然骨中 99mTc-PPs 的最大摄取在注射后的前 20～30 分钟达到，但血池和软组织干扰活性产生的高背景噪声将妨碍在该时间范围内良好的骨骼可视化。随着放射性示踪剂被肾脏清除，骨骼可视化改善，并在 2 ~ 3 小时内达到最佳质量。在此期间饮用液体可改善示踪剂清除率和骨骼可视化的清晰度或对比度。

放射性示踪剂的摄取取决于 2 个变量：血流量和无定形（新形成）CHAC 的量。血流量增加（充血）的骨骼区域接受更多的放射性示踪剂输送，导致更多的摄取。成骨细胞在活跃生长、代谢或修复骨中铺设无定形 CHAC，为化学吸收提供更大的表面积，导致骨靶向放射性示踪剂的更多摄取。

骨扫描的常见适应证包括原发性骨肿瘤、良性肿瘤、转移性骨病（如前列腺癌、非小细胞性肺癌、乳腺癌、骨肉瘤等）、骨髓炎、背痛患者的活动性小关节病、应力性骨折、隐匿性骨折和代谢性骨病（如佩吉特病、骨纤维性结构不良等）。扫描异常本身并不具有特异性。模式（位置、分布、强度等）、与其他成像模式的相关性和患者的临床表现，允许解释者提供可能的特定诊断列表（差异）。通过应用其他相关影像学结果和（或）获得更详细的病史和体格检查结果，可以缩小差异。

伽马成像最常使用平面闪烁成像进行，但根据临床适应证和特定的临床困境，成像步骤（方案）可能不同。三期成像为：注射后即刻获得的动态动脉血流序列（图 5-5-1A）；注射后前 5 ~ 15 分钟获得的血池静态成像（图 5-5-1B）和 2 ~ 3 小时后获得的静态延迟（图 5-5-1C）。该方法在评价创伤性损伤（骨折、应力性骨折等）和骨髓炎（图 5-5-1）方面很有用。由于这些适应证通常涉及骨骼的小部分，因此病灶图像应足够。这种类型的扫描通常被称为"有限的"，指的是关注领域。对于骨转移性疾病的检测，仅需要静态延迟图像，通常使用全身成像模式获得（图 5-5-2）。更多详细信息，请参见核医学简介。

混合 SPECT/CT 在背痛检查中特别有用。可对小关节病和（或）CT 部分上的峡部裂的主动骨代谢进行精确的解剖定位（图 5-5-3），与诊断 CT 相比，获得的辐射剂量显著降低。在混合成像出现之前，单独使用 SPECT 很难区分这两种对局灶性的精确解剖定位要求高的病变。有必要与单独检查时获得的 CT 相关联。SPECT 和 SPECT/CT 在闪烁扫描病变检测方面比平面骨扫描更敏感，因为对比度分辨率更好。小关节病和脊椎滑脱都可以是无症状的，如在慢性和稳定状态下偶然发现，或有症状。而正常或最小的放射性示踪剂摄取通常见于前一种临

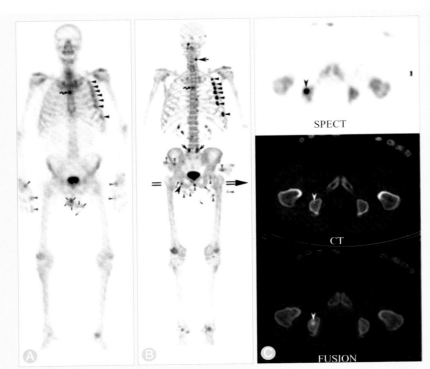

患者男性，65 岁，有前列腺癌治疗史，实验室监测发现新发前列腺特异性抗原升高。^{99m}Tc-PPs 全身骨扫描（图 A）的前位投影显示左胸部有多个轻度摄取灶（黑色箭头），以肋骨骨折的典型模式分布（通过局部疼痛和跌倒史证实）。颈椎和腰椎（凹底箭头）、手（灰色三角箭头）、胸骨小关节（弯曲箭头）、膝关节、左踝关节和肘关节这些以关节为中心的摄取区域是骨关节炎的典型特征。腹股沟的无定形活动是由于尿液污染（灰线）。几天后 Na^{18}F 扫描的前位最大强度投影图像（图 B）显示骨盆右下支摄取（凹底箭头）。骨盆上散在的多个小斑点（灰色三角箭头）与放置在骨盆上的手的关节炎病灶相关。通过盆腔病灶的轴向 CT（双线箭头朝右）（图 C）显示坐骨下支 PET 图像上的强病灶与 CT 上的小的成骨细胞病变相关，通过融合成像证实。

图 5-5-2　骨扫描显示多发骨转移
来源：由 Dr. Andrei HIagaru 提供。

床情况，后者通常与 Na^{18}F（图 5-5-2）和 ^{99m}Tc-PPs（图 5-5-3）的蓄积增加有关。

　　虽然骨扫描具有非特异性，但由于其灵敏度高，非常有价值。在骨丢失（溶骨性病变）或形成病理性密度增加（急性病变）之前，骨转换和成骨细胞活性明显增加。因此，在 X 线片上出现转移性疾病之前，以及在任何 CT 异常变得明显之前，在骨扫描上可以看到转移性疾病。骨扫描的另一个优点是能够通过单次放

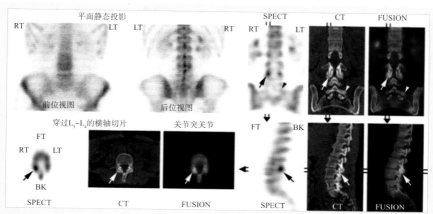

患者男性，56岁，主诉后背痛，三相有限平面骨扫描和SPECT/CT。血流和血池图像正常（未显示）。前位视图和后位视图中的点图像未显示明显异常。通过腰椎（右上）的冠状切片显示右侧L_3/L_4小关节有强烈的局灶性摄取（箭头）。左侧L_3/L_4小关节轻度摄取，不太明显。为进行比较，注意L_5/S_1面的正常活动（箭头）。通过焦点的矢状面（右下）和轴向面（左下）确认右侧L_3/L_4关节面的结果。

图 5-5-3　骨显像显示脊柱退行性疾病

射性示踪剂注射对全身成像，导致相对较低的辐射暴露。相比之下，CT对骨骼状况的特异性更高，但通常使患者暴露于更大的辐射负荷中，CT随着身体额外区域的覆盖而增加（注意：这不适用于通过注射放射性示踪剂确定辐射暴露的骨扫描，与获得的图像数量无关）。

　　S（安全性）：^{99m}Tc通过^{99}Mo"发生器"生产，其中^{99}Mo柱衰变为^{99m}Tc的亚稳态产物，并与铝表面分离。然后通过用生理盐水冲洗色谱柱从系统中提取。^{99m}Tc可单独使用或作为其他放射性药物的一部分与其他化合物结合使用。必须首先检查溶液，以验证^{99m}Tc没有（或极少）混杂^{99}Mo。这一点很重要，因为^{99}Mo通过β衰变（发射700 keV范围内的高能电子）而不是比^{99m}Tc低得多的同质异能跃迁（在140 keV下释放γ光子），对患者造成非常大（且不必要）的辐射暴露，必须检查从发生器中提取的每个样品（通俗地称为"挤奶"）的高能量衰变辐射，以确保患者安全。

　　A（适当性）：骨扫描通常使用连接到^{99m}Tc上的被称为亚甲基二磷

酸盐（MDP）的放射性药物进行。它是最适合用于评估转移性骨病（ACR AC 9）的检测之一，尤其适用于 2 期转移性乳腺癌和 PSA < 20 mg/mL 的前列腺癌患者。

F（读片）：少量 ^{99m}Tc-MDP 吸附在骨的羟基磷灰石基质上，扫描时可使整个正常骨骼显影。高于该背景放射性的摄取增加区域异常，表明放射性药物被整合到新骨形成中和（或）通过充血以更高比例递送到骨中，以对异常过程做出反应。异常摄取的差异很广泛，包括从骨折愈合到转移性疾病的一切，在当前临床背景下考虑异常模式对于正确解释至关重要。

E（快速执行）：在评价骨转移性疾病时，尤其是在乳腺癌和前列腺癌病例中，必须确定患者最近是否开始了新的治疗。先前确定的转移性疾病区域摄取增加的总体模式可能是由于对新疗法的闪烁现象（即炎症）和被误诊为转移性疾病。在疑似闪烁现象的情况下直接联系患者或其主管医师通常是实现正确诊断的宝贵步骤。

参考文献

[1] WONG K K，PIERT M. Dynamic bone imaging with ^{99m}Tc-labeled diphosphonates and 18F-NaF：mechanisms and applications. J Nucl Med，2013，54（4）：590-599.

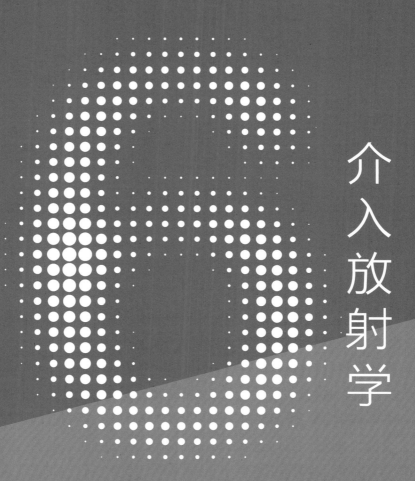

介入放射学

第一节　诊断性动脉造影

动脉造影术包括将导管置入动脉，注射造影剂并同时获得 X 线图像。有多种导管和导丝可用于目标动脉（图 6-1-1）。

股动脉、桡动脉和肱动脉入路

股动脉、桡动脉和肱动脉的穿刺点分别为股骨头、桡骨远端和与肘部上端平齐的肱骨处。选择这些部位作为穿刺点有以下 2 个原因：首先，此处动脉易于触及，便于定位和穿刺；其次，动脉与骨性结构相邻，拔管时可将动脉压迫于其正后方的骨上，以实现止血（图 6-1-2）。行桡动脉穿刺前，应特别注意确保掌弓完整（尺动脉为掌弓提供侧支循环）。

穿刺针进入动脉后，在 X 线透视下用穿刺针推进较软的导丝头端，直至腔内留有足够长的导丝。这种可以稳定地将穿刺针替换为导管或导管鞘的技术，称为 Seldinger 技术。导管鞘是一种外鞘部分带有止血阀的体外器材，导管鞘留在动脉的穿刺点处，通过导管鞘可以完成导管的进出且失血量极小。但与单独使用导管相比，导管鞘的缺点是外径更粗，在动脉中形成的孔道更大。

进行"冲洗"动脉造影检查，尤其是对大血管进行检查时，通常使用带有多个侧孔的导管，将造影剂均匀分布在血池中，如使用"猪尾巴管"或"网球拍管"进行主动脉造影。当进行选择性动脉造影术时，通常使用形状合适的单端孔导管配合导丝来选择所需的动脉，然后注入造影剂（图 6-1-1）。

导管处于适当位置后，则将造影剂手动注入或按特定的速率和压力进行高压注射，并通过数字减影血管造影（digital subtraction angiography，DSA）获得图像（见第一章第九节）。随后对诊断图像进行审查，根据情况结束检查或对其进行干预。

第六章

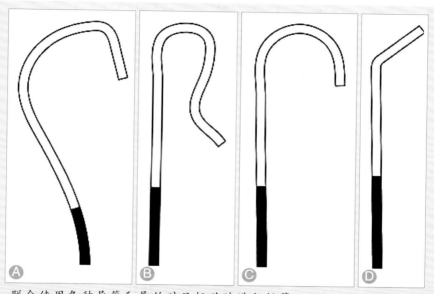

联合使用各种导管和导丝对目标动脉进行插管：A.Cobra；B.Simmons；
C.RC-1；D.Berenstein。

图 6-1-1　导管和导丝示意

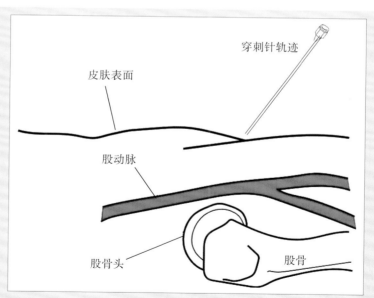

穿刺针轨迹

皮肤表面

股动脉

股骨头

股骨

在侧位图中，股动脉正好位于股骨头顶端，拔除导管后易于触及和压迫止血。

图 6-1-2　常见的股动脉通路

手术完成后，拔除导管鞘和（或）导管，并将动脉压迫于下方的骨上，以实现穿刺点止血，通常压迫 15 ~ 20 分钟。压迫止血后，股动脉入路的患者应平躺 6 小时，肱动脉入路的患者应保持肘关节伸直不动 6 小时，桡动脉入路的患者应在腕部佩戴加压带 1 ~ 3 小时。医师应当经常检查穿刺部位和穿刺侧肢体，以防止出血或神经血管损伤。如果在股动脉穿刺部位使用动脉闭合装置，则可将患者卧床时间缩短至 3 小时。

动脉造影的并发症

动脉造影的并发症主要有以下几个方面。

● 腹股沟或上臂血肿

腹股沟血肿并不少见，其发生率可高达 5% ~ 13%，但基本不需额外治疗。上臂血肿更为危险，因为内侧肱筋膜间隔内的神经血管束可能受压，需紧急处理。

● 感染

动脉造影检查并发感染极其罕见。由于穿刺点较小且使用无菌技术，感染在所有病例中的发生率低于 1%。

● 造影剂反应

体内注射造影剂可能会导致造影剂反应，临床最常见表现为瘙痒和荨麻疹发作，使用已知的药物治疗成功率极高。如果已知患者对造影剂过敏，应在术前 1 小时、7 小时、13 小时口服或静脉注射类固醇（如口服泼尼松 50 mg）进行预防。患者应在术前 1 小时静脉注射或口服苯海拉明 50 mg，但最重要的是术前 13 小时给予的类固醇剂量，其保护机制是维持肥大细胞膜的稳定，从而阻止组胺的脱颗粒和释放，若病情紧急时可缩短疗程。在某些情况下，对造影剂过敏的患者可使用二氧化碳（CO_2）代替碘造影剂。CO_2 是人体自然产生的细胞呼吸副产物，因此，在手术时将 CO_2 引入体内后，其会被转运至肺部与氧气进行交换并排出体外。值得注意的是，由于 CO_2 有潜在的神经毒性，应仅用于膈下的动脉检查，以免造成脑气体栓塞。

● 造影剂肾病（contrast-induced nephrotoxicity，CIN）

最近的文献认为 CIN 的主要危险因素包括既往肾功能不全、糖尿病等病史，在某些情况下还包括严重的充血性心力衰竭。在进行动脉造影检查（或任何有造影剂检查）时，应考虑 CIN 的风险增加。

●血管夹层或假性动脉瘤形成

任何血管的有创性操作（如动脉造影穿刺），都存在明确的但较小的血管损伤、假性动脉瘤或动静脉瘘形成的风险。

S（安全性）：应权衡有创操作（如动脉造影）的风险与无创操作所不能获得的信息。动脉造影检查既是诊断性的也是治疗性的，因此有创手术的益处远大于风险。如果不改变治疗方法或通过无创成像即可获得诊断，则绝对禁忌进行动脉造影。动脉造影的相对禁忌证包括碘造影剂过敏、严重高血压和低血压、无法纠正的凝血功能障碍、肾功能不全、充血性心力衰竭和某些结缔组织病。

A（适当性）：成功的动脉造影诊断包括建立动脉入路、选择适当的导管、获得完整的图像集（包括血管造影正交斜位片），并准确及时地解释造影结果。

F（读片）：一个完整的肾脏诊断性动脉造影的实例包括以专用的血管造影正交斜位片获得从腹主动脉至肾实质的成像。

E（快速执行）：在无法进行无创成像、诊断不明确或进行治疗前，诊断性动脉造影检查仍是诊断的金标准，主要为诊断和分离小口径血管异常的能力及提供血管内治疗，如弹簧圈栓塞术、支架植入术、血栓切除术和化疗栓塞的能力。根据临床指征，可在介入治疗后进行辅助无创成像和随访。

第二节　肺动脉造影和下腔静脉滤器置入

虽然肺动脉造影一直是诊断肺动脉栓塞的金标准，但在很大程度上它已被 CT 肺动脉造影（CT pulmonary angiography，CTPA）所取代，但在临床高度怀疑肺栓塞和以下情况的患者仍有必要进行肺动脉造影检查。

1. 低概率或 V/Q 扫描或 CTPA 检查难以识别。

2.V/Q 扫描或 CTPA 检查难以识别且禁忌抗凝治疗。

3. 进行基于导管的肺栓塞切除术或溶栓术前。

与动脉造影部分所述建立通路的方式类似，传统肺动脉造影从右股总静脉或右颈内静脉开始。建立通路后将肺动脉导管推进到右心房水平，然后轻轻推动其穿过三尖瓣并在向前推动的同时将其旋转（图 6-2-1）。导管穿过右心室到达肺流出道后，会被轻轻推到更远处，通常进入左肺动脉。随后使用少量造影剂确认每根肺动脉中的导管位置，并记录肺动脉压。具体造影剂注射方案根据肺动脉压制订，若肺动脉压力正常或仅轻度升高，则进行标准肺动脉造影。如果压力明显升高，则降低造影剂注射量或行亚选择性血管造影，左侧获得图像后将导管移至右侧。

一般在正位和对侧斜位获得图像（即对于左肺动脉造影，进行正位和右前斜位检查）。如果仍有问题，可对关注区域进行选择性放大。急性肺栓塞血管造影表现包括经常出现在血管分叉处的附壁性"虫蚀状"充盈缺损（小腿静脉铸型的血凝块）、血管闭塞处的血凝块周围可见"轨道状"造影剂分布、血管完全阻塞出现特征性的"新月状"管腔截断。

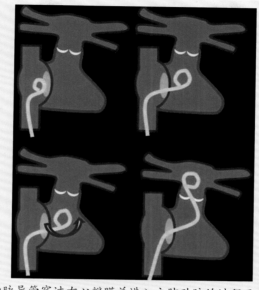

肺动脉导管穿过右心瓣膜并进入主肺动脉的过程示意图。

图 6-2-1　肺动脉导管插入术

下腔静脉滤器置入

虽然通常认为深静脉血栓形成和肺栓塞是不同的实体，但它们都是静脉血栓栓塞性疾病（venous thromboembolic disease，VTED）这一独立疾病过程的开始和最终结果。VTED 的治疗主要选择抗凝治疗。抗凝治疗可防止新的血凝块形成，并通过机体自身的机制溶解血凝块（注：抗凝治疗本身不溶解血凝块）。这是一种安全、有效、经济的预防深静脉血栓进展为肺栓塞的方法。

下腔静脉滤器是放置在下腔静脉中的金属器材，通过机械屏障防止大栓子从下肢或骨盆进入肺动脉。虽然下腔静脉滤器能有效预防肺栓塞，但其仍为二线治疗，原因如下。

（1）下腔静脉滤器不仅不能消除已有的血凝块，反而在某些情况下，可能使潜在的深静脉血栓恶化。

（2）下腔静脉滤器与并发症的发生相关，滤器留置时间越长，并发症发生的可能性越大。并发症主要为：①滤器断裂；②滤器元件穿透腔静脉，并进入邻近结构；③滤器移位 / 栓塞；④腔静脉血栓形成。

（3）部分研究表明，随着时间的推移，下腔静脉滤器会丧失其保护价值。2

年后，置入下腔静脉滤器的患者与接受抗凝治疗的患者肺栓塞的复发率相同，但深静脉血栓形成的复发率是后者的两倍。

VTED患者置入下腔静脉滤器的适应证主要为：①禁忌抗凝治疗；②充分抗凝治疗后（抗凝治疗失败），仍发生肺栓塞；③抗凝治疗后导致发生并发症的风险大（如跌倒风险、择期手术）；④会使患者处于VTED高风险的创伤，如长骨骨折和脊髓损伤。

北美洲和欧洲市场有许多不同的可用滤器，但一般而言，它们可分为2类：永久性和可回收性（图6-2-2），即永久性滤器会永久地留在原位；可回收性滤器可以作为永久性装置使用，但其可通过经皮技术取出，有时称之为"可选"滤器，因为它们是一种可以选择是否要取出的永久性装置。

使用这种装置的理由很简单，下腔静脉滤器在短期内能够很好地预防肺栓塞，但其预防作用会随着时间的推移而失效，并发症的发生率也会升高，所以有必要置入一件能在高风险期保护患者而在风险恢复正常后取出的装置。

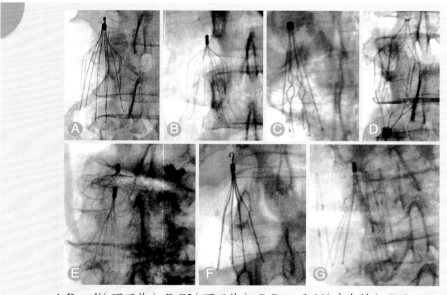

A.Denali（可回收）；B.G2（可回收）；C.Greenfield（永久性）；D.Optease（可回收）；E.Simon Nitinol（永久性）；F.Tulip（可回收）；G.Vena Tech LP（永久性）。

图6-2-2　当前可用的下腔静脉滤器示例

下腔静脉滤器通过颈内静脉或股总静脉入路置入体内。标记导管（一种通常在 20 mm 距离处有不透射线标记的导管）通过股总静脉或右颈内静脉入路置入左髂总静脉。下腔静脉高压注射检查中，应密切关注髂静脉汇合和肾静脉的流入。大多数下腔静脉滤器在直径 28 mm 及以下的腔静脉内保持稳定。导管上的标记可以作为参考距离，也可以准确测量腔静脉直径（考虑放大率）。根据下腔静脉的大小和形状选择适当的滤器，并将其送至长鞘内的合适位置。滤器不是从鞘管末端推出去的，而是通过后撤外鞘使其在原位扩张，滤器通常放置于肾静脉正下方（图 6-2-3），置入后可进行随访检查确认滤器的位置。

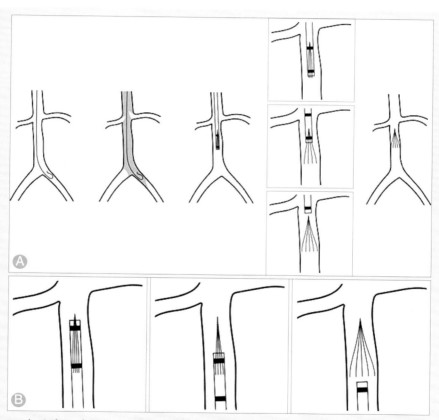

A. 滤器展开前拍摄的下腔静脉造影图像，用以识别肾静脉、副肾静脉和髂静脉汇合的位置，确保置入最佳位置，之后沿导丝推进有套管的展开鞘，随后取出套管，将滤器在鞘管内推进到鞘管头端，然后回拉鞘管（黑框中的图像），滤器自行展开；B. 经股动脉入路的鞘管推进和滤器展开过程示意图。

图 6-2-3　下腔静脉滤器的置入示意

S（安全性）：在需要使用下腔静脉滤器的患者中，选择有适应证的患者至关重要。在手术过程中，识别可能影响滤器置入的解剖结构非常重要。

A（适当性）：有跌倒风险的复发性深静脉血栓患者，抗凝治疗会显著增加颅内出血的风险，而下腔静脉滤器则可以降低深静脉血栓导致肺栓塞的风险。

F（读片）：可通过横断面成像和血管造影确认术后滤器的位置、下腔静脉的完整性。

E（快速执行）：对于存在严重肺栓塞风险且无法接受抗凝治疗的患者，及时识别和置入下腔静脉滤器十分重要。如果下腔静脉滤器保留在原位的风险（如断裂、栓塞、深静脉血栓形成）超过对患者的益处，则应将其取出。

参考文献

[1] DECOUSUS H，LEIZOROVICZ A，PARENT F，et al. A clinical trial of vena caval filters in the prevention of pulmonary embolism in patients with proximal deep vein thrombosis. N Engl J Med. 1998，338（7）：409–415.

第三节　泌尿生殖系统介入

目的 ⟩⟩
1. 描述常见泌尿生殖系统介入治疗的适应证。
2. 识别与泌尿生殖系统介入治疗相关的肾脏和盆腔解剖结构。
3. 了解肾集合系统导管的类型和每种导管的适应证。

经皮肾造瘘术

经皮肾集合系统通路最常用于解除结石、尿路上皮恶性肿瘤或外源性压迫引起的尿路梗阻。经皮肾造瘘术或输尿管支架植入术的其他适应证包括对集合系统创伤、炎症性盆腔瘘行诊断性或治疗性介入及尿流改道。

肾血管解剖在经皮肾造瘘术的置入技术和定位中起着重要的作用。肾动脉位于肾门，其分支管径逐渐减小，出血并发症的风险增加，因此，不提倡将主要集合系统接入肾盂或漏斗部。肾动脉前、后段交界处位于肾脏后外侧，是一个相对无血管的平面，称为 Brödel 平面（图 6-3-1），理论上在此处获得通路是安全的。此外，介入科医师必须了解可能使肾造瘘术复杂化的邻近结构，尤其是要了解肾脏与邻近胸膜、结肠、肝脏和脾脏的关系。

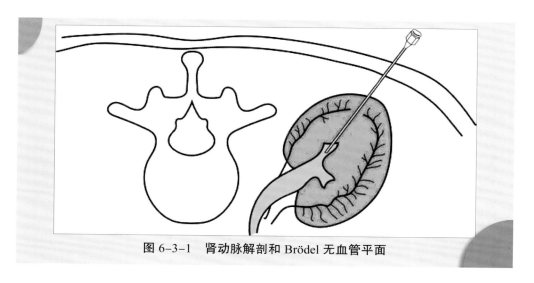

图 6-3-1　肾动脉解剖和 Brödel 无血管平面

经皮肾造瘘术通常在超声或 X 线透视引导下患者以俯卧位进行检查。超声引导可使肾集合系统可视化，有助于直接进入集合系统，尤其是在有肾盂积水的情况下，扩张的肾盏很容易显示。此种方法适用于希望减少电离辐射的患者，如儿童或妊娠妇女等。

肾集合系统的入路被称为初始入路或确定入路。初始入路常用小口径针获得，目标是显示肾集合系统不扩张的患者的集合系统解剖结构。在这种情况下，初始通路指向肾盂、不透射线肾结石或静脉注射的帮助区分靶区的排泄性造影剂。一旦确定通路，利用空气将聚集在非依赖性后部肾盏的原理，将空气缓慢注入肾盂。然后在 X 线透视引导下对充满空气的后部肾盏进行定位，通过第二根针获得确定入路。使用 Seldinger 技术经后肾盏入路将导丝推进输尿管，并在将导管置入肾盂之前连续扩张皮肤通道。经皮肾造瘘导管有固定猪尾巴管的机制，有助于确保其在患者运动和呼吸过程中保持适当的位置（图 6-3-2）。

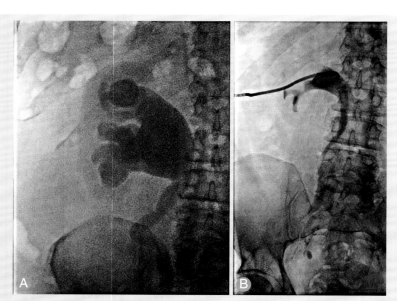

A. 继发于之前 CT 排泄的静脉造影剂的 X 线腹部透视定位显示肾集合系统扩张；B. 经皮肾造瘘术后，显示肾集合系统减压，猪尾巴祥在肾盂内，另外应注意不透射线的远端输尿管结石。

图 6-3-2　输尿管结石继发肾积水

　　梗阻或感染之初置入经皮肾造瘘管的目的在于对肾集合系统进行减压，使得患者从急性疾病中恢复，以及在替换或转用其他泌尿系统入路之前确保肾脏的位置和功能。如果需输尿管通路治疗远端肾集合系统狭窄或梗阻，可以从经皮肾造瘘部位放置肾输尿管引流管或双 J 输尿管支架。肾输尿管引流管能持续从外部进入肾集合系统的通路，与肾造瘘管不同的是，输尿管从肾盂延伸至远端输尿管或膀胱。与肾输尿管引流相似，双 J 输尿管提供从近端肾集合系统到膀胱的引流，但放弃了外部入路。最后，如果患者已行外科尿流改道术，因吻合口狭窄梗阻或复发恶性肿瘤造成的梗阻需要进入，可经皮肾造瘘术置入逆行肾输尿管引流管，将猪尾袢放置在肾盂中（图 6-3-3）。

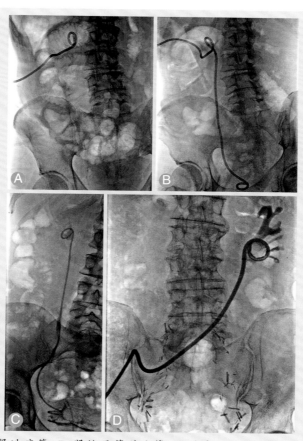

A. 经皮肾造瘘管；B. 肾输尿管引流管；C. 内部双 J 输尿管支架；D. 通过右下腹造瘘的反向肾输尿管引流管。注意膀胱癌行膀胱切除术和盆腔淋巴结清扫术后的多个盆腔手术夹。

图 6-3-3　不同泌尿生殖通路和引流导管

性腺静脉栓塞术

性腺静脉栓塞术可用于男性或女性人群的不同适应证，男性性腺静脉栓塞是治疗精索静脉曲张的一种选择，精索静脉曲张的典型症状包括不育和疼痛。成年男性精索静脉曲张的发病率可达17%，但在男性不育症人群中，精索静脉曲张比例高达27%。

女性的性腺静脉栓塞可用于盆腔淤血综合征的治疗。盆腔淤血由盆腔静脉曲张所致，可引起明显的、慢性盆腔疼痛。盆腔淤血综合征的典型症状包括因长时间站立或行走而加重的钝痛、性交困难、功能失调性子宫出血及泌尿系统或胃肠道症状（图6-3-4）。

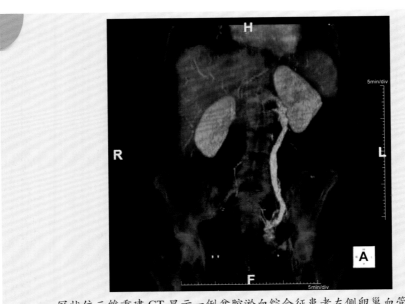

冠状位三维重建CT显示一例盆腔淤血综合征患者左侧卵巢血管扩张汇入左肾静脉，并有多个突出的盆腔侧支血管。

图6-3-4 盆腔淤血综合征

性腺静脉解剖在精索静脉曲张的偏侧性中起着很大的作用，左性腺静脉汇入左肾静脉，而右性腺静脉直接汇入下腔静脉。由于左性腺静脉走行迂曲，血流可能较慢，约90%的病例精索静脉曲张发生在左侧。相反，如果遇到单侧（如右侧）精索静脉曲张，应进行额外的影像学检查以确定病因，如内脏反位或导致腔静脉或性腺静脉压迫的腹部肿块。

静脉通路一般通过股静脉或颈内静脉入路途径建立。使用 Seldinger 技术，将导管推进到下腔静脉和左肾静脉中，然后注射造影剂以记录静脉瓣膜功能不全和回流至性腺静脉的情况。

确认后导管将进一步推入性腺静脉，对一侧或双侧性腺静脉进行栓塞。如需右侧性腺静脉通路，性腺静脉解剖位置典型的病例是从下腔静脉而非肾静脉进行导管插入、静脉造影和栓塞（图 6-3-5）。

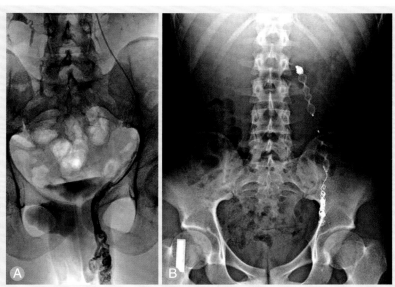

A. 术中左侧性腺静脉造影显示左侧阴囊内血管扩张、迂曲；B. 性腺静脉栓塞术后的肾、输尿管和膀胱，可见在左侧性腺静脉内的栓塞弹簧圈和封堵塞。

图 6-3-5 男性左性腺静脉栓塞术

多项研究表明，大约 85% 盆腔淤血综合征的女性患者接受性腺静脉栓塞术治疗后盆腔疼痛显著改善。另外，在精索静脉曲张导致的不育症治疗中，25% ~ 75% 的男性接受了性腺静脉栓塞治疗后，其精液的相关指标得到了改善。

子宫肌瘤栓塞术

子宫肌瘤栓塞术（uterine fibroid embolization，UFE）是症状性平滑肌瘤患者的一种治疗选择，子宫肌瘤的常见症状包括月经过多、盆腔疼痛、尿频或尿路梗阻。需要对患者进行仔细筛查，排除正在妊娠或对疑似恶性肿瘤的患者后行进一步检查（绝经后患者阴道出血或存在提示肌瘤恶变的异常影像学表现）。

50%以上的女性子宫动脉起源于髂内动脉前干，大约40%的女性子宫动脉起源于髂内动脉的第三个分叉，可通过股动脉或桡动脉入路建立动脉通路。通常建立对侧股动脉通路，将导管沿主动脉分叉推进至对侧髂总动脉，然后沿导丝将导管推进至髂内动脉，最后进入子宫动脉。注射造影剂确认位置之后，可行栓塞术将子宫动脉完全或接近完全栓塞。应注意避免近端分支栓塞，以降低非靶器官栓塞和相关并发症如卵巢功能障碍或性交困难（图6-3-6）。

子宫肌瘤栓塞术后1年和3年，85%～90%患者的临床症状如月经过多和盆腔疼痛可得到改善。其他研究显示，与子宫切除术患者相比，接受子宫肌瘤栓塞术的患者在与健康相关的生活质量方面具有相似的预后。虽然子宫肌瘤栓塞术和子宫切除术患者并发症的发生率相似，但子宫肌瘤栓塞术后患者需要再次介入治疗的可能性更大。

输卵管再通术

大多数女性不孕症是排卵障碍或输卵管功能障碍导致的。盆腔炎性疾病、子宫内膜异位症、输卵管粘连、组织碎屑、黏液栓和峡部结节性输卵管炎是几种可导致女性不孕的输卵管病变。初步诊断方法包括子宫输卵管造影（hysterosalpingography，HSG），此项技术包括宫颈插管和子宫腔内注射造影剂。在输卵管通畅的情况下，造影剂通过输卵管溢出到腹腔。输卵管再通术适用于因输卵管阻塞、造影剂不能自由溢出到腹腔内，导致子宫输卵管造影无法显示的病例。行输卵管再通术之前，应首先排除妊娠和盆腔活动性炎症。

累及近端输卵管的梗阻可用宫颈再通术，近端输卵管也称为输卵管间质部。输卵管远端或伞端梗阻导致的不孕症常通过手术或体外受精治疗。

患者取截石位，插入内窥镜观察并进行宫颈插管，随后进行子宫输卵管造影，并对阻塞的输卵管选择性再通。弯头导管有助于进入输卵管间质部，然后用亲水性导丝和微导管穿过输卵管，恢复输卵管通畅。治疗后再次进行子宫输卵管造影，记录造影剂自由溢出至腹腔的情况（图6-3-7）。

据报道，输卵管再通术成功率高达80%～90%。术后的平均无辅助妊娠率约为30%，但仍有高达60%的患者治疗后会再次发生输卵管阻塞。

第
六
章

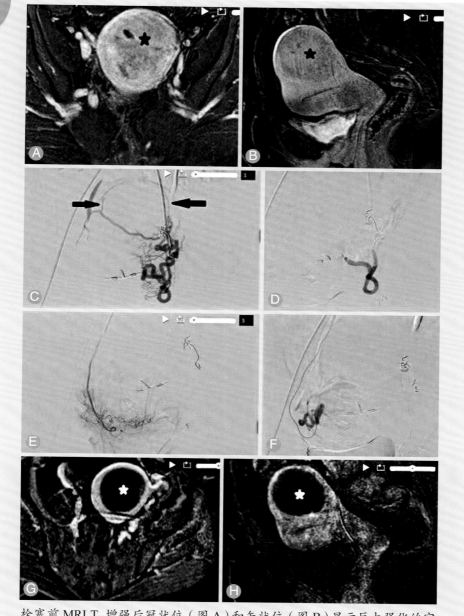

栓塞前 MRI T₁ 增强后冠状位（图 A）和矢状位（图 B）显示巨大强化的宫底肌瘤（黑色星形）。术中动脉造影的 4 张图像 [上行：左侧子宫动脉治疗（图 C，图 D），下行：右侧子宫动脉治疗（图 E，图 F）] 显示巨大肌瘤的血流主要来自左侧子宫动脉（箭头）。巨大肌瘤（白色星形）栓塞后 T₁ 增强冠状位（图 G）和矢状位（图 H）显示无强化的肌瘤。

图 6-3-6　子宫动脉栓塞术

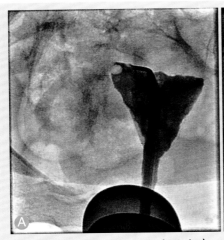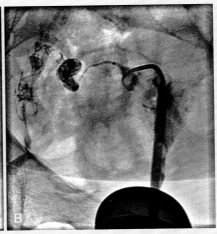

A. 子宫输卵管造影显示子宫腔内有一个弯头导管，腔内有不透明造影剂充盈，双侧输卵管均未显影；B. 术中透视显示微导管进入右侧输卵管，注射造影剂后可见不透明输卵管，腹腔内可见造影剂自由溢出，表明成功再通。

图 6-3-7　输卵管再通术

S（安全性）：泌尿生殖系统中任何部位的侵入性手术都需要根据手术的风险/获益平衡综合判断。例如，尿脓毒血症致死的危险性很高，因此，虽然放置肾造瘘管有风险，但可以挽救患者生命。对于输卵管再通术患者来说，其受益和风险均有限，因此，其风险获益比是可接受的。与其他介入操作相似，术前必须对适应证和患者病史进行仔细评估。术前检查患者是否有解剖结构异常、凝血异常和感染。

A（适当性）：在泌尿生殖系统手术中，合理使用透视十分重要。由于一些手术可能需要花费大量的时间，因此，介入科医师必须了解所用的 X 线透视时间。

F（读片）：对于侵入性手术，记录初次会诊的原因有助于指导后续手术。例如，证实败血症患者合并有梗阻性结石对诊疗有益。

E（快速执行）：出现泌尿生殖系统病变时，请介入科医师会诊是接下来最合适的选择，对于部分患者的表现需紧急会诊以加快治疗（如尿脓毒血症）。

参考文献

[1] JOHN A K，MICHAEL J L. Vascular and Interventional Radiology：The Requisites，2nd Edition. Elsevier，2013.

[2] KARIM V，Vascular and Interventional Radiology，2nd Edition. Elsevier，2006.

[3] TERRY P，KEVIN C.Image-guided Interventions：Technology and Ap-plications.Springs，2008.

[4] WEIN A J，KAVOUSSI L R，NOVICK A C，et al.Campbell-Walsh Urology. Elsevier，2006.

第
六
章

第四节　经颈静脉肝内门体分流术

> **目的** ▶▶
>
> 1. 列出经颈静脉肝内门体分流术（transjugular intrahepatic portosystemic shunt，TIPS）的适应证和禁忌证。
> 2. 描述 TIPS 的相关解剖结构。
> 3. 描述创建 TIPS 所需的步骤。
> 4. 描述 TIPS 的随访和并发症。
> 5. 讨论 TIPS 如何改变远期生存率。

TIPS 的适应证

- 药物治疗无效的静脉曲张出血。
- 预防复发性静脉曲张出血。
- 药物治疗无效的腹腔积液或肝性胸腔积液。
- 布 – 加综合征。

TIPS 的禁忌证

- 重度肝功能不全。
- 严重未控制的肝性脑病。
- 重度心力衰竭。
- 多囊肝。
- 富血供肝肿瘤。

TIPS 的相对禁忌证

- 活动性出血。
- 活动性感染。
- 门静脉闭塞。

254

一旦认为放置 TIPS 是适当的，必须回答几个问题。

是否进行了横断面成像（CT/MRI）以评价解剖学？超声、CT 或 MRI 扫描是否发现门静脉血栓？这可能会影响是否置入 TIPS 及采取的手术方法。是否进行了内镜检查以确认静脉曲张或出血部位，并尝试止血？内镜下曲张静脉结扎术通常是其他内镜方法的一线治疗方法，如果认为安全，应在 TIPS 之前尝试。

静脉曲张是否存在活动性出血？如果存在，则 TIPS 为相对禁忌证，因为活动性出血患者置入 TIPS 的死亡率较高。但是，当内镜方法失败时，它是患者的唯一选择。在这些情况下，需要确保患者接受了充分的静脉输液、血液制品和升压支持复苏。此外，确保患者已接受适当的凝血功能障碍治疗、胃球囊填塞器械（即 Blakemore）置入和气道保护。

计算终末期肝病模型（model for end stage liver disease，MELD）评分很重要，因为这会显著影响患者的生存期。

$$MELD = 3.78 \times \ln[\text{血清胆红素}(mg/dL)] + 11.2 \times \ln[INR] + 9.57 \times \ln[\text{血清肌酐}(mg/dL)] + 6.43$$

正如预期，MELD 评分越高，患者的总生存期越低[1]。MELD 评分超过 18，与 TIPS 术后早期死亡风险较高显著相关。使用血清胆红素、INR 和血清肌酐计算 MELD 评分的公式如上所示，有多个在线和基于应用程序的计算器可用。此外，Child-Pugh 评分可根据一些提示慢性肝病失代偿水平的几个预测因素确定患者的预后，如表 6-4-1 所示。

表 6-4-1 CHILD-PUGH 得分

诊断标准	1	2	3
肝性脑病	无	中度	重度
腹腔积液	无	中度	重度
胆红素	无	中度	重度
白蛋白	> 3.5	2.8 ~ 3.4	< 2.8
凝血酶原时间	< 14	15 ~ 17	> 18

注：该分类方案用于评估慢性肝病的预后。计算评分时，将每个类别的分数相加。A 为 5 ~ 6 分，B 为 7 ~ 9 分，而 C 大于 10 分。

相关解剖结构

正常的肝静脉和门静脉解剖结构如图 6-4-1 所示。在 TIPS 之前观察该解剖结构非常重要，因为将在肝静脉和门静脉之间建立分流，它们之间可能存在正常解剖结构的变异，分流通常从肝右静脉到位于前方的门静脉右支。如果分流方向从肝中静脉向后，可以创建从肝中静脉到门静脉右支的分流。此外，影像学检查应考虑门静脉通畅性和大量腹腔积液，腹腔积液应在 TIPS 之前引流。

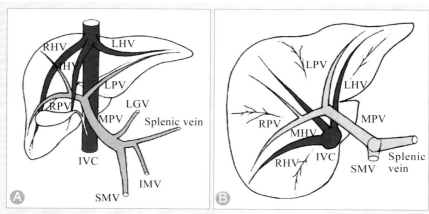

A. 正位视图中的正常肝静脉和门静脉解剖结构；B. 轴位图（横断面）中的解剖结构。肝静脉通常分为右、中和左静脉；门静脉通常分为左右两支，右支平分肝右静脉和肝中静脉。RHV：右肝静脉；MHV：肝中静脉；LHV：左肝静脉；RPV：右门静脉；LPV：左门静脉；MPV：门静脉主干；LGV：胃左静脉；SMV：肠系膜上静脉；IMV：肠系膜下静脉；IVC：下腔静脉；Splenic vein：脾静脉。

图 6-4-1　肝静脉、门静脉正常解剖

TIPS 的放置

置入 TIPS 时，一般使用右颈内静脉建立通路。一旦获得入路，置入一个粗的长鞘管（10 fr），其头端位于右心房。使用成角导管进入肝右静脉（有时是肝中静脉），在肝静脉和右心房内同时获得压力。然后在肝静脉中尽可能在外周"楔入"导管。确定肝静脉楔嵌压至右心房压力梯度（类似于 Swan-Ganz 导管的球囊充气以获得左心房压力），然后获得肝静脉造影图。将成角导管更换为几种经肝穿刺系统中的一种。使用一根粗的中空定向针头穿过肝实质进入门静脉，并通

256

过针头将金属导丝推进门静脉。在肝静脉和门静脉中通过肝脏同时获得压力，用 8 mm 球囊预扩张通道，在肝内展开适当长度的支架并扩张（图 6-4-2）。然后获得同步梯度，如果梯度太低，肝脏灌注可能会出现明显的"盗血"现象。如果梯度过高，可能无法充分改善静脉曲张或腹腔积液。压力梯度大于 12 mmHg，与静脉曲张出血率增加相关。如果 TIPS 置入后压力梯度仍然升高，则可能需要将支架扩张到更大直径，以便将梯度降低到可接受的水平。如果 TIPS 置入后肝性脑病无法控制，实际上可能需要闭塞 TIPS。

随访

在患者出院前进行超声检查，并在出院后定期进行随访，以确保 TIPS 通畅。

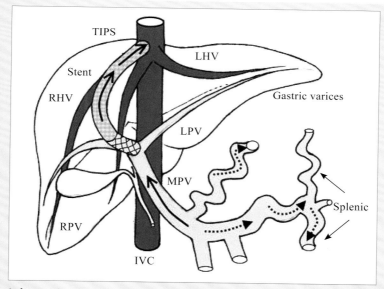

门静脉高压引起门静脉血流逆转并离开肝脏（虚线箭头），导致门静脉侧支循环形成（静脉曲张）和脾大。经皮颈内静脉的入路，肝右静脉通过肝实质通道与门静脉右支"连接"。使用支架（通常是 Viatorr 器械）开放支撑该通道。这允许门静脉血流减压进入肝静脉系统，相关静脉曲张减压（实线箭头）。RHV：右肝静脉；LHV：左肝静脉；RPV：右门静脉；LPV：左门静脉；MPV：门静脉主干；IVC：下腔静脉；Stent：支架；Gastric varices：胃静脉曲张；Splenic：脾。

图 6-4-2　TIPS 示意

并发症

与任何介入手术一样，感染和出血的风险始终存在。在 TIPS 中，出血的主要风险来自肝包膜破裂伴腹膜内出血。因此，有必要了解横断面和透视解剖结构，以正确指导门静脉穿刺针。在 30% ~ 50% 的患者中可观察到肝性脑病恶化，不到 10% 的患者对药物治疗效果不佳[2]。加速型肝衰竭可见于 15% 的患者，更常见于 MELD 评分较高或肝动脉疾病的患者[3]。正常情况下，75% 的血液供应和 50% 的氧气需求来自门静脉，其余由肝动脉供应。TIPS 术后，如果患者有明显的肝动脉疾病，大部分血流来自肝动脉，导致肝缺血。适当补液和使用利尿剂后，分流术引起静脉回流增加，导致充血性心力衰竭并不常见。使用现代覆膜支架，支架内血栓形成或闭塞并不常见，1 年无辅助通畅率为 80% ~ 90%[4]。

长期生存

96% 的病例 TIPS 放置是成功的，重要的是要了解 TIPS 置入不会改变基础肝病，它只会改善门静脉高压患者的症状。TIPS 术后 6 个月、12 个月、24 个月和 36 个月的无移植生存率分别为 75.1%、63.1%、49% 和 38.1%[5]。如前所述，计算 MELD 评分很重要，因为这会显著影响生存率。

S（安全性）：术前横断面成像（如 CT 或 MRI）可确定门静脉通畅性、肝动脉通畅性和腹腔积液量，并显示相关解剖结构。此外，超声心动图可确定患者是否患有显著心力衰竭或肺动脉高压。术前成像可影响临床处理和手术方案，降低手术辐射剂量，并降低与手术相关的发病率和死亡率。重要的是要认识到，许多肝硬化患者会有肾功能损害。因此，应谨慎使用静脉内造影剂。

A（适当性）：术后多普勒超声适用于确定 TIPS 的通畅性和基线特征。应在术后 5 ~ 10 天进行，因为覆膜支架内的空气会影响 TIPS 在置入后即刻超声下的充分可视化。在使用覆膜支架之前，因为裸金属支架内不存在空气，术后 24 小时进行影像学检查。此后应每 6 ~ 12 个月进行一次常规多普勒超声检查。使用超声进行随访有助于减少患者和医师的辐射暴露。如果超声提示 TIPS 功能障碍，应进行随访血管造影 TIPS 检查，但始终应根据复发和症状进行修正。

F（读片）：对于 TIPS 的常规多普勒超声随访，重要的是要与基线研究进行比较，因为 TIPS 测量值具有高度变异性，可能会产生误导。TIPS 功能障碍最特异的值是门静脉主干流速低于 30 cm/s。但是，数值应始终结合症状，并相应进行 TIPS 修正。

E（快速执行）：重要的是要了解和识别 TIPS 手术的可能并发症，如肝包膜破裂、分流管狭窄、分流管血栓形成或闭塞及随访影像学显示的气胸。当患者出现并发症时，应及时与手术医师沟通。

参考文献

[1] FERRAL H, GAMBOA P, POSTOAK D W, et al. Survival after elective transjugular intrahepatic portosystemic shunt creation: prediction with model for end-stage liver disease score. Radiology. 2004，231（1）：231–236.

[2] ZUCKERMAN D A, DARCY M D, BOCCHINI T P, et al. Encephalopathy after transjugular intrahepatic portosystemic shunting: analysis of incidence and potential risk factors. AJR Am J Roentgenol. 1997，169(6)：1727–1731.

[3] LUCA A, MIRAGLIA R, MARUZZELLI L, et al. Early Liver Failure after Transjugular Intrahepatic Portosystemic Shunt in Patients with Cirrhosis with Model for End-Stage Liver Disease Score of 12 or Less: Incidence, Outcome, and Prognostic Factors. Radiology. 2016，280（2）：622–629.

[4] ROSSI P, SALVATORI FM, FANELLI F, et al. Polytetrafluoroethylene-covered nitinol stent-graft for transjugular intrahepatic portosys-

temic shunt creation: 3-year experience. Radiology. 2004，231（3）:
820–830.

[5] SALERNO F，CAMMÀ C，ENEA M，et al. Transjugular intrahepatic
portosystemic shunt for refractory ascites: a meta-analysis of individual
patient data. Gastroenterology. 2007，133（3）: 825–834.

第五节　中心静脉通路

目的 ▶▶▶

1. 列出可用器械的类型及其放置的适应证。

2. 列出不同的中心静脉通路方法。

静脉通路的维持是许多药物治疗的基石。中心静脉系统的持久静脉通路对于大多数癌症的治疗方案、延长抗生素治疗、肠外营养和肌力药物治疗至关重要。需要透析患者的持久中心静脉通路是一个桥梁，直至建立透析瘘、透析移植物或腹膜透析导管，或者当移植、透析瘘或腹膜透析无法再实施时作为最后方案。越来越多的长期中心静脉通路装置的放置是使用超声和 X 线透视图像引导进行的，并且最常在介入放射下进行（表 6-5-1）。

表 6-5-1　中心静脉通路各种中心静脉导管的适应证与入路

导管类型	时长	入径	预期时长
非隧道式输液导管	短期	IJ，锁骨下动脉，股动脉	3 ~ 7 天
非隧道式透析导管	短期	IJ 股动脉，如果患者锁骨下动脉无法实施	2 ~ 4 周
经外周静脉置入的中心静脉导管（eripherally inserted central catheter，PICC）	短期	上肢静脉，通常为贵要静脉	2 ~ 6 周
隧道式输液导管	长期	IJ，锁骨下动脉	4 ~ 6 个月
隧道式透析导管	长期	IJ，锁骨下动脉无法实施	6 ~ 12 个月
胸部输液港	长期	IJ，锁骨下动脉	12 ~ 18 个月

关于不同类型的静脉通路器械存在较多混淆。这种情况是由于用商品名替代导管而变得复杂，其形式和功能通常模糊不清。一般而言，导管分为 2 种：非隧道式与隧道式，输注式与交换式。几乎总是用于输液治疗的皮下装置（输液港）是一个例外，可以长期留在原位（图 6-5-1）。

非隧道式导管通常适用于短期使用（数天至数周）。这些导管没有皮下隧道，其进入部位直接通过皮肤进入通路静脉。顾名思义，隧道式导管在皮肤进入部位和静脉进入部位之间有一个皮下隧道。这些器械包括沿隧道定位的套囊，用于提供预防感染的屏障，最终将导管锚定在适当位置（图6-5-2）。隧道和袖套系统允许装置在原位，留置数周至数月。

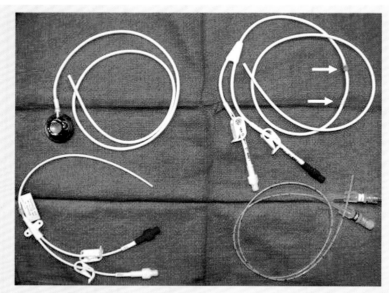

从左到右和从上到下，它们包括皮下输液港、隧道式输液导管、非隧道式输液导管（Hohn）和经外周静脉置入的中心静脉导管（PICC）。注意隧道式输液导管中段上的织物缝合环（箭头）。

图 6-5-1 输液导管

来源：由 F. Lynch MD，FSIR 提供。

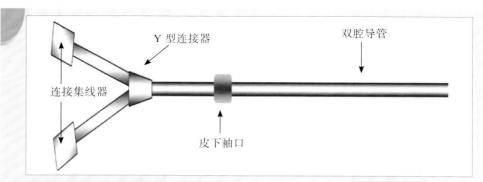

在该双腔导管中，主导管具有挤压的双腔。这些在Y型接头处分开。座连接器用于接入，每个都配有一个 Luer-Lok 器械。当周围组织穿入涤纶套时，皮下涤纶套可密封皮下通路隧道，防止导管移动及皮肤菌群沿管道进入中心静脉系统。

图 6-5-2 隧道式导管一般设计示意

皮下输液港（又称中间输液港或输液港导管）由连接到储液囊的输注导管组成。将整个器械放置在皮下，在进入或使用时，在无菌条件下通过皮肤将特殊的针头放入储液囊。一旦使用，输液港的功能与任何其他输注导管相同。当不使用时，端口几乎不需要任何护理。这些属性使其非常适合区分那些需要建立连续静脉通路与不需要静脉通路的时期，如化疗的患者。

用于输液治疗的导管通常直径较小（5 ~ 10 Fr），可有 1 ~ 3 个管腔，并具有简单的端孔设计。用于交换治疗的导管，如血液透析或血浆置换，直径要大得多（11 ~ 16 Fr），至少有 2 个管腔（1 个要抽血，1 个要回输血液），并有专门设计的尖端，防止从导管回输的血液通过另一个管腔被重新抽吸（图 6-5-3）。在交换治疗期间，有时需要通过这些器械的血液流量高达 600 mL/min。

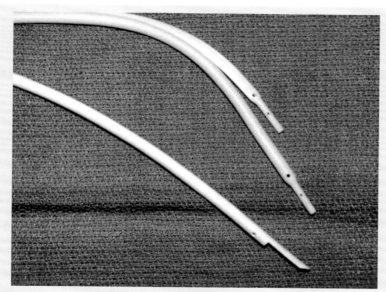

交换导管上专门设计的防止血液再循环的两个例子，这些血液已经在透析或血浆置换过程中处理过。

图 6-5-3　交换导管

锁骨下静脉常被用于建立短期静脉通路，因为静脉与口腔的相对距离较远而降低了感染的可能性。在解剖学上，锁骨下静脉通过第一肋骨和锁骨交界处的狭窄间隙。随着肩部运动，该空间进一步压缩。这种压迫加上导管的存在，导致经常发生静脉狭窄甚至导管断裂（也称为导管夹断综合征）。由于锁骨下静脉狭窄可能对未来的静脉和血液透析通路具有长期影响，因此长期中心静脉通路的首选部位是颈内静脉。

放置中心静脉通路的程序非常简单。对要进入的静脉进行初步超声检查，以确认其通畅性。然后对颈部和同侧胸部进行适当的准备。几乎完全在血管超声引导下进入静脉。一旦建立静脉通路后，就要选择适当的隧道区域。利用隧道装置在皮下形成隧道并通过隧道。最后，将导管推进到静脉中。理想的导管头端位置在腔静脉心房交界处，胸片上通常在气管隆突下3～4 cm（大致相当于2个椎体）。

在特殊情况下，当患者胸部静脉可能不再通畅时，中心静脉导管仍可置于其他位置。使用上述类似技术，可将导管置入股总静脉，甚至可通过背部直接置入下腔静脉，还可经皮通过肾脏或肝脏建立经器官静脉通路。在这些部位置入导管具有较高的并发症发生率，因此被用作静脉通路的最后选择。

S（安全性）：在即将置入隧道式中心静脉导管的患者中，INR 应低于 1.5，以便将出血风险降至最低。

A（适当性）：超声评价颈静脉和锁骨下静脉是一种快速、廉价的成像方式，可在不使用电离辐射的情况下评价静脉解剖结构及其通畅性。

F（读片）：获得术后 X 线片以评价导管的定位非常重要。

E（快速执行）：有必要与临床团队快速沟通任何导管置入位置不良或移位及术后并发症，如气胸或出血，以便进行适当和及时的处理。

第六节 介入肿瘤学

> **目的** 》》
>
> 1. 了解肝动脉化疗栓塞（transarterial chemoembolization，TACE）的基础知识。
> 2. 列出 TACE 的适应证和禁忌证。
> 3. 了解基本的肝动脉解剖。
> 4. 阐述进行 TACE 的基本步骤。
> 5. 阐述 TACE 的随访、并发症和远期预后。
> 6. 了解 TACE 和肝动脉放射性栓塞（hepatic transarterial radioembolization，TARE）的异同。
> 7. 了解不同消融治疗方案的基础知识。

肝动脉化疗栓塞

肝动脉化疗栓塞（transarterial chemoembolization，TACE）常被用于治疗不可切除的肝细胞癌（hepatocellular carcinomas，HCC）和其他富血供肿瘤。正常肝实质接受门静脉的大部分血供，少部分来源于肝动脉。HCC 和其他富血供肿瘤需要肝动脉中高氧合的血液，因此几乎完全由肝动脉供血。由于这一特性，TACE 可以将化疗栓塞混合物直接递送至富血供肿瘤。化疗栓塞鸡尾酒疗法是一种或多种化疗药物的混合物，栓塞剂（有时是碘油）随着缓慢血流流向肿瘤，以协助对肿瘤进行可视化。

简介

TACE 的适应证主要为以下几个方面。

- 不可切除肿瘤的患者；
- 通过控制肿瘤大小使得患者拥有移植条件；
- 缩小肿瘤体积使得患者能够接受移植手术；

265

米兰标准用于确定患者是否适合 HCC 移植。不符合米兰标准的患者移植后 HCC 复发率较高，因此不符合移植条件。这些患者也许仍可通过 TACE 或经动脉放射栓塞（transarterial radioembolization，TARE）减缓疾病进展而获益。

米兰移植资格标准主要为以下几个方面。

- 孤立性肿瘤，直径 ≤ 5 cm；
- 3 个肿瘤或以下，每个直径 ≤ 3 cm；
- 无肝外受累；
- 未累及大血管。

禁忌证

绝对禁忌证：

- 失代偿性终末期肝病（即 Child-Pugh 评分 C）。有关 Child-Pugh 评分的详细信息，请参见本章第四节。
- 身体状态差（ECOG 评分 > 2）。

相对禁忌证：

- 胆红素 > 4；
- 门静脉闭塞。

相关肝动脉解剖

TACE 术前获得横断面成像（CT 或 MRI）对确定肿瘤的血供、是否存在变异解剖结构及门静脉是否通畅具有重要意义。正常肝动脉解剖如图 6-6-1 所示。正常腹腔动脉干发出脾动脉、胃左动脉和肝总动脉。正常肝动脉发出胃十二指肠动脉和肝固有动脉。肝固有动脉通常在肝动脉、门静脉和胆管的三联结构之后分为肝左右动脉。然而，变异肝动脉的百分比很高。最常见的是起源于肠系膜上动脉的肝右动脉，称为肝右动脉取代肠系膜上动脉，见于约 15% 的人群。第二常见的变异是肝左动脉被胃左动脉取代，见于约 10% 的人群。第三常见的是肠系膜上动脉取代肝总动脉，见于约 5% 的人群。

266

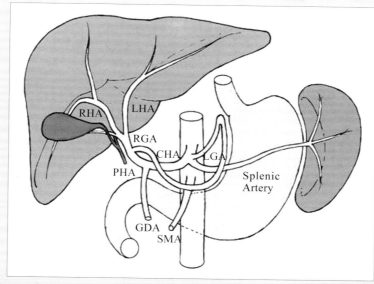

肝动脉正常解剖结构示意。RHA：肝右动脉；LHA：肝左动脉；PHA：肝固有动脉；RGA：胃右动脉；GDA：胃十二指肠动脉；CHA：肝总动脉；SMA：肠系膜上动脉；LGA：胃左动脉；Splenic Artery：脾动脉。

图 6-6-1　相关肝动脉解剖

TACE 过程

在其中一条股动脉中建立血管通路。对腹腔动脉进行肝动脉造影，以确定肝动脉解剖结构和肿瘤的动脉血供。然后将各种导丝和导管引导到供应肿瘤的肝动脉分支中。最后，一旦导管定位正确，注入化疗栓塞混合物（图 6-6-2）。

并发症

通过适当的患者选择，将主要风险降至最低。主要风险包括进行性肝衰竭伴脑病、肝脓肿或非靶向栓塞。非靶向栓塞是指将化疗栓塞混合物或放射性栓塞颗粒输送至非预期区域，尤其是胃或肠道。这是由于药物逆流进入其他血管，如供应胃或肠道的血管所致。胃和肠道的非靶向栓塞可能导致严重的肠溃疡和（或）穿孔，可以通过正确的血管造影术检查避免非靶向栓塞。与任何介入手术一样，虽然认真操作可以将风险降至最低，但感染和出血的风险始终存在。

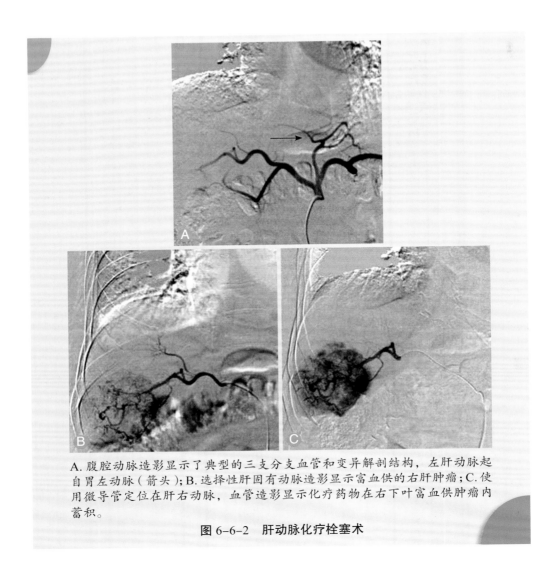

A. 腹腔动脉造影显示了典型的三支分支血管和变异解剖结构，左肝动脉起自胃左动脉（箭头）；B. 选择性肝固有动脉造影显示富血供的右肝肿瘤；C. 使用微导管定位在肝右动脉，血管造影显示化疗药物在右下叶富血供肿瘤内蓄积。

图 6-6-2　肝动脉化疗栓塞术

大多数患者会经历不同程度的化疗栓塞后综合征，主要为腹痛、恶心和发热三联征，这些继发于栓塞效应，并不表明是真正的并发症。

随访

患者应在 4 ~ 6 周内进行横断面影像学随访，以确定治疗效果。一些患者可能需要对同一肝叶或肝段进行多次治疗。

长期生存

随机对照研究显示，与单独支持治疗相比，肝动脉介入治疗 2 年时生存获益显著增加约 50%（63% *vs* 27%）[1]。虽然延长了患者的生存期，但要了解 TACE 和 TARE 不能治愈肝细胞癌，目前肝移植是治愈符合条件的肝癌和肝硬化患者的唯一方法。

肝动脉放射栓塞术（TARE）

TARE 是一种类似于 TACE 的手术。FDA 批准其用于治疗不可切除的肝细胞癌或作为移植桥梁治疗肝癌。FDA 还批准其用于治疗结直肠癌肝转移。该手术在技术上与 TACE 非常相似。但是，该技术是将浸渍纯 β 射线同位素钇 -90（Y-90）（半衰期为 64 小时，平均 / 最大组织渗透率为 2.5 mm/10 mm）的玻璃或树脂微球注射到肿瘤中，而不是化疗栓塞混合物。其禁忌证为肝功能差伴胆红素升高和 ECOG 体能状态差等。

TACE 常见的化疗栓塞后综合征在放射栓塞中并不常见。但是，放射栓塞并非没有并发症。非靶向栓塞是 TACE 或放射栓塞的潜在并发症，但由于 Y-90 的半衰期较长，放射栓塞的发病率更高。为此，放射栓塞需要严格的治疗前计划和治疗过程中对细节的关注，这些因素不在本文讨论的范围内。

消融治疗

消融技术是另一种发展迅速且广泛用于治疗肾脏、肝脏、肺脏、乳腺、前列腺等局部病变和骨骼良恶性疾病的方法。在历史上，消融治疗仅限于将酒精或乙酸注入肿瘤以引起组织坏死的化学消融。目前，最常用的消融疗法是使用极端温度引起组织坏死。最常用的 3 种消融治疗是射频消融、微波消融和冷冻消融。

射频消融利用高频电流通过电极产生高温。微波消融利用高频电磁波引起分子的快速振动，振动产生的摩擦力引起极热（温度＞ 50 ℃）。射频消融和微波消融产生的热量破坏细胞活性并导致凝固性坏死。另外，冷冻消融将组织冷冻至 –20 ℃以下。冰晶形成的直接损伤为细胞质和溶剂转移导致脱水和细胞破裂，以及微血管血栓形成导致缺血，都是造成细胞损伤和死亡的原因。

269

以上 3 种技术中的每一种都需要影像（CT、超声、MRI 或 X 线透视）检查引导放置一个或几个探针，通过这些探针将电流、电磁波或冷冻剂输送到探针，以产生细胞破坏所需的极端温度（图 6-6-3）。

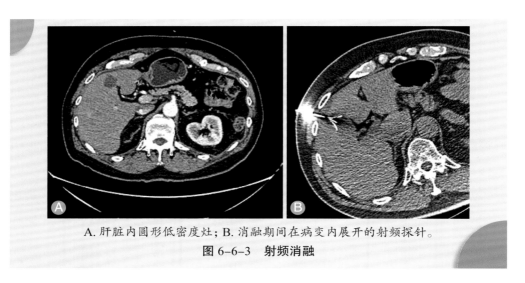

A. 肝脏内圆形低密度灶；B. 消融期间在病变内展开的射频探针。

图 6-6-3　射频消融

S（安全性）：CT 或 MRI 等术前横断面成像可确定肿瘤位置、肿瘤大小、动脉血供和门静脉通畅性，并显示其他相关解剖结构。术前影像可影响手术方案，降低手术辐射剂量，并降低与手术相关的发病率和死亡率。重要的是要认识到许多肝硬化患者会有肾功能损害。因此，应谨慎使用静脉造影剂。

A（适当性）：术后横断面成像适用于确定治疗反应，应在治疗完成后 4 ~ 6 周进行，每 3 个月一次，持续 2 年或根据需要进行。如果影像学检查 2 年后未观察到残留或复发疾病，患者可通过每年进行 CT 或 MRI 的常规肝癌筛查。增强超声造影是静脉内造影禁忌患者的替代方法，但由于检测肝癌的灵敏度较低，美国放射学会（American College of Radiolog，ACR）目前不推荐使用。

F（读片）：对于随访成像，使用 ACR LI-RADS 标准描述病变非常重要。此外，使用 EASL 或 mRECIST 标准描述治疗反应也很重要。这些标准简化了基于临床试验数据的报告，避免了不必要的活检和流程。

　　E（快速执行）：了解和识别 TACE 手术的可能并发症非常重要，如肝脓肿、肠缺血和动脉损伤，如夹层或假性动脉瘤，应及时与手术医师沟通。

参考文献

[1] LLOVET J M，REAL M I，MONTAÑA X，et al. Arterial embolisation or chemoembolisation versus symptomatic treatment in patients with unresectable hepatocellular carcinoma: a randomised controlled trial. Lancet. 2002，359（9319）：1734-1739.

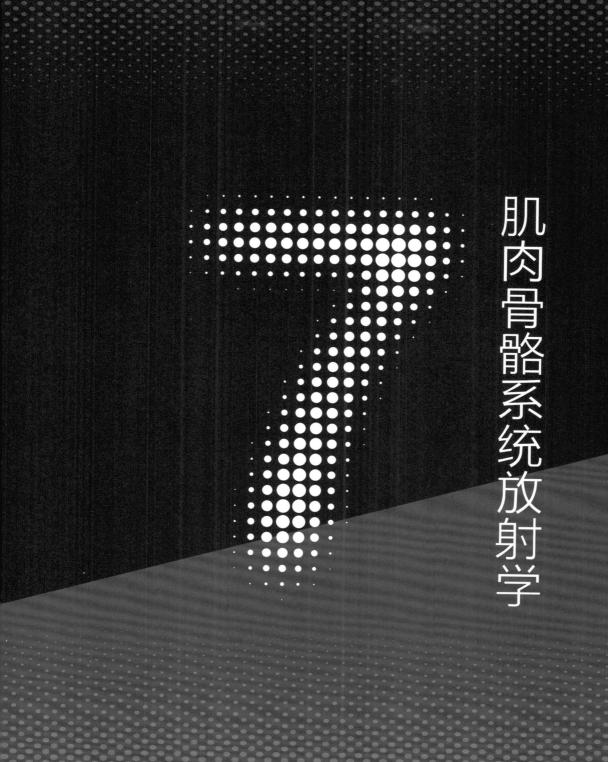

7

肌肉骨骼系统放射学

第一节　骨折1

目的 ▶▶

1. 评估骨折5个主要类别的描述。
2. 鉴别肩关节内旋和外旋位X线片。
3. 肩关节Y位片正常和异常解剖形态。
4. 急性创伤时，肘关节积液的重要意义。
5. Colles骨折的损伤机制。
6. 腰椎X线片"苏格兰狗颈征"的释义。
7. 骨盆创伤中"骨环"的释义及重要性。

骨折在临床工作中非常常见。X线片很早就用于临床诊断和评估骨折，现今仍是骨骼创伤诊断和治疗的基础。

单纯性骨折

图7-1-1显示左足第四近节趾骨急性骨折。注意观察线样透亮的骨折线，边缘锐利无硬化，周围软组织肿胀。

骨折分类

骨折的描述很重要，通常需要将骨折的诊断结果传达给临床医师。骨折时必须提及的特征包括以下内容。

● 位置：受累骨的名称和部位。在长骨中，骨折可累及骨骺、干骺端、骨干，甚至骺板（生长板）。也可采用头、颈、体、腰等其他名称（取决于骨）进行描述（图7-1-2）。

● 骨折类型：横形、斜形、螺旋形、蝶形都是合适的描述，当有多个骨折块时采用粉碎性骨折进行描述。同时要注意骨折累及关节面和延伸到关节内（图7-1-3）。

● 骨折移位（对位不良）：以远端骨折块相对于近端骨折块的位置关系来描述移位情况。如远端骨折块向内侧移位，即描述骨折块向内侧移位。开放性或复合性骨折是穿透皮肤的骨折（图7-1-4）。

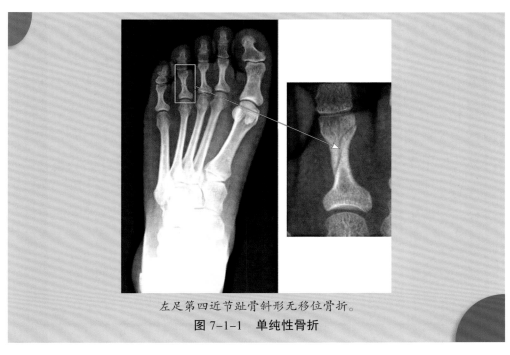

左足第四近节趾骨斜形无移位骨折。

图 7-1-1　单纯性骨折

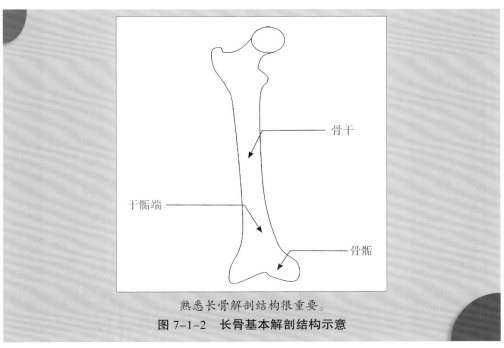

骨干

干骺端

骨骺

熟悉长骨解剖结构很重要。

图 7-1-2　长骨基本解剖结构示意

275

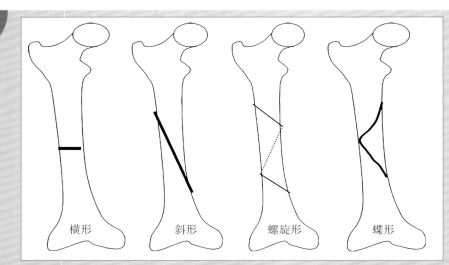

横形　　　　斜形　　　　螺旋形　　　　蝶形

在描述骨折时，转诊医师应能够在没有 X 线的情况下观察骨折，了解这种命名法可极大地促进交流。

图 7-1-3　骨折的命名示意

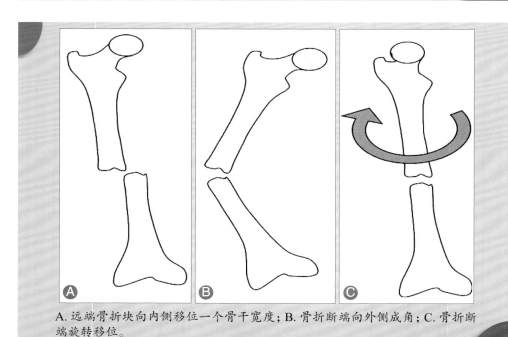

A.远端骨折块向内侧移位一个骨干宽度；B.骨折断端向外侧成角；C.骨折断端旋转移位。

图 7-1-4　骨碎片的方位示意

● 骨折成角：用骨折断端的成角方向描述骨折的位置，常用短语如"骨折断端向外成角"（图 7-1-4）。

● 骨折旋转：如果远端骨折块相对于近端骨折块发生旋转，则应包括在描述中（图 7-1-4）。

注意至少需要 2 个投照体位来描述骨折的位置。一份完整的骨折影像报告描述示例为："左侧股骨干中段粉碎性骨折，远折端向内侧移位，断端向外侧成角，且远折端向内旋转。"

肩关节片

图 7-1-5 显示急诊时可能遇到的肩关节内旋位和外旋位 X 线片。

注意内旋位和外旋位片之间的差异。内旋位片上，肱骨头外观类似光滑圆润的冰激凌桶顶部（冰激凌 = 内旋位）。外旋位片上，大结节轮廓清晰显示。这两个体位通常可以排除骨折，但很难排除脱位。

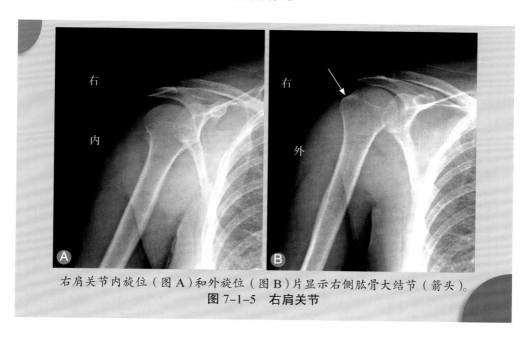

右肩关节内旋位（图 A）和外旋位（图 B）片显示右侧肱骨大结节（箭头）。
图 7-1-5　右肩关节

图 7-1-6 显示肩关节的腋窝位片和肩胛骨 Y 位（冈上肌出口位）片。腋窝位投照能在站立位通过腋窝观察肩关节，前方能显示锁骨、肩峰、肩锁关节及盂肱关节。腋窝位片能很好地显示肱骨头前、后脱位，缺点是对于肩部急性损伤的患

者投照过程并不舒适。

另一种肩关节投照体位是垂直于前后位平面的投影即肩胛骨Y位片。患者肩胛骨侧位投照时轻微前斜。Y的柄是肩胛骨体，而Y的2个上臂是肩峰和喙突；Y的中心对应于肩胛盂关节窝。肱骨头投影于Y形3个臂的汇合处。如果肱骨头在Y形臂交点的后方，则可诊断为后脱位。这种后脱位在前后位片有可能是正常的。注意在评估脱位或半脱位时，肩胛骨Y位片不如腋窝位片。

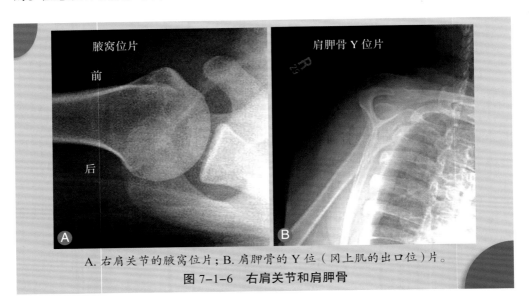

A.右肩关节的腋窝位片；B.肩胛骨的Y位（冈上肌的出口位）片。

图7-1-6　右肩关节和肩胛骨

肩关节脱位

图7-1-7显示了典型的肱骨前脱位（最常见）。前脱位时，肱骨头下移位于喙突下方，同时略向内侧移位。这通常可以在常规前后位片上显示，腋窝位片显示肱骨头位于关节盂前方。

图7-1-8显示了典型的肱骨后脱位。在前后位片上很难发现脱位，但在后脱位中，肱骨总是内旋（患者外旋受限）；腋窝位片显示肱骨头位于关节盂后方；Grashey位（后斜位）片显示盂肱关节处的肱骨头重叠。

脂肪垫

图7-1-9显示了正常和异常的肘关节侧位片。图7-1-9B显示在肱骨前方存在三角形透亮线，代表肘关节的前脂肪垫。脂肪垫可作为肘关节积液的标志物，

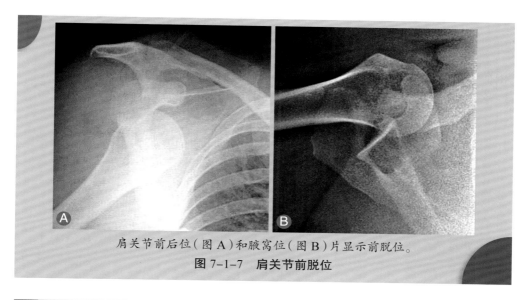

肩关节前后位（图 A）和腋窝位（图 B）片显示前脱位。

图 7-1-7　肩关节前脱位

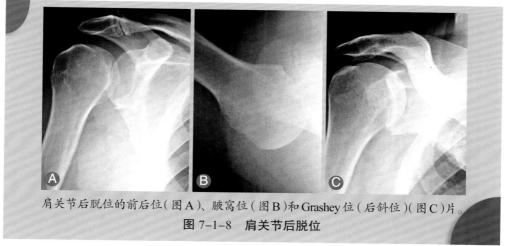

肩关节后脱位的前后位（图 A）、腋窝位（图 B）和 Grashey 位（后斜位）（图 C）片。

图 7-1-8　肩关节后脱位

关节腔内的液体或血液会使其移位。急性创伤情况下的肘关节腔积液几乎总是提示骨折。图 7-1-9B 未见明显骨折，但是可见前脂肪垫移位，有肘关节腔积液的证据。此外，还可见沿肱骨远端后方走行的后侧脂肪垫。这通常表明有关节腔积液和骨折的存在。因此特别重要的是前脂肪垫征对关节病变更敏感，但后脂肪垫征对隐匿性骨折更具有特异性。

　　肘部不是唯一可以利用脂肪垫进行诊断的关节。另外，当踝关节损伤时，在胫距关节前方看见脂肪垫时，也提示骨折可能。

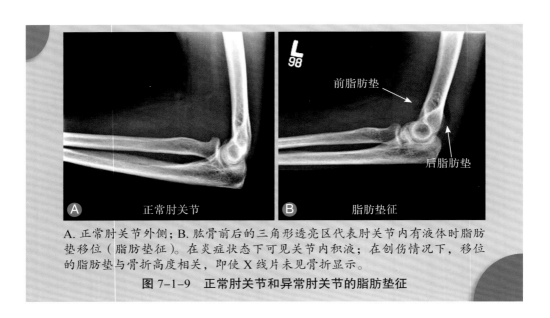

A. 正常肘关节外侧；B. 肱骨前后的三角形透亮区代表肘关节内有液体时脂肪垫移位（脂肪垫征）。在炎症状态下可见关节内积液；在创伤情况下，移位的脂肪垫与骨折高度相关，即使 X 线片未见骨折显示。

图 7-1-9　正常肘关节和异常肘关节的脂肪垫征

这些骨折在影像学上可能是隐匿性的，偶尔可以通过专门的桡骨头位片或随访片证实桡骨头的微小骨折。同样，当在急性创伤的情况下观察到肘关节腔积液时（并且不存在肘关节腔积液的其他原因，如类风湿性关节炎、血友病等），应将当作骨折进行处理。

Colles 骨折

图 7-1-10 显示了最常见的腕部损伤之一。Colles 骨折定义为桡骨远端干骺端横行骨折，骨折远端向背侧成角，通常由于在摔倒时伸展手部引起。基于之前描述的命名规则，将该骨折描述为骨折点掌侧成角是合适的。然而，在邻近关节面的骨折，往往用关节面方向描述成角。Colles 骨折通常伴有尺骨茎突骨折。

"苏格兰狗颈征"

"苏格兰狗颈征"是指在腰椎斜位上可以看到狗的轮廓。如图 7-1-11 所示：狗的眼睛对应椎弓根；鼻子对应横突；颈部对应椎弓峡部；耳对应上关节突；前肢对应下关节突。

评价这些结构非常重要，尤其是椎弓峡部。该区域的骨折或先天性缺陷将表现为狗颈部的透亮线（看起来像狗项圈），称为峡部裂。峡部裂可导致椎体滑脱，最常见的是前滑脱。同时还有基于脊椎向前滑脱的百分比分级系统。

大约 5% 的人群患有第五腰椎椎体前移，其中大约 5% 的患者有症状。一般而言，峡部裂伴椎体滑脱更容易出现症状（图 7-1-11）。

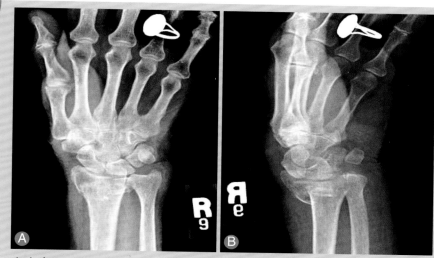

右腕前后位（图 A）和斜位片（图 B）显示右桡骨远端粉碎性、嵌插和关节内骨折，骨折远端背侧成角约 20°。注意损伤部位还有畸形和明显的软组织肿胀。

图 7-1-10　Colles 骨折

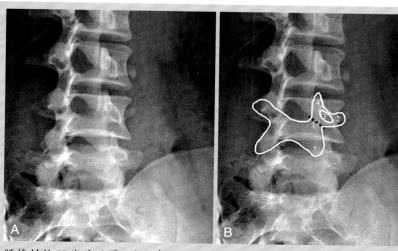

腰椎斜位 X 线片（图 A）和有注释显示"苏格兰狗颈征"（图 B）：1：椎弓根；2：横突；3：椎弓峡部；4：上关节突；5：下关节突。穿过颈部的虚线（犹如狗的项圈）显示峡部骨折。

图 7-1-11　"苏格兰狗颈征"

骨盆骨折

骨盆的评价通常是急性创伤患者影像学评价的一部分。"骨环"对于发现骨盆骨折非常有用，骨环总是会在这两个地方断裂，骨环的断裂或分离通常提示该环中至少有一处骨折。图 7-1-12 说明了这一原理。另外，骨盆骨折也可发生于患有骨质疏松的老人在受到较小的暴力创伤时。

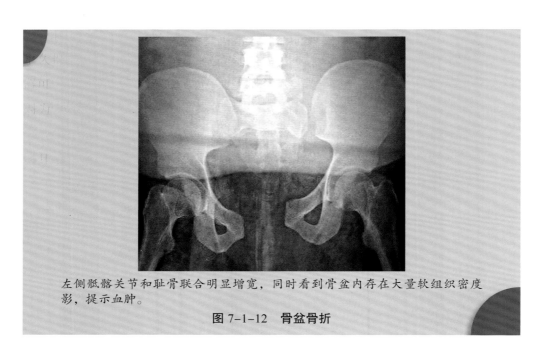

左侧骶髂关节和耻骨联合明显增宽，同时看到骨盆内存在大量软组织密度影，提示血肿。

图 7-1-12　骨盆骨折

S（安全性）：大多数骨盆骨折可通过 2 ～ 3 个投照体位 X 线片进行诊断，患者受到极少的辐射量，就可进行快速分诊。

A（适当性）：X 线片是怀疑骨盆骨折患者的最适合检查（ACR 适当性标准 8-9）。CT 和 MRI 适用于隐匿性骨折或手术计划制订。

F（读片）：至少包括 2 张不同的投照体位 X 线片，以完整描述骨折移位、成角和旋转。当诊断出骨折时，手术前需要常规拍摄骨折上下关节的图像。

E（快速执行）：开放性骨折需要与临床医师进行沟通，以加快手术管理和抗生素治疗以预防感染。

第二节　骨折 2

股骨颈骨折

股骨颈是急性骨创伤的常见部位，临床和影像学表现非常明确，也可以很隐匿。通常根据股骨近端骨折的位置对骨折进行分类：最常见的部位是转子间和头下区；股骨颈中段或基底部骨折较少见。前后位 X 线片投照时，髋关节内旋可以提高股骨颈的显示（图 7-2-1）。

髋部骨折的 CT 联合应用比仅用 X 线片更广泛，X 线片与其他骨折一样，需要 2 张不同体位来评估骨折。髋关节常用的投照体位称水平侧位，如图 7-2-2 所示。

膝关节积液

膝关节积液与很多疾病有关，膝关节积液与骨折的关联性不如上一节中肘关节的相关性强。但是，膝关节积液可能是没有骨折仅有软骨或韧带损伤的唯一表现。在侧位片上，髌上脂肪垫是一个黑色三角形，其顶点朝向上方，基底位于髌骨的上面。股前脂肪垫是沿股骨远端前面的一个宽的、前凸的密度减低区，膝关节的髌上囊在这些脂肪垫之间。当这两个脂肪垫相隔 5 mm 以上时，提示有膝关节积液。在评估膝关节积液时，侧位片投影时膝关节屈曲约 30° 以获得真正的侧位片（非旋转）是很重要的（图 7-2-3）。

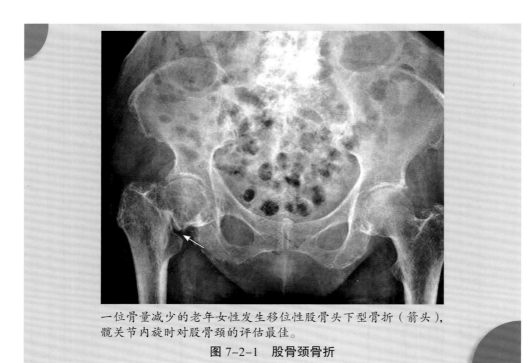

一位骨量减少的老年女性发生移位性股骨头下型骨折（箭头），髋关节内旋时对股骨颈的评估最佳。

图 7-2-1　股骨颈骨折

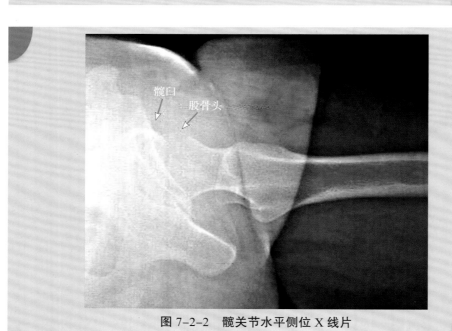

图 7-2-2　髋关节水平侧位 X 线片

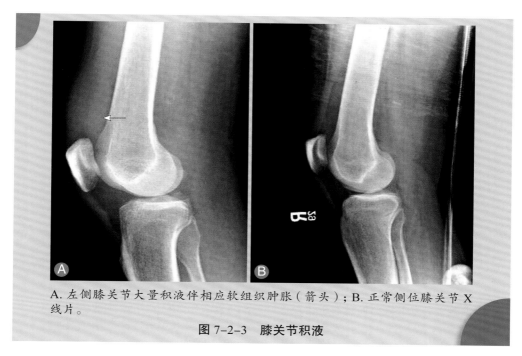

A.左侧膝关节大量积液伴相应软组织肿胀（箭头）；B.正常侧位膝关节 X
线片。

图 7-2-3　膝关节积液

对于膝关节严重创伤的患者，可在膝关节伸直的情况下进行水平侧位检查。
有时在关节积液中可看到不同密度的水平交界面，这代表脂 – 液平面。脂肪密
度在 X 线片上低于液体，且脂肪的物理密度低于液体，因此上升到关节腔的顶部，
而液体下沉到底部。脂肪代表骨折导致的骨髓内容物泄漏到关节间隙中，通常
是胫骨近端骨折，可累及关节面。有脂 – 液平面的患者中关节内骨折是不可避
免的（图 7-2-4）。

胫骨平台骨折

胫骨平台骨折是常见的累及胫骨近端的关节内骨折。胫骨内侧和外侧平台骨
折可由股骨髁撞击引起，导致平台塌陷和软骨下骨骨折。胫骨平台骨折的 X 线表
现可能非常轻微，在平片上仅观察到小的皮质不规则或平台凹陷，常需要 CT 进
一步检查来明确骨折的真实范围，可能比 X 线片观察到的要广泛得多（图 7-2-5）。

踝关节骨折

图 7-2-6 显示 3 种踝关节骨折，有外踝斜形骨折（腓骨远端）、内踝横行骨

折及在侧位片显示的后踝骨折。某些病例可能仅出现内踝的三角韧带撕裂，这时X 线片上仅见非特异性的软组织肿胀。在损伤过程中，不同类型的旋转应力可导致腓骨中段甚至高位骨折。腓骨高位骨折在外翻（或旋前）型损伤中尤其常见，称为 Maisonneuve 骨折，如仅拍摄踝关节的 X 线片很容易漏诊。因此，了解损伤机制对决定行哪些 X 线检查具有重要意义。

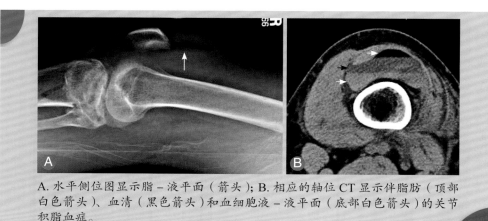

A. 水平侧位图显示脂 – 液平面（箭头）；B. 相应的轴位 CT 显示伴脂肪（顶部白色箭头）、血清（黑色箭头）和血细胞液 – 液平面（底部白色箭头）的关节积脂血症。

图 7-2-4　关节积脂血症

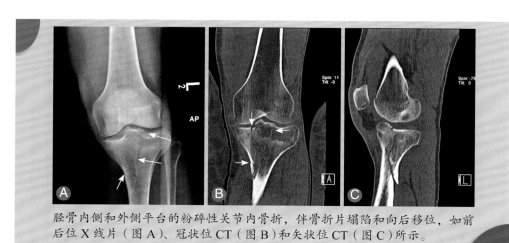

胫骨内侧和外侧平台的粉碎性关节内骨折，伴骨折片塌陷和向后移位，如前后位 X 线片（图 A）、冠状位 CT（图 B）和矢状位 CT（图 C）所示。

图 7-2-5　胫骨平台骨折

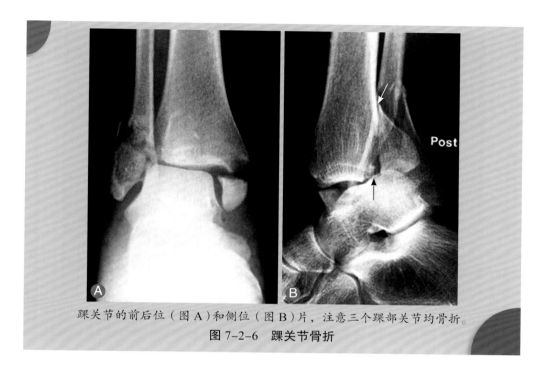

踝关节的前后位（图A）和侧位（图B）片，注意三个踝部关节均骨折。

图 7-2-6 踝关节骨折

踝关节损伤可分为内翻型和外翻型，可以进一步将这些骨折细分为伴或不伴旋转的内翻（内收）和外翻（外展）。最常见的"踝关节扭伤"类型是伴旋转的内翻损伤，从损伤的部位和表现可以明确损伤的机制（图 7-2-7）。

有 4 个部位的骨折在足或踝关节 X 线片上常容易漏诊，需要重点观察，主要为以下几个方面。

● 第五跖骨基底部；

● 距骨外侧突；

● 距骨 / 距骨颈的上部；

● 跟骨前突。

由于踝关节损伤很常见且常行影像学检查，因此制定了渥太华踝关节原则（Ottawa ankle rules）[1]，其是根据体格检查结果来确定何时需要拍摄 X 线片来评价踝关节损伤的推荐标准，敏感度接近 100%，但不适用于妊娠女性、18 岁以下儿童或不能配合检查的患者（中毒、痴呆、认知缺陷等）。

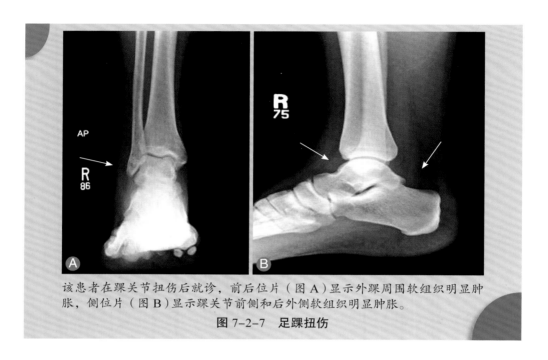

该患者在踝关节扭伤后就诊，前后位片（图A）显示外踝周围软组织明显肿胀，侧位片（图B）显示踝关节前侧和后外侧软组织明显肿胀。

图 7-2-7　足踝扭伤

踝关节 X 线片适用于踝部有疼痛及以下任何一项者。

● 沿胫骨后缘远端 6 cm 处或内踝尖骨压痛。

● 沿腓骨后缘远端 6 cm 处或外踝尖骨压痛。

● 无法负重走行 4 步。

在评估是否需要足部 X 线片时，应遵循渥太华足部原则（Ottawa foot rules）。中足区有疼痛及以下任何一项者，则需要拍摄足部 X 线片。

● 第五跖骨基底部压痛。

● 舟状骨压痛。

● 无法负重走行 4 步。

当患者从高处跳下时，双脚着地，常会出现足部损伤。通常最先受到冲击的是跟骨，可通过在侧位片上计算 Bohler 角评估跟骨损伤，正常值在 20°～ 40°。图 7-2-8 显示当存在骨折时，这个角度会减小，骨折线本身在 X 线片上可能不明显。

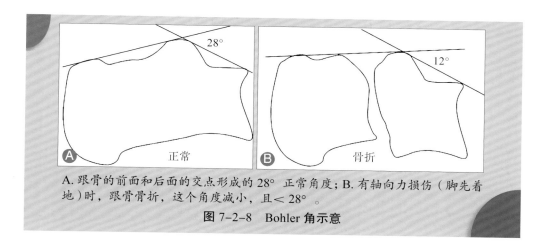

A.跟骨的前面和后面的交点形成的28° 正常角度；B.有轴向力损伤（脚先着地）时，跟骨骨折，这个角度减小，且< 28°。

图 7-2-8　Bohler 角示意

注意跟骨损伤常为双侧性，可合并其他轴向力损伤如胫骨平台或胸腰椎骨折。

另一个需要熟悉的重要术语是跗跖关节损伤或骨折，跗跖关节韧带将内侧楔骨与第一、第二跖骨基底部相连。跗跖关节损伤往往很难用 X 线片来评估。与大多数 X 线片一样，准确的临床损伤病史非常重要，可极大地帮助放射科医师确定是否发生该损伤。

病理性骨折

图 7-2-9 显示肺癌转移导致溶骨性破坏的患者。这种骨质破坏导致骨皮质变薄和骨结构减弱，从而发生骨折，称为病理性骨折。病理性骨折是异常骨结构中正常应力的结果，病理过程可为良性，也可为恶性。

PBKTL 可以帮助记忆容易转移到骨的常见肿瘤。

P：代表前列腺（Prostate）；

B：代表乳腺（Breast）；

K：代表肾脏（Kidney）；

T：代表甲状腺（Thyroid）；

L：代表肺脏（Lung）。

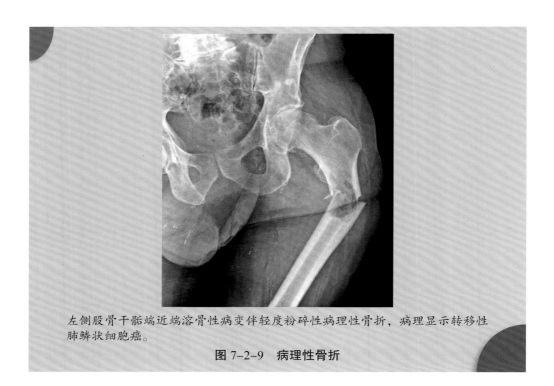

左侧股骨干骺端近端溶骨性病变伴轻度粉碎性病理性骨折，病理显示转移性肺鳞状细胞癌。

图 7-2-9 病理性骨折

骨质疏松

骨质疏松是指骨密度降低，常与老龄化相关。骨质疏松症的筛查常通过双能 X 线吸收测量法（dual-energy X-ray absorptiometry，DEXA）完成。建议所有 65 岁以上的女性进行基线 DEXA 检查，同时建议有椎体骨折史或长期使用皮质类固醇的男性接受 DEXA 扫描。一次 DEXA 扫描使用的射线剂量约为一次胸部 X 线的 1/10。图 7-2-10 为骨质疏松脊柱与正常脊柱对照的示例图，注意图 7-2-10A 中椎骨的透亮程度。图 7-2-11 显示了一例 DEXA 扫描打印输出的结果。

将患者的骨矿物质密度（bone mineral density，BMD）与两个标准进行比较，被计算为 T 值和 Z 值，并用标准差表示。T 值把患者的 BMD 与 35 岁健康者的 BMD 比较。同时，Z 值将患者的 BMD 与年龄匹配的对照者进行比较。虽然通常测量 Z 值，但 T 值常用来定义骨量减少和骨质疏松。T 值高于零都是正常的。–1 至 –2.5 定义为骨量减少，表示骨密度减低；–2.5 以下定义为骨质疏松。标准差低于正常，骨折风险增加（T 值为 –1，则风险增加 1 倍；T 值为 –2，则风险增加 4 倍）。

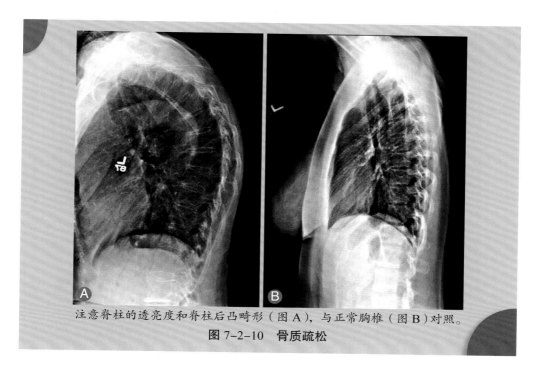

注意脊柱的透亮度和脊柱后凸畸形（图 A），与正常胸椎（图 B）对照。

图 7-2-10　骨质疏松

椎体骨折

腰痛是门诊常见的疾病，影响了大多数人的一生。针对性的病史和体格检查对于确定是否需要影像检查及何种检查至关重要，因为大多数患者的腰痛是一种自限性疾病。无并发症的急慢性腰痛或神经根性痛的一线治疗首选医学管理和物理治疗。在老年患者或有低速创伤、骨质疏松或长期使用类固醇激素类药物的患者中，建议使用 X 线片进行初步评价（图 7-2-12）。

对于保守治疗 6 周后症状持续或进展且适合手术或神经周围类固醇注射的患者，可考虑 MRI 检查。"红旗征"应警惕严重潜在疾病的可能，如"马尾综合征"、恶性肿瘤或感染，是 MRI 的另一个适应证。有复发性背部或脊柱疼痛及既往手术干预史的患者应用增强 MRI 进行评估（图 7-2-13）。在增强 MRI 和周围神经注射之前应筛查患者是否有类固醇或对比剂过敏反应史。

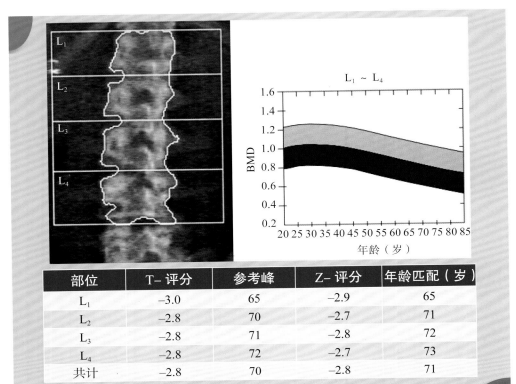

部位	T- 评分	参考峰	Z- 评分	年龄匹配（岁）
L₁	−3.0	65	−2.9	65
L₂	−2.8	70	−2.7	71
L₃	−2.8	71	−2.8	72
L₄	−2.8	72	−2.7	73
共计	−2.8	70	−2.8	71

记录 T 值和 Z 值，注意这个患者的骨折风险高。

图 7-2-11 DEXA 扫描

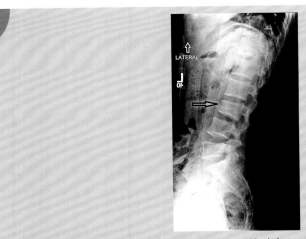

腰椎侧位 X 线片（白色箭头）显示第三腰椎前部楔形压缩性骨折（黑色箭头）。

图 7-2-12 压缩性骨折

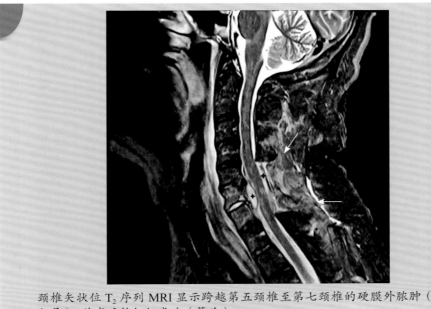

颈椎矢状位 T₂ 序列 MRI 显示跨越第五颈椎至第七颈椎的硬膜外脓肿（黑色加号），伴术后软组织炎症（箭头）。

图 7-2-13　硬膜外脓肿

矿化

有 4 种异常矿化类型应该熟悉。

● 异位骨化是软组织内真性骨的异常沉积，是由软组织中休眠的骨原细胞在多种骨形态发生蛋白（bone morphogenetic proteins，BMPs）作用下分化为成骨细胞而形成的（图 7-2-14A）。

● 营养不良性钙化是指钙盐在濒死组织（任何坏死区域、缺血坏死、受损心脏瓣膜）中蓄积。这种钙化可发生异位，血清钙正常（图 7-2-14B）。

● 转移性钙化是指继发于高钙血症的钙在组织中沉积。可能是由甲状旁腺激素增加、肿瘤破坏骨骼、慢性肾衰竭和维生素 D 增加所致（图 7-2-14C）。

● 钙化性肌腱炎 / 关节周围炎是指羟基磷灰石钙分别沉积在肌腱或关节周围软组织中。这些沉积物可引起炎症反应，导致剧烈疼痛（图 7-2-14D）。

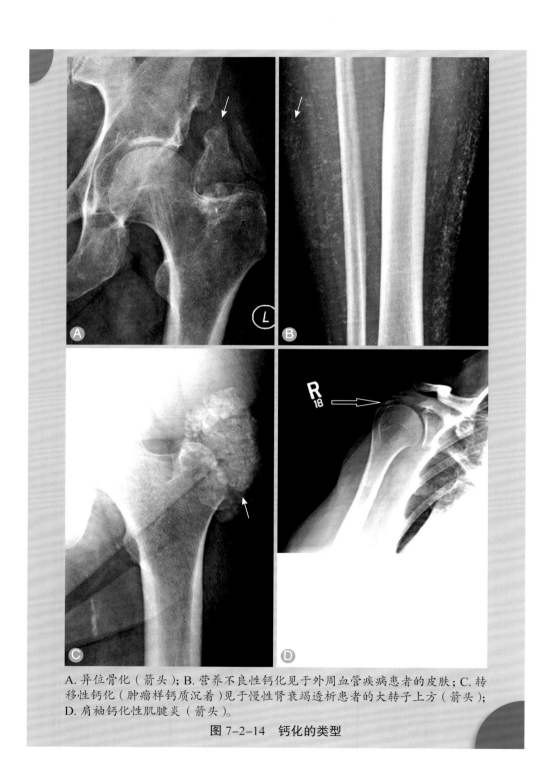

A. 异位骨化（箭头）；B. 营养不良性钙化见于外周血管疾病患者的皮肤；C. 转移性钙化（肿瘤样钙质沉着）见于慢性肾衰竭透析患者的大转子上方（箭头）；D. 肩袖钙化性肌腱炎（箭头）。

图 7-2-14　钙化的类型

S（安全性）：在可能发生骨折的情况下，确定最合适的初始检查方法对于确保适当的覆盖范围和最小的辐射暴露量至关重要。

A（适当性）：检查准则确保了最快和最安全的方法来进行诊断。肢体损伤的发生是复杂的，如损伤机制之类的病史是必不可少的。针对踝关节损伤的渥太华踝关节原则和针对腰痛的美国放射学会（ACR）相应标准等准则指出有些最初的影像学检查并不一定合适。X线片非常重要，可以快速评价关注区域，如果要了解病变更多的细节，则需要运用CT扫描，当然辐射剂量更高。

F（读片）：仔细浏览所有图像，尤其是对存在骨质疏松的患者，有助于做出正确诊断和进一步的影像检查。

E（快速执行）：一些诊断尤其是移位性或复杂性骨折时，应尽快报告给外科医师，因为手术修复的窗口有限。

参考文献

[1] WOLFE M W，UHL T L，MATTACOLA C G，et al. Management of ankle sprains. Am Fam Physician. 2001，63（1）：93–104.

第三节　骨肿瘤特征

目的 >>>

1. 列举 2 个最重要的鉴别骨肿瘤的指征。
2. 列举 3 个进一步鉴别骨肿瘤的病变特征。
3. 理解侵袭性与非侵袭性、良性与恶性肿瘤的差异。

　　本节并非详尽阐述各类骨肿瘤的特征，但提供了评估和分类各类骨肿瘤的一系列特征，从而在临床实践中遇到骨肿瘤时进行有效的鉴别。

　　首先，必须理解侵袭性和非侵袭性不等同于恶性和良性。虽然侵袭性病变更可能是恶性的，但某些病变可以具有侵袭性却不是恶性的，反之亦然。例如，骨髓炎通常表现为侵袭性，但不是恶性的，相反骨巨细胞瘤可能表现为非侵袭性，但可以是恶性的。

　　在分析骨肿瘤病变和进行鉴别诊断时，最重要的两个方面是注意患者的年龄和病变的部位。

　　骨骼成熟度是用于分类骨肿瘤的最重要指征，即某些肿瘤好发于一定年龄段（20 岁以下、20 ~ 40 岁、40 岁以上）。例如，在 40 岁以上的患者中，原发性骨恶性肿瘤不如转移瘤或骨髓瘤常见。分类骨肿瘤的第二种重要方法是基于肿瘤的部位。大多数肿瘤好发于骨的特定部位，即骨干、干骺端（骨生长快的部位）和骨骺，中轴骨或附肢骨、长骨或扁骨是关于部位的其他重要因素。例如，尤文肉瘤沿着红骨髓分布，因此，儿童常见于长骨骨干，青壮年好发于骨盆等扁骨，反映了红骨髓分布的正常演变。

　　病变本身的一些特征相当重要，最重要的是病变的边缘。边缘越锐利，尤其是有硬化（白色）边缘时，病变侵袭性越低（图 7-3-1）；边缘越模糊不清，病变侵袭性越强。最具侵袭性的病变具有称之为"虫蚀状"或渗透性的特征外观（图 7-3-2），这些术语是指小的、斑片状、边界不清的破坏区。

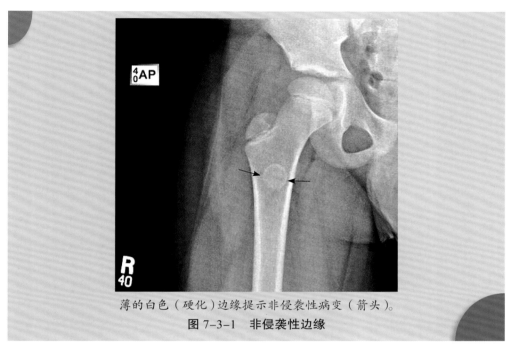

薄的白色（硬化）边缘提示非侵袭性病变（箭头）。

图 7-3-1　非侵袭性边缘

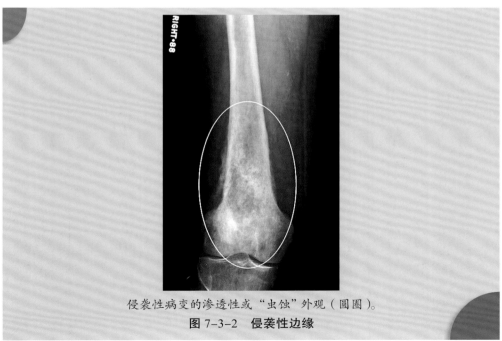

侵袭性病变的渗透性或"虫蚀"外观（圆圈）。

图 7-3-2　侵袭性边缘

此外，骨膜反应的存在及其形态是评价骨病变的重要特征。实性或单层骨膜反应表示肿瘤生长缓慢，使骨"隔离"病变（图 7-3-3）；多层状外观又称"洋葱皮样"外观，表明具有中度的侵袭性。骨膜反应呈针状，如汗毛直竖，是最具侵袭性的一种类型（图 7-3-4）。Codman 三角是指骨膜远离骨皮质的隆起，通常与骨肉瘤相关，但不限于此，因为任何恶性或良性进程均可引起该特征。

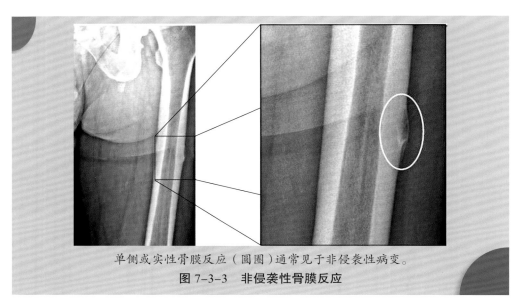

单侧或实性骨膜反应（圆圈）通常见于非侵袭性病变。

图 7-3-3　非侵袭性骨膜反应

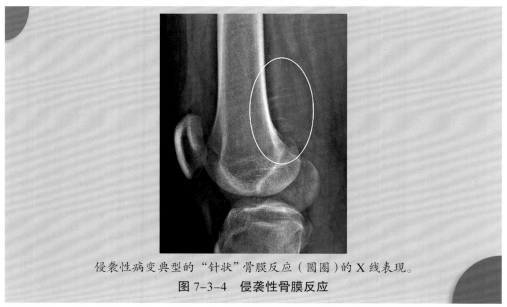

侵袭性病变典型的"针状"骨膜反应（圆圈）的 X 线表现。

图 7-3-4　侵袭性骨膜反应

部分骨肿瘤产生矿化，评估骨肿瘤的基质矿化有助于对病变进行分类，并进一步提高鉴别诊断。成骨性肿瘤新生骨呈蓬松或"云雾状"的无定形基质外观（图7-3-5），而软骨源性肿瘤的基质钙化表现为点弧形和环形钙化（图7-3-6）。CT在显示基质矿化类型方面常优于X线片。

当分析骨肿瘤时，应注意以下问题。

- 患者的年龄；
- 肿瘤部位；
- 是否具有侵袭性；
- 肿瘤边缘是锐利、硬化还是模糊；
- 是否有骨膜反应，光滑（非侵袭性）还是层状（侵袭性）；
- 基质矿化，可能有助于确定肿瘤的起源。

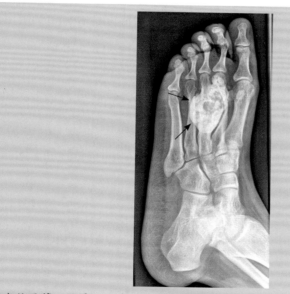

病变位于第三跖骨，具有以蓬松、"云雾状"外观（箭头）为特征的骨样基质。

图 7-3-5　骨样基质

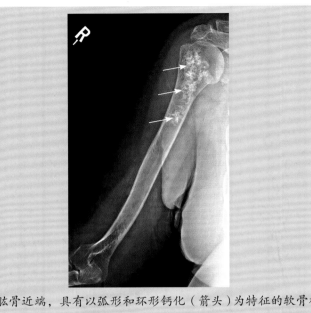

病变位于肱骨近端，具有以弧形和环形钙化（箭头）为特征的软骨样基质。

图 7-3-6　软骨样基质

S（安全性）：骨肿瘤的评估从 X 线片开始，以鉴别侵袭性和非侵袭性。

A（适当性）：CT 和 MRI 有助于进一步诊断恶性骨肿瘤、评估软组织侵犯和转移，对活检和手术规划也是必要的。

F（读片）：X 线片应至少包括 2 个体位。断层检查最好做增强以帮助诊断和活检路径规划。

E（快速执行）：X 线片上发现骨肿瘤应确保与首诊医师沟通，以进一步对肿瘤进行综合评估，还应告知患者病理性骨折的风险。

参考文献

[1] MILLER T T. Bone tumors and tumor-like conditions：analysis with conventional radiography.Radiology. 2008，246（3）：662–674.

第四节　关节炎和感染

骨关节炎

骨赘形成、不对称关节间隙狭窄和软骨下硬化 / 囊性改变是退行性变或骨关节炎的标志。

骨关节炎的典型 X 线特征主要为以下几个方面。

● 不对称的关节间隙狭窄——这表明关节软骨缺失。例如，髋关节向上移位是由于沿负重面上方的软骨缺失。

● 软骨下硬化（也称为骨质硬化）——这是由骨小梁压缩和骨折伴骨痂形成引起的。

● 骨赘形成。

图 7-4-1 是不对称关节间隙变窄的示例，反映了关节内侧（最大承重区域）的软骨变薄。身体通过增加承重区域边缘的厚度对承重面的这种变化做出反应，导致软骨下硬化，同时通过骨刺或骨赘形成加强膝关节的韧带支撑。

类风湿性关节炎

图 7-4-2 显示了一例类风湿性关节炎。在类风湿性关节炎中，存在对称性关节间隙变窄和骨密度减低。这些表现有助于鉴别类风湿性关节炎和骨关节炎。

此外，类风湿性关节炎要沿关节边缘寻找边缘性骨侵蚀。侵蚀首先沿着关节面的边缘发生，因为这些区域缺乏关节软骨，并直接接触关节的炎性滑膜内层。关节软骨可防止炎症、提供保护。因此，未被软骨覆盖的关节面边缘是炎性血管翳最先累及的区域。这些侵蚀部位有助于鉴别类风湿性关节炎和其他关节炎。

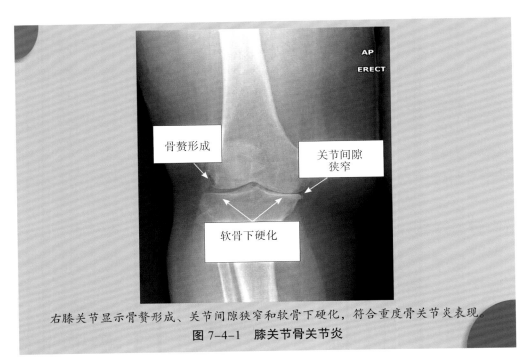

右膝关节显示骨赘形成、关节间隙狭窄和软骨下硬化，符合重度骨关节炎表现。

图 7-4-1　膝关节骨关节炎

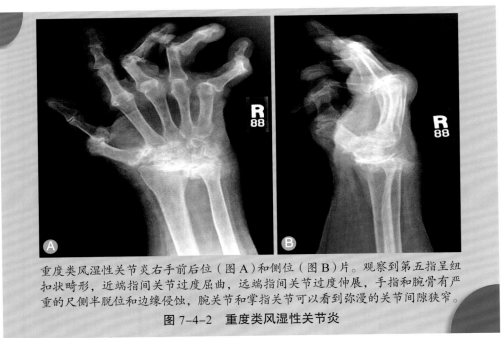

重度类风湿性关节炎右手前后位（图A）和侧位（图B）片。观察到第五指呈纽扣状畸形，近端指间关节过度屈曲，远端指间关节过度伸展，手指和腕骨有严重的尺侧半脱位和边缘侵蚀，腕关节和掌指关节可以看到弥漫的关节间隙狭窄。

图 7-4-2　重度类风湿性关节炎

骨关节炎和类风湿性关节炎的鉴别

骨关节炎包括不对称的关节间隙变窄、软骨下硬化和骨赘形成。还应注意，主要受累区域是远端指间关节，掌指关节和腕关节相对较少受累。在远端指间关节周围形成的骨赘被称为希伯登结节，而在近端指间关节处形成的骨赘被称为布夏尔结节。骨关节炎开始于外周，随着其严重程度的加重，进而累及近端指间关节。骨关节炎从远端向近端迁移的唯一例外情况是第一（拇指）腕掌关节，这是近端骨关节炎的常见部位。

另一方面，在类风湿性关节炎中，存在对称性关节间隙狭窄和边缘侵蚀（早期可能相当轻微）。类风湿性关节炎通常早期累及腕关节和掌指关节（图7-4-3）。类风湿性关节炎晚期有尺侧半脱位。大多数情况下应该能够区分骨关节炎和类风湿性关节炎。但是，在非常晚期的疾病中，退行性骨关节炎可能叠加在既往的类风湿性关节炎上，这可能导致两种疾病过程的影像学特征的图像混淆。另有其他可能看起来像骨关节炎的关节炎，包括假性痛风（焦磷酸钙沉积病）和血色病引起的关节炎。除类风湿性关节炎外，引起骨质侵蚀的关节炎还包括银屑病关节炎、反应性关节炎和肠病性关节炎（与克罗恩病、溃疡性结肠炎相关）。

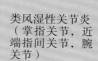
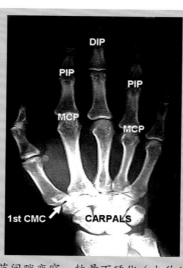

类风湿性关节炎（掌指关节，近端指间关节，腕关节）

骨关节炎（近端指间关节，远端指间关节，第一腕掌关节）

骨关节炎的特征是关节间隙变窄、软骨下硬化（也称为骨质硬化）和骨赘形成，往往影响近端和远端指间关节及第一腕掌关节。类风湿性关节炎以关节周围骨质疏松、边缘侵蚀、纽扣状畸形、天鹅颈畸形、半脱位和脱位为特征，易累及掌指关节和近端指间关节。DIP：远端指间关节；PIP：近端指间关节；MCP：掌指关节；CARPALS：腕关节；1st CMC：第一腕掌关节。

图7-4-3 骨关节炎和类风湿性关节炎的异常分布示意

痛风

图 7-4-4 显示了痛风患者的手部 X 线片，应注意以下表现。

● 软组织痛风石：软组织肿胀形成不规则的小隆起，有小部分病例可以矿化。

● 邻关节侵蚀：侵蚀发生在软组织的痛风石沉积区域。与类风湿性关节炎的边缘侵蚀不同，痛风性侵蚀位于远离关节的位置，边界清楚的突出边缘具有一定的特征性。

● 关节破坏：这通常发生在疾病晚期，并邻近痛风石。在未被破坏的关节中，关节间隙通常是正常的。

总之，痛风是关节附近软组织的疾病，而不是关节内部的病变。

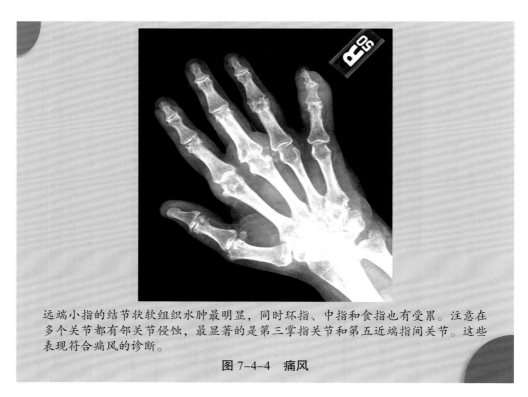

远端小指的结节状软组织水肿最明显，同时环指、中指和食指也有受累。注意在多个关节都有邻关节侵蚀，最显著的是第三掌指关节和第五近端指间关节。这些表现符合痛风的诊断。

图 7-4-4　痛风

感染

骨侵蚀也可以是由骨的感染引起，称为骨髓炎。在成年人中，骨髓炎常由软组织感染直接播散所致，如糖尿病足溃疡。骨髓炎也可经血行发生。影像学骨髓炎的表现包括骨质侵蚀、骨膜炎和局灶性骨质疏松（图 7-4-5）。但是，X 线片上出现的这些征象可能需要 14 天以上。MRI 对骨髓炎的早期影像学改变更敏感。

化脓性关节炎是一种关节感染。化脓性关节炎的 X 线表现包括关节积液、侵蚀和骨质疏松。但与骨髓炎相似，X 线片可表现正常。如果高度怀疑，应进行关节穿刺以进一步评价。

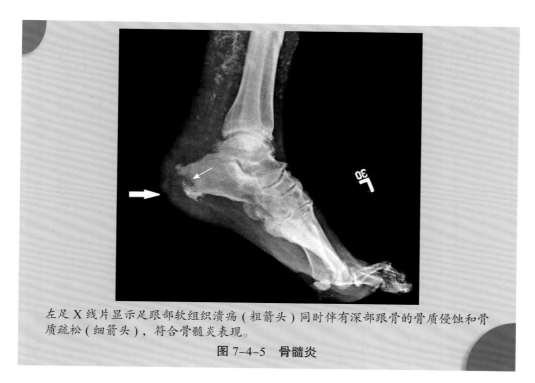

左足 X 线片显示足跟部软组织溃疡（粗箭头）同时伴有深部跟骨的骨质侵蚀和骨质疏松（细箭头），符合骨髓炎表现。

图 7-4-5　骨髓炎

在可疑感染的情况下，软组织内气体影可能表明软组织筋膜的潜在致死性感染，称为坏死性筋膜炎。这一过程可迅速进展，身体常见的受累部位包括四肢、会阴和躯干。免疫功能低下的患者发生坏死性筋膜炎的风险增加。重要的是要认识到，X 线表现通常与蜂窝织炎相似，甚至可能是正常的，直到感染和组织坏死的晚期。软组织气体影仅见于少数病例；因此，如果临床高度怀疑，需要外科急会诊。

S（安全性）：化脓性关节炎的 X 线检查可能是正常的。如临床高度怀疑，应行关节穿刺。骨髓炎的 X 线检查也可能是正常的。如果临床高度怀疑，应进行 MRI 检查。

　　A（适当性）：X线片是怀疑关节炎和感染的最合适起始检查。MRI可能有助于评价感染程度及可能需要手术或经皮介入治疗的任何软组织或骨脓肿。

　　F（读片）：感染早期X线片可正常（成年人为10～14天）。骨髓炎的影像学表现包括局灶性骨质疏松、骨膜反应和骨质侵蚀。

　　E（快速执行）：软组织气体影可能提示被称为坏死性筋膜炎的潜在致死性感染。重要的是要记住没有一种成像模式可以明确排除该诊断，临床高度怀疑的病例中需要外科急会诊。

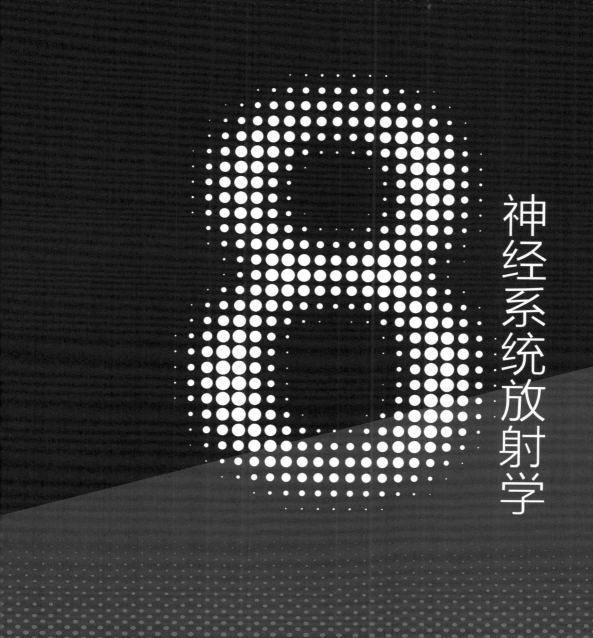

神经系统放射学

第一节 中枢神经系统解剖

目的 ▶▶

1. 识别脑 CT 和 MRI 上的重要正常解剖标志。

2. 描述如何区分头部增强（静脉内对比剂）和非增强 CT 扫描。

3. 了解 MRI 成像的基本原理。

图 8-1-1 和 8-1-2 显示正常的脑部 CT 和 MRI，确保熟悉标记的结构，对中枢神经系统解剖结构的深入研究不在本节论述。

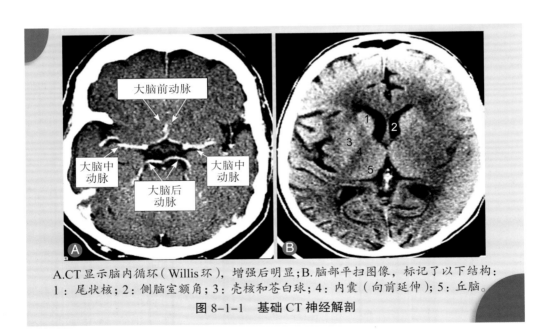

A.CT 显示脑内循环（Willis 环），增强后明显；B.脑部平扫图像，标记了以下结构：1：尾状核；2：侧脑室额角；3：壳核和苍白球；4：内囊（向前延伸）；5：丘脑。

图 8-1-1 基础 CT 神经解剖

请注意，在静脉内对比剂给药后进行的 CT 扫描上，Willis 环及其他各种皮质血管结构明显显示，能够识别大脑前动脉、大脑中动脉、大脑后动脉及前后交通动脉区域。

MRI 检查是通过使用强大的磁体，其磁场是地球磁场的数倍。氢原子通常以随机方式自旋。当对原子施加磁场时，氢原子的磁极会有序排列（磁化）。关闭

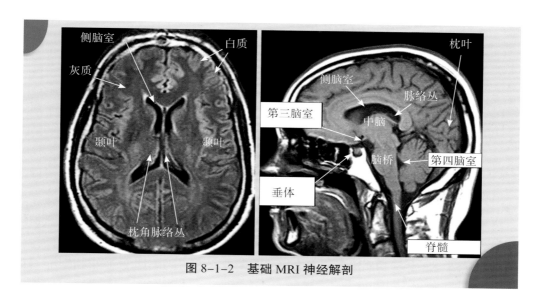

图 8-1-2 基础 MRI 神经解剖

磁场后，磁化的氢原子会恢复原来的平衡状态，并发出射频信号，然后由计算机记录和分析。根据这些信息，形成图像。

S（安全性）：在解读图像时，始终注意正常的解剖变异和伪影。

A（适当性）：对于急性出血成像和骨性病变评价，CT 扫描是首选方法，而对于脑和脊髓实质病变，MRI 是首选方法。

F（读片）：在 CT 扫描中，重要的是观察所有 3 个平面的图像：轴位、冠状位和矢状位。此外，记得在软组织窗及骨窗均需观察所有的图像。在脑部 MRI、FLAIR 和 DWI（弥散）通常是最常用的序列。记住 T_1 序列上亮的东西有：高铁血红蛋白、钙、铁、钆、黑色素和脂肪。

E（快速执行）：CT 上的常见伪影包括射线束硬化和部分容积伪影。MRI 上的常见伪影包括脑脊液流动伪影和动脉搏动伪影、骨－脑和气－脑界面的磁敏感伪影和运动伪影。

第二节　颈　椎

颈椎 X 线片是首选成像模式，附加的体位（如"张口"和过伸/过屈位）可作为颈椎正位、侧位及前后位图像的补充。脊柱创伤的筛查可以从 X 线片开始，因为在移动患者进行其他影像检查和进一步治疗之前，必须排除创伤性损伤。目前，对于骨质的评估更多地采用 CT，因其具有更高的分辨率，同时可提供多平面重建图像。当怀疑有脊髓、韧带或软组织损伤时，MRI 是首选的检查方式，必须按照以下步骤进行系统和全面的评估。

CT 或 X 线片评价颈椎的系统方法

如图 8-2-1 和图 8-2-2 所示。

第一步：计数可见的颈椎椎体。要求所有 7 个颈椎（包括椎体和后方附件）及 C_7 椎体下缘与 T_1 椎体的关系必须清晰可见。

第二步：检查椎体前部的对线情况：椎前线。颈椎椎体由上向下应存在前凸的平滑曲线。这种曲度消失可能提示肌肉痉挛，如果曲度变直或反转，可能提示软组织损伤；如果曲度突然中断，可能提示骨折。

第三步：检查椎体后部的对线情况（椎后线，代表骨性椎管的前部）。显然，这种曲度应平行于椎体前部的曲度。该曲度的异常与椎体前方曲度的异常具有相同的意义。

第四步：检查椎板线的对线情况。这是指沿棘突前部绘制的平滑线（代表骨性椎管后部）。同样，需要排查这种平滑曲度的任何中断。

第五步：检查 C_1 前弓后缘与齿状突前缘的距离。这是寰枢关节间隙（有时称为齿状突前间隙）。横韧带使齿突后部固定于寰椎，上述距离的增加提示横韧带的破坏。成年人寰枢关节间隙距离正常上限为 2.5 mm。检查椎前软组织，通常联想到 6 和 2 这两个数字：寰枢关节间隙最大值在 C_2 水平为 6 mm，在 C_6 水平为 22 mm。张口位有助于观察齿状突有无骨折和寰椎侧块状态（图 8-2-3）。

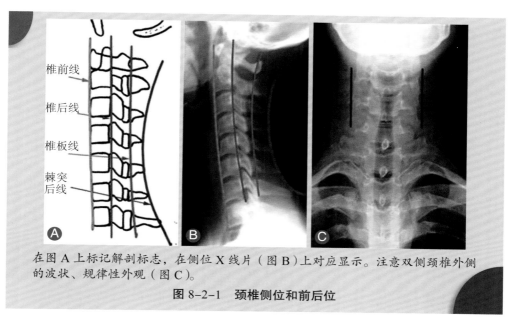

在图 A 上标记解剖标志，在侧位 X 线片（图 B）上对应显示。注意双侧颈椎外侧的波状、规律性外观（图 C）。

图 8-2-1　颈椎侧位和前后位

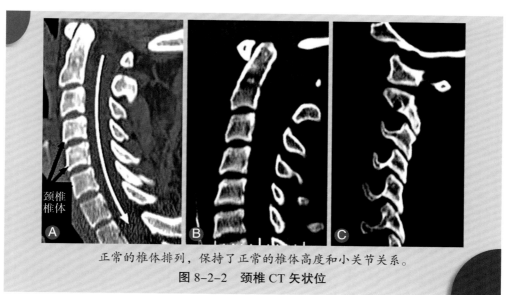

正常的椎体排列，保持了正常的椎体高度和小关节关系。

图 8-2-2　颈椎 CT 矢状位

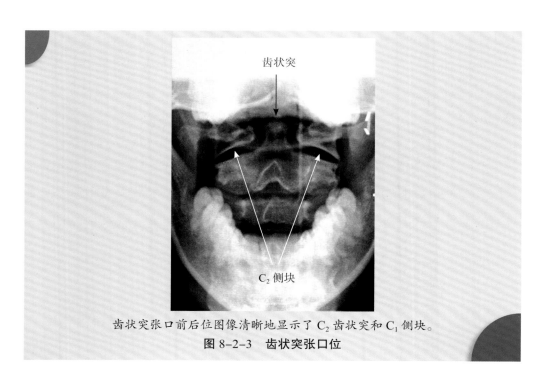

齿状突

C₂ 侧块

齿状突张口前后位图像清晰地显示了 C_2 齿状突和 C_1 侧块。

图 8-2-3　齿状突张口位

评估颈椎 CT 的方法与 X 线片相似。由于 CT 可以采用多平面重建，且分辨率高，较 X 线平片更敏感。随着多排螺旋 CT 的出现，目前 CT 运用于颈椎的骨性评价，但上述原则可应用于任何成像方式。

MRI 在颈椎评价中的应用

MRI 对于评估脊柱损伤非常有用。尤其当临床查体显示患者肌无力或瘫痪时，MRI 的检查有助于诊断或排除脊髓损伤和急性脊髓压迫。MRI 还检测到脊柱的细微病理改变，有可能是骨折、感染或肿瘤的早期阶段。此外，对评价脊髓附近肿瘤、脓肿和其他占位性病变可能优于 CT 扫描（图 8-2-4）。

颈椎 MRI 评价首先评估对线、椎体高度和是否存在异常的骨髓信号。与 CT 相比，椎间盘和韧带在 MRI 上的显示更清晰。其次，评价的内容应包括是否存在脊髓压迫、椎管狭窄或脊髓内异常信号。最后，评价椎前 / 椎旁软组织和肌肉内是否有血肿或病理性肿块。

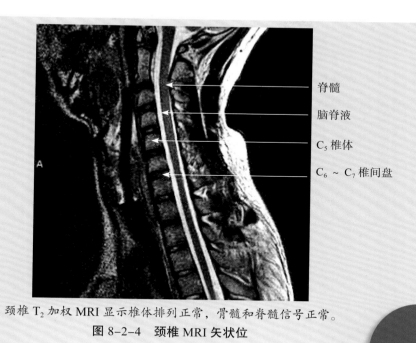

脊髓

脑脊液

C_5 椎体

$C_6 \sim C_7$ 椎间盘

颈椎 T_2 加权 MRI 显示椎体排列正常，骨髓和脊髓信号正常。

图 8-2-4　颈椎 MRI 矢状位

S（安全性）：遗漏不稳定颈椎骨折或韧带损伤可能导致患者严重损伤（如四肢瘫痪），并且会给医师造成灾难性的医疗 – 法律后果。

A（适当性）：X 线片对急性颈部创伤非常不敏感，因此，颈部 CT 平扫是首选检查方式。在伴或不伴有颈椎脱位的严重骨折（骨折线累及横突孔及发生颅底骨折时），强烈建议进行颈部 CT 血管造影以明确有无动脉夹层。如果怀疑脊髓病变、椎间盘损伤或其他韧带病变，适宜在 CT 后行 MRI 检查。

F（读片）：对于撕脱性骨折，在较大骨上寻找相应的主体供骨。注意椎间盘游离、寰枢椎和寰枕增宽型牵张损伤，虽然在 X 线片上无明显异常，但软组织损伤程度相当严重。在有广泛性脊柱骨化，如强直性脊柱炎或弥漫性特发性骨肥厚（diffuse idiopathic skeletal hyperostosis，DISH）的患者中，脊柱损伤的严重程度与创伤程度不成比例。

　　E（快速执行）：在疑似急性颈椎损伤时，创伤诊治团队通常会电话通知放射科医师在取下颈托之前清理脊柱病灶。任何涉及骨性椎管的骨折（如椎弓根、椎板或关节突）均高度不稳定，而孤立的棘突骨折是稳定型的骨折，不会导致脊髓损伤。

第三节 头部创伤

> **目的** ▶▶
>
> 1. 了解头颅 X 线片在头部创伤中的作用。
>
> 2. 描述头部硬膜外血肿的 CT 表现。
>
> 3. 描述头部硬膜下血肿的 CT 表现。
>
> 4. 描述头部蛛网膜下腔出血的 CT 和 MRI 表现。
>
> 5. 能够列出脑挫伤患者的 CT 或 MRI 表现。
>
> 6. 描述弥漫性轴索损伤的 CT 或 MRI 表现。

头颅 X 线片

随着 CT 扫描的出现，常规头颅 X 线片在神经创伤性疾病中的作用受限。在中度和重度头部创伤中，CT 扫描是首选检查方法。头颅 X 线检查仅适用于在最初评价时的临床提示，不适宜行 CT 扫描的轻微头部创伤患者。

在以下情况中，颅骨 X 线片可能有益，并可作为其他影像学检查方法的补充。

1. 临床表现或根据损伤的性质怀疑存在凹陷性骨折。

2. 怀疑金属或玻璃造成的穿透伤。

3. 怀疑有高密度异物存留。

用于评估头部创伤的颅骨基本拍摄体位是侧位和额枕（前后）位（图 8-3-1）。

硬膜外血肿

图 8-3-2 显示了一例已知颅骨骨折和急性颅内出血患者的 CT。血液在头部 CT 上表现为高密度（白色），硬脑膜与颅骨的紧密附着致硬膜外血肿呈现双凸状外观。由于血肿的占位效应，可见中线结构偏移。

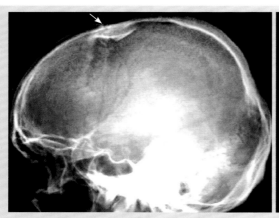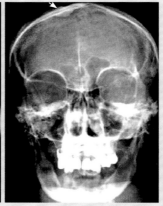

侧位和前后位显示右顶骨凹陷性骨折，骨碎片移位进入颅骨（箭头）。

图 8-3-1　头颅 X 线片

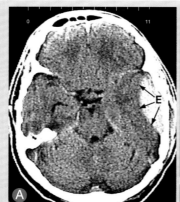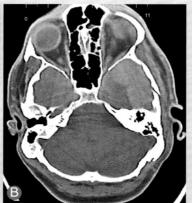

A.该例创伤患者存在硬膜外血肿（E），病灶呈典型的椭圆形，存在以出血为中心的占位效应（箭头）；B.图像显示了头部创伤的进一步证据，可能是导致硬膜外血肿的原因（是否注意到左侧颞骨骨折？）。

图 8-3-2　硬膜外血肿伴颅骨骨折

硬膜下血肿

图 8-3-3 为一例硬膜下血肿（即硬膜下出血）患者的 CT。需要注意的是，血液可以自由地沿着脑组织的轮廓流动，使其具有平坦或凹面的内表面轮廓。

在硬膜下血肿的演变过程中，相对于脑组织，积血逐渐变为低密度（更灰色）。随着时间的推移，相对于脑组织，变为等密度。在此期间的诊断可能很困难。慢性硬膜下血肿相对于脑实质呈低密度，被称为硬脑膜下水瘤。

316

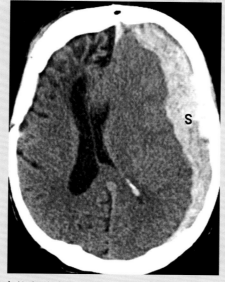

在该创伤患者中，存在较大的左侧大脑半球硬膜下血肿（S）。它具有明显的扁平 /
凹面内表面轮廓，这使其可以与硬膜外血肿相鉴别。

图 8-3-3　硬膜下血肿

蛛网膜下腔出血

总体而言，创伤是导致蛛网膜下腔出血（subarachnoid hemorrhage，SAH）的最常见原因。大部分创伤性脑损伤包括此类型的出血。在 CT 扫描上，蛛网膜下腔出血表现为高密度或不透 X 线（白色）的无定形物质，填充大脑周围正常低密度、充满脑脊液的蛛网膜下腔（图 8-3-4），在最大的蛛网膜下腔（如鞍上池和侧裂池）最明显，还可以看到出血沿脑沟分布，勾勒出脑灰质轮廓。MRI 在诊断蛛网膜下腔出血，尤其是超急性期和慢性期更敏感，这两个阶段 CT 检查可能完全表现为阴性，因为此时的血液密度在 CT 上与脑实质密度相等。

脑实质挫伤

图 8-3-5 为脑实质整体密度普遍降低（灰色）伴部分脑叶密度增加患者的 CT。存在轻微的占位效应，中线结构向对侧偏移（向患者右侧）。这种移位和低密度是由出血区域脑叶水肿引起的，是脑挫伤的影像学表现。在上述所有诊断中可能会有相关的发现，如颅骨骨折和颅骨外相应的软组织肿胀。这些异常可能为寻找脑内病变的部位提供线索，因为这些发现有时可能相当细微。

317

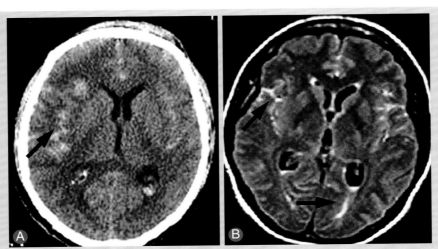

A.CT 显示 CSF 脑沟间隙内高密度影，沿外侧裂最明显（箭头），符合蛛网膜下腔出血改变；B. 同一患者的 MRI 显示外侧裂内相应的 T_2 高信号区域及脑室内出血（箭头）。

图 8-3-4　蛛网膜下腔出血的 CT 和 MRI

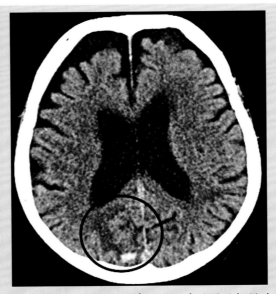

脑实质内有出血伴周围水肿，符合脑挫伤表现，注意该层面轻微的占位效应（圆圈）。

图 8-3-5　脑实质挫伤

弥漫性轴索损伤

弥漫性轴索损伤（diffuse axonal injury，DAI）是创伤性减速损伤的常见结果，也是导致患者持续性植物状态的常见原因。通常情况下，该过程呈弥漫性、双侧性，累及灰白质界面的脑实质（图 8-3-6）。胼胝体常常受累，头端脑干背外侧也是如此。60% ~ 90% 的弥漫性轴索损伤患者在就诊时，CT 扫描可显示正常。位于灰白质交界处和胼胝体的小点状出血具有特征性，但仅见于约 20% 的患者。MRI 是诊断弥漫性轴索损伤的首选方式。最常见的 MRI 表现为颞叶或顶叶皮髓质交界处白质或胼胝体压部 T_2 加权像显示多发异常明亮高信号的局灶区。梯度回波序列显示点状出血非常有用。血液的顺磁性导致信号丢失，表现为黑色区域。

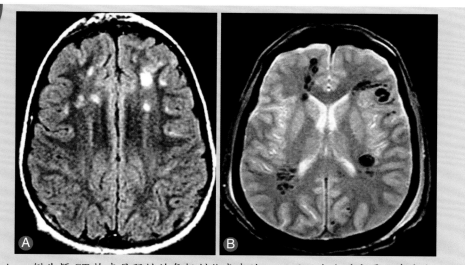

A. 一例头颅 CT 检查呈阴性的年轻创伤患者的 MRI 显示灰白质交界处有多个 T_2 高信号区域；B. 点状出血在梯度图像上表现为低信号区域（梯度回波是一种对血液成分非常敏感的 MRI 序列）。

图 8-3-6　头颅创伤影像检查

S（安全性）：在急性头部创伤中，有时可能需要进行 MRI 检查，应仔细筛查患者的铁磁材料 / 植入物。还应特别注意仅使用 MRI 兼容材料，如氧气瓶和其他兼容设备。同样重要的是要记住，这些危重患者通常由几名护理人员陪同，其中许多护理人员可能未接受足够的 MRI 安全性培训。

A（适当性）：在急性颅脑损伤中，虽然存在辐射问题，CT 平扫检查仍是首选方式。颅骨 X 线片通常诊断效能很低，可以避免进行。颅骨 X 线片用于婴儿筛查颅骨骨折，尤其是在疑似非意外损伤的情况下。如果怀疑患者有弥漫性轴索损伤，做完 CT 检查后进一步做 MRI 检查。

F（读片）：使用常规的影像学标准，较小硬膜下和硬膜外出血可能难以相互鉴别。在这种情况下，在影像学报告中它们通常被称为"小轴外血肿"，表明它们是颅内的，但位于脑实质之外。

E（快速执行）：当患者有硬膜下或硬膜外血肿时，神经外科医师想知道的重要事情是血肿的厚度、中线移位量、对中脑的占位效应程度及有无海马旁回和其他颅内疝。

第四节 卒 中

目的 ▶▶

1. 阐述卒中的定义。

2. 了解影像学对卒中的作用。

3. 能够描述卒中的主要 CT 和 MRI 表现。

简介

卒中指表现为急性精神状态改变的一组临床综合征，包括缺血性梗死、出血、癫痫发作、肿瘤、脑病等。卒中影像可与下列疾病进行鉴别。

● 血管源性改变和其他类似原因导致的疾病，如出血、肿瘤、血管畸形和脑病。

● 出血性梗死和非出血性梗死。

● 动脉性梗死和静脉性梗死。

● 大面积梗死和腔隙性梗死。

此外，可以应用更先进的 CT 和 MRI 技术（如 CT 灌注、CTA、MRA）来指导治疗选择和有效预测预后。

卒中的影像学表现

卒中成像的最佳时间是"越早越好"，虽然这取决于患者在当前医疗机构可选用的治疗方法。治疗方法包括保守治疗、静脉内组织型纤溶酶原激活物（tissue plasminogen activator，TPA）溶栓、动脉内 TPA 溶栓和机械性取栓术。治疗方法取决于发病时间和患者的临床状态。美国国立卫生研究院卒中量表（National Institutes of Health Stroke Scale，NIHSS）用于评估患者的临床状态，它是一种可提供卒中相关神经功能缺损的定量测量系统性评估工具，是基于测量患者意识水平、语言、忽视、视野缺损、眼外肌运动、运动强度、共济失调、构音障碍和感觉丧失的 15 项量表。

通常首先进行非增强 CT 扫描（图 8-4-1）。这是一项非常快速和广泛应用的方法。从基本CT图像中可以获得相当丰富的信息，如是否存在明显的异常，是表现为缺血还是其他（如肿块），是否有出血，脑组织累及范围，是否存在构成神经外科急症的脑疝或占位效应？

缺血/梗死在CT上并不是立即明显显示的，特别是患者在症状发作后早期成像或累及的脑区很小（腔隙性梗死）时。

CT上，脑缺血的早期征象有以下几个方面。

● 受累脑组织低密度。

● 灰白质分界不清（岛叶带状征）。

● 肿胀导致的脑沟消失。

● 大血管内高密度（MCA高密度征）或病变血管内急性血栓导致的"点征"。

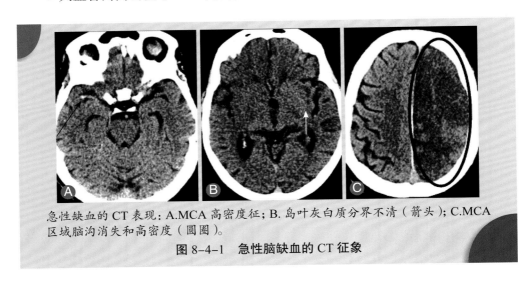

急性缺血的CT表现：A.MCA高密度征；B.岛叶灰白质分界不清（箭头）；C.MCA区域脑沟消失和高密度（圆圈）。

图8-4-1　急性脑缺血的CT征象

根据梗死或缺血组织的分布，知晓动脉供血区（图8-4-2），就可以推断受累的血管。图中描述的脑动脉血管区域包括ACA=大脑前动脉，MCA=大脑中动脉，PCA=大脑后动脉。

虽然在许多情况下，在CT上可以观察到细微的征象，但有时可以表现为基本正常，尤其是在早期。如果是这种情况，患者在临床上仍可能患有"卒中"综合征，并将接受此类治疗。

MRI 对早期缺血的检测更敏感，能更好地检测微小梗死，尤其是具有慢性微小梗死灶的脑血管疾病患者（图 8-4-3）。弥散加权成像可以在急性症状发生后的几分钟内检测到缺血，被认为是检测梗死体积最佳的诊断方法。

此外，MRI 能更好地发现可能引起类似症状的其他疾病，但是 MRI 的缺点是普及率低、费用高和扫描时间更长（考虑到之前讨论的治疗时间窗，这是一个主要缺点）。对于一些体内有金属异物或某些器械的患者，尤其是老式起搏器、某些型号的人工瓣膜、人工耳蜗和脊髓刺激器，MRI 检查并不安全。

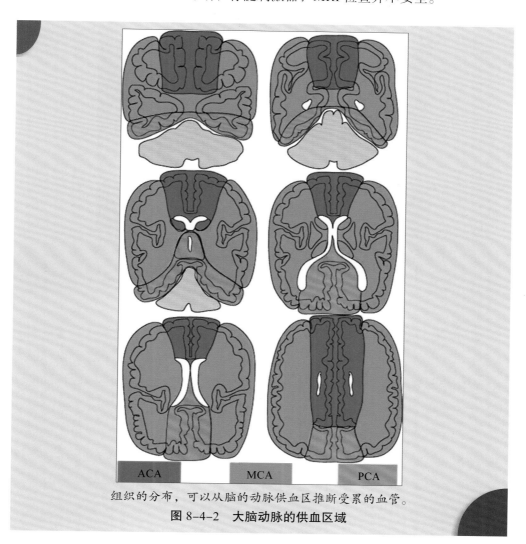

ACA　　MCA　　PCA

组织的分布，可以从脑的动脉供血区推断受累的血管。

图 8-4-2　大脑动脉的供血区域

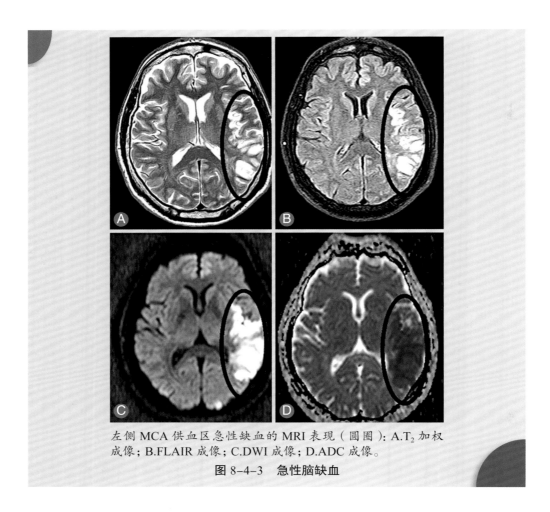

左侧 MCA 供血区急性缺血的 MRI 表现（圆圈）：A.T$_2$ 加权成像；B.FLAIR 成像；C.DWI 成像；D.ADC 成像。

图 8-4-3　急性脑缺血

　　CT 灌注（CT perfusion，CTP）是在团注对比剂首次通过脑循环时进行监测的技术（图 8-4-4）。灌注信息可以在大脑的 4 个代表性水平上获得，也可以通过一定体积的脑组织获得。利用这些信息生成脑血容量（cerebral blood volume，CBV）、脑血流量（cerebral blood flow，CBF）、平均通过时间（mean transit time，MTT）和达峰时间（time to peak，TTP）的伪彩图。这些信息可用于寻找灌注缺损和不匹配的区域，指除了梗死核心区域外的其他缺血区域和潜在梗死区域，即"缺血半暗带"。缺血半暗带的存在会影响进一步的治疗决策。MRI 灌注的原理基本相同，只是使用了含钆对比剂，并将灌注图与弥散加权图像进行比较，以确定是否存在潜在可救治的脑组织。虽然获取到的信息相似，但 CTP 成像更快，因此在急诊环境下更常用，虽然卒中协会对灌注成像提供额外信息的认识上存在一些分歧。

　　CT 血管成像（CT angiography，CTA）或 CT 静脉造影（CT venography，CTV）是利用薄层扫描技术和对比剂对颅内外（颈部）血管成像的无创技术，有助于确定血管闭塞、狭窄、夹层和（或）动脉瘤的位置（图 8-4-5）。

　　虽然动脉闭塞引起梗死的发生率更高，但静脉血栓形成也可导致缺血和出血。静脉性梗死不按照动脉供血区分布，发生在有高凝状态或其他危险因素的年轻患者中。CT 静脉造影或 MR 静脉造影可评价主要硬脑膜静脉窦的通畅情况。

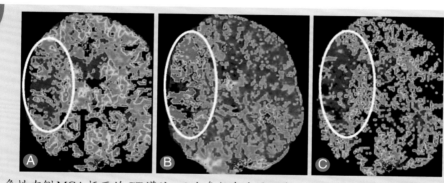

急性右侧 MCA 梗死的 CT 灌注，3 个参数在受累区域均显示异常（圆圈）：A.CBV；B.CBF；C.MTT。

图 8-4-4　急性脑梗死的 CT 检查

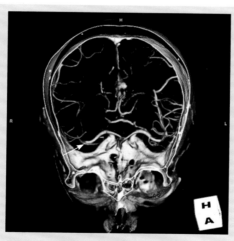

CTA 显示右侧 MCA 急性闭塞（箭头）。

图 8-4-5　大脑中动脉的闭塞

总结

卒中成像选择包括 CT 平扫、CT 灌注、CTA、MRI、MR 灌注和 MRA，并非所有这些研究均适用于每例患者。CT 成像更快、更容易获取，并且在某些方面更容易理解。MRI 更昂贵、普及率低、成像更慢，但对急性缺血更敏感，可用于发现 CT 上可能不明显但引起症状的其他病因。

S（安全性）：GFR 异常且存在肾衰竭风险的急性脑卒中患者通常接受碘对比剂进行 CT 血管造影或导管血管造影检查，因为获益超过风险。这种操作可以调整，通常由神经影像医师和神经内科医师共同讨论决定。

A（适当性）：CT 灌注具有较高的辐射剂量，MR 灌注是一个很好的替代方法。然而，这种选择通常取决于临床卒中团队的需求和（或）放射科医师的专业知识和经验。

F（读片）：非增强 CT 是对疑似卒中患者的首选成像方式，放射科医师最重要的任务是排除脑出血，即使在 CT 上未见急性梗死灶，也可以在 CT 室立即对患者进行 tPA 给药以避免延误治疗。

E（快速执行）：在缺血性梗死中，神经元每分钟死亡数以千计，"时间就是大脑"。因此，快速成像并向临床卒中团队传达结果至关重要。

第五节　头痛和背痛

目的 ▶▶▶

1. 了解影像学在头痛和背痛患者中的作用。
2. 描述蛛网膜下腔出血的主要 CT 表现。
3. 阐述头痛的其他原因。

简介

许多疾病过程表现为头痛。虽然头痛大多是良性和自限性的，影像学检查经常用于头痛患者，用来排除急性或危及生命的疾病，如出血或占位性病变。

背痛是医疗保健过程中最常见的主诉之一。医师须谨记背痛不是一个诊断，而是一种医学疾病的症状。大多数病因是良性的，常在休息、运动和药物治疗无效时进行影像学检查，以确保没有需要进一步干预的疾病。

颅内出血

经典的蛛网膜下腔出血表现为突然发作的"人生中最剧烈的头痛"。非创伤性蛛网膜下腔出血最常见的原因是脑内动脉瘤破裂。急性出血在 CT 上为高密度（白色），因此，CT 可用于检测蛛网膜下腔出血。经导管血管造影是诊断蛛网膜下腔出血的金标准，CT 血管造影对潜在动脉瘤的诊断也具有高度敏感性（图 8-5-1）。CT 检查呈阴性的疑似蛛网膜下腔出血病例可做腰椎穿刺 CSF 采样。

还有其他类型的颅内出血也可能引起头痛，它们通常与创伤相关，包括硬膜下血肿、硬膜外血肿和出血性脑实质挫伤（见本章第三节头部外伤）。

影像学上头痛的其他常见原因

任何改变颅内压（intracranial pressure，ICP）或引起脑积水、中线移位或脑水肿的疾病过程均可引起头痛，包括脑肿瘤（原发性或转移性）、可能产生占位效应或阻塞脑室的非肿瘤性肿块或特发性病变，如炎性假瘤、感染，包括脑膜炎和脑炎均可表现为头痛，但影像学常无发现或很少发现，其诊断取决于 CSF 和血清检查（图 8-5-2）。

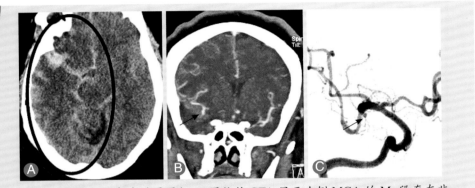

A.CT 显示右侧大脑半球（圆圈）；B. 冠状位 CTA 显示右侧 MCA 的 M_2 段存在非常小的动脉瘤（箭头）；C. 数字减影图像显示相同位置的动脉瘤（箭头）。

图 8-5-1　蛛网膜下腔出血

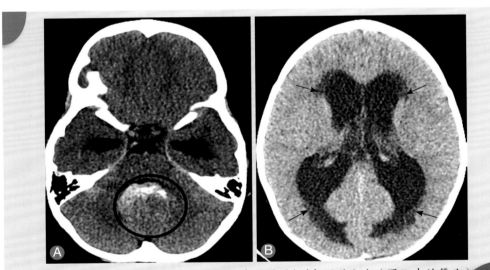

CT 显示一个密实的后颅窝肿块（图 A 中的圆圈）引起了脑积水（图 B 中的箭头）。

图 8-5-2　脑积水

第八章

背痛

背痛的原因包括机械性、损伤、肿瘤、感染和其他疾病。椎间盘退变和突出、小关节炎和肌肉痉挛是引起背痛的机械性原因。运动对骨骼、肌肉、肌腱、韧带的损伤，车祸伤及不适当的提举和扭曲动作均可能导致背痛。骨质疏松患者的压缩性骨折可表现为背痛。永久性和进行性疾病，如炎症和骨关节炎、脊柱侧弯和纤维肌痛症可引起或导致背痛。肾结石、胰腺炎、妊娠、子宫内膜异位症患者可伴有背痛。主动脉瘤破裂和主动脉夹层可表现为背痛。骨髓炎 / 椎间盘炎、脊髓或椎体原发性肿瘤和转移性肿瘤也可能引起背痛。虽然大多数背痛的原因是身体上的，但压力、焦虑、抑郁和失眠会以背痛的形式出现或加重潜在的背痛状况。

在没有恶性肿瘤或创伤等基础疾病的情况下，适当的治疗首先是运动、温和的药物治疗、物理治疗和改变生活方式，如减肥、压力和抑郁的管理。如果这些干预措施没有帮助，应考虑进行影像学检查。腰椎 X 线片显示结构是否对齐、压缩性或创伤性骨折、椎间隙高度异常和关节炎改变，并可作为定位图。CT 扫描，特别是怀疑其他疾病时，经常显示导致背痛的其他原因，如肾结石、主动脉瘤、盆腔肿块等。MRI 对发现肿瘤、椎间盘突出、神经根压迫及骨、椎间盘、脊髓的感染非常敏感（图 8-5-3）。

总结

头痛是一种非常常见的主诉。单纯性头痛患者常无阳性影像学表现，而且大多数头痛病例不需要进行影像学检查。当临床怀疑更复杂或更急性的头痛时，如出血、肿块或脑积水则进行成像。非增强 CT 对于初步评估头痛以排除危及生命的疾病是极好的，需要注意的是，有一些非常严重的疾病，尤其是中枢神经系统的感染性疾病，可能很少或没有影像学发现。

背痛也很常见，也并不总是需要影像学检查。在肠道或膀胱控制丧失或急性肌无力等急性情况下，应考虑使用 CT 和（或）MRI 进行成像。在对有任一主诉的患者进行评估和治疗时，临床思维仍然是最重要的。

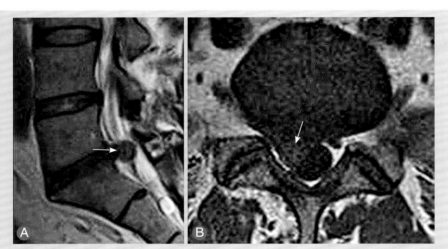

矢状位（图A）和轴位MRI（图B）显示 L_5 ~ S_1 椎间盘的局灶性突出（箭头），对鞘囊造成中等程度的占位效应。

图 8-5-3　腰椎间盘突出

S（安全性）：慢性背痛患者可能带有脊髓刺激器，其中大部分是MRI的禁忌证（虽然正在开发更新的MRI兼容版本）。而大多数颅内血管弹簧圈和夹子可以行MRI检查（由MRI技术人员单独检查每个病例）。

A（适当性）：大多数头痛和背痛的病例不需要影像学检查。但是，在慢性疼痛的情况下，如果临床高度怀疑，最好使用MRI进行脑部和脊柱评价，因为MRI能够对详细解剖结构进行成像并检测细微的病变。虽然在急性创伤的情况下，虽然CT无法对脑和脊柱的详细解剖结构进行成像，但其仍是首选方式，因为其可快速检测出血、骨折和血管损伤。

F（读片）：在头痛成像中应仔细观察鼻窦，因为鼻窦炎可能是引起头痛的原因。CT或MRI对比剂通常由放射科医师选择，但如果高度怀疑肿瘤、低颅压和2年内接受脊柱手术（寻找异常瘢痕组织），应进行增强检查。大多数退行性脊柱疾病不需要增强检查。

E（快速执行）：蛛网膜下腔出血应紧急联系急诊室。由于血液干扰脑脊液引流，蛛网膜下腔出血通常伴有脑积水。仔细评估血管痉挛引起的动脉狭窄，这可能是致死性的。

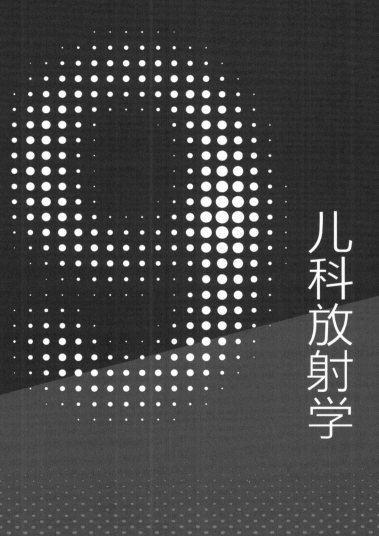

儿科放射学

儿科放射学要点

本节讨论的成像原则适用于儿科患者，"儿童不是小大人"这一谚语对儿科放射学至关重要。在进行影像检查方法的选择和诊断思路时，必须考虑儿童这一特殊人群的检查安全性和适当性。本节未对儿科放射学进行全面而深入的讨论，只涵盖了儿科放射学的几个基本问题。

成像的辐射问题

放射科医师在使用会产生电离辐射的影像检查方法时必须谨慎，如 CT、X 线摄影和 X 线透视。众所周知，电离辐射可导致组织损伤和癌变。电离辐射暴露的风险与辐射剂量的多少、暴露后经过的时间长短成正比。

生长发育中的儿童比成年人对电离辐射更为敏感。此外，儿童患者比成年人有更长的预期寿命。因此，某些不会伤害成年人的电离辐射剂量却能导致儿童的不良后果。儿科放射科医师在选择涉及电离辐射的影像检查方法时必须特别小心，必须在获得影像学信息与可能存在的风险之间取得平衡。儿科放射学医师必须思考将要采用的放射学检查是否会改变患者的临床处理方式，是否有更安全的无电离辐射的检查方式能够提供相同的信息。如果必须采用具有电离辐射的影像学检查，则应由专业的放射科医师、健康物理学家和技术人员选择使用适合儿童的 X 射线剂量。有关儿科放射学安全性的更多信息可参见网址 www.imagegently.org。

儿童的解剖学特征

儿童处于生长期，具有独特的解剖结构，有些部位会让不熟悉儿童影像的放射科医师感到困惑，如胸腺和生长中的骨是 2 个常见的易混淆区域。儿科胸部 X 线摄影中因胸腺影像改变纵隔轮廓的现象非常常见。胸腺是具有双叶的淋巴器官，位于前纵隔，在幼儿中明显，至成人后明显退化变小。对于没有经验的放射科医师，胸腺可能被误认为纵隔肿瘤，寻找其特征性的"船帆征"或"波浪征"是鉴别胸腺与纵隔肿块的要点（图 9-1）。

　　胸腺不会对邻近结构产生占位效应，透过胸腺可看到正常的肺实质纹理。骨在生长中含有软骨，软骨在 X 线片上不能显示。首次阅读儿童肌肉骨骼 X 线片时，容易将长骨生长板中的软骨误认为骨折。较小的骨骼如腕骨和跗骨，在幼儿中因尚未骨化而在影像学图像上不能显示。因此，了解儿童生长期的正常解剖及影像表现对儿科放射学医师至关重要。

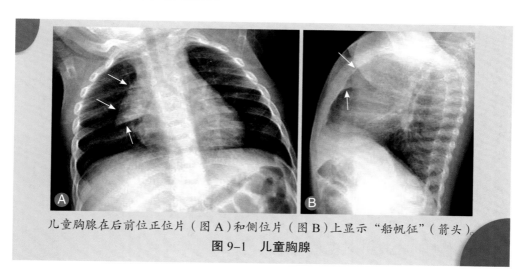

儿童胸腺在后前位正位片（图 A）和侧位片（图 B）上显示"船帆征"（箭头）。

图 9-1　儿童胸腺

心肺成像

　　儿童常会出现咳嗽、发热或呼吸困难等症状，当考虑感染或严重心肺功能受损时，应进行胸片检查。儿童心脏问题相对罕见，但患有先天性心脏疾病的儿童可能会出现呼吸困难。儿童出现呼吸困难更常见的原因是病毒或细菌性肺部或气道感染。本节将讨论左向右分流型先天性心脏病、病毒性细支气管炎、细菌性肺炎和喘鸣的影像学表现。

　　先天性心脏病通常被分为发绀型或非发绀型。如果心脏缺陷导致脱氧的血液进入体循环，患儿就会出现发绀，通常在出生后就很明显。更常见的是，心脏缺陷导致氧合血液通过肺动脉再循环，这些患儿无发绀表现（非发绀型）。室间隔缺损和房间隔缺损是最常见的非发绀型先天性心脏病。在这些情况下，氧合血液从较高压力的左心房或左心室经间隔缺损处流入压力相对较低的右心房或右心室，致使肺循环血流量过多。无症状的小间隔缺损患儿，医师在听诊时常可闻及心脏杂音。较大的间隔缺损患儿会出现呼吸急促或呼吸困难。有临床症状的患儿，胸片会显示心脏增大、肺血管段突出、肺循环淤血导致间质性肺水肿等（图9-2）。

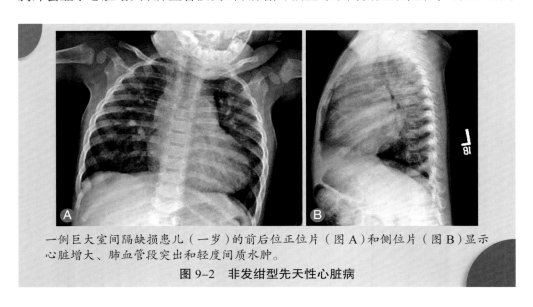

一例巨大室间隔缺损患儿（一岁）的前后位正位片（图A）和侧位片（图B）显示心脏增大、肺血管段突出和轻度间质水肿。

图9-2　非发绀型先天性心脏病

超声心动图或心脏MRI对间隔缺损的进一步评估有助于儿科心脏病专家和心胸外科医师制定合适的治疗方案。

患儿常表现为发热和咳嗽。对于急诊患儿，胸片有助于确定其是病毒感染还是细菌感染，从而帮助指导临床医师选择合适的药物进行治疗。婴幼儿和学龄前儿童更易发生病毒性肺部感染。呼吸道病毒感染常导致毛细支气管炎，即肺部小气道炎症。发炎的细支气管和支气管周围间质组织水肿明显，在胸片上表现为沿肺门周围分布的对称性肺纹理增粗。此外，空气滞留可能导致肺气肿，气道分泌物可堵塞气道导致肺不张，但胸腔积液少见（图9-3）。

学龄儿童仍可能会出现病毒感染，但细菌性肺炎的发病率也会增加。细菌感染引起肺实质损伤，导致肺泡内充填炎性渗出物，影像学表现为局灶性肺泡实变影和毗邻充满空气的支气管影组成空气支气管征。儿童由于Kohn孔和Lambert

通道发育不良，侧支通气结构不发达，因此与成年患者相比，儿童肺炎更多表现为圆形的浸润影像（图9-4）。

　　细菌性肺炎有时会伴有胸腔积液。通常，正位和侧位胸片足以诊断细菌性肺炎。CT检查主要用于评估脓肿或脓胸等并发症，或寻找患者易复发肺炎的解剖异常。

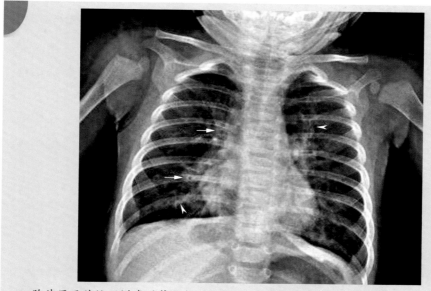

胸片显示肺纹理增多（箭头），肺气肿和中央部位非节段性肺不张（凹底箭头）。

图9-3　病毒性肺部感染

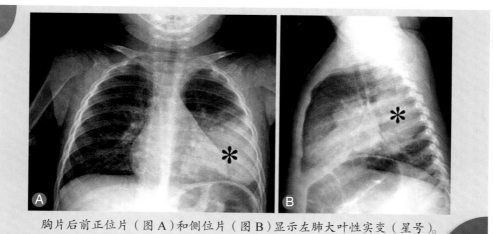

胸片后前正位片（图A）和侧位片（图B）显示左肺大叶性实变（星号）。

图9-4　细菌性肺炎

335

喘鸣是一种高音调刺耳的嘈杂呼吸音，由气流通过狭窄的气道受阻或湍流引起。患儿出现喘鸣时，需要注意是否有潜在的气道疾病。患儿的年龄和呼吸周期中噪声发生的时间是寻找喘鸣潜在病因的临床线索。患有持续性喘鸣的新生儿或幼儿极有可能存在先天性气道异常，如喉软化、气管软化、声带麻痹、声门下血管瘤或血管环畸形。另外，喜欢将物体放入口中的幼儿可能会吸入异物，导致呼吸受阻。任何年龄的儿童急性发作的喘鸣均可能与感染有关，如哮吼、创伤或误吸。吸气性喘鸣提示胸外气道塌陷，呼气性喘鸣提示胸内气道阻塞，双相性喘鸣提示声门和声门下存在阻塞或任何气道水平的固定阻塞。综合评估影像及临床信息，放射科医师和临床医师可以合作决定下一个最有益于患儿的影像学检查。

喘鸣的影像学评估应从颈部、胸部的正位及侧位 X 线片开始，关注气道的影像学改变常有助于揭示喘鸣的病因，声门下水肿伴下喉咽部胀气可诊断为哮吼（图 9-5）。

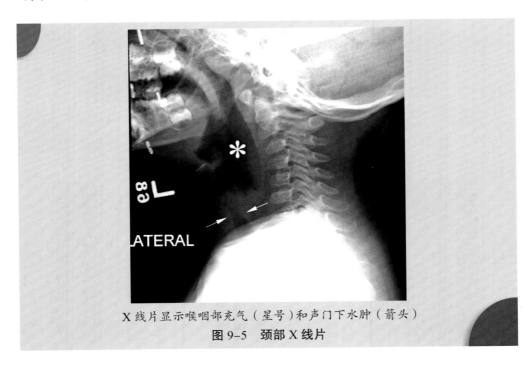

X 线片显示喉咽部充气（星号）和声门下水肿（箭头）

图 9-5　颈部 X 线片

颈部侧位 X 线片也可显示会厌，会厌炎虽然不如哮吼常见，但需要紧急处理以预防气道受损。如果颈部 X 线片显示声门下气管肿块，需要通过软性喉镜直视或 CT、MRI 进一步评估以排除声门下血管瘤。胸部 X 线片可显示胸段气管。气管狭窄或占位效应可能是由主动脉弓（右主动脉弓、血管环）或肺动脉（肺动脉吊带）的血管异常所致，可通过上消化道钡餐检查进一步明确诊断，必要时可以采用 CT 或 MRI 检查进行术前评估。吸入的异物在 X 线片上可显示或不显示，如果怀疑是 X 线片上不显示的透光性异物（如吸入的葡萄）引起气道阻塞，可进行双侧卧位 X 线检查，受影响的患侧肺无塌陷，而对侧肺会出现一定的塌陷。

对伴有喘鸣的儿童，除进行颈部和胸部 X 线检查，进一步影像检查的需要与否应始终基于其临床表现和治疗计划。软性喉镜检查是进一步评价上气道情况的良好方法。X 线透视、CT 或 MRI 成像则更适用于评估下气道和纵隔。通过动态地观察气道在吸气和呼气时的直径，X 线透视能够评估喉软化和气管软化的程度。上消化道影像检查除了评估可能存在的气管、食管及血管的受压情况，还能评估胃食管反流的情况。CT 和 MRI 在显示咽周脓肿或压迫气道的病变方面均有重要价值。这两种检查方法还能展现软组织和血管之间细微的解剖关系。CT 可更好地识别气管的异常，如气管软骨环是否完整，而 MRI 可在无电离辐射的情况下展示软组织和血管的异常。患儿的病情在一定程度上决定了影像学检查方法的选择。CT 的扫描时间比 MRI 短得多。因此，如果需要对急症患儿进行快速成像，或希望避免因 MRI 检查而对患儿实施镇静，则适合进行 CT 检查。

腹部影像

腹痛和呕吐是儿科门诊常见的主诉，引起腹痛、呕吐的原因多种多样。影像检查有助于评估胃食管反流和尿路感染等常见情况，以及肥厚性幽门狭窄（hypertrophic pyloric stenosis，HPS）、肠套叠、中肠扭转等急性胃肠道疾病。

对呕吐的婴儿或幼儿进行正确的诊断通常需要进行影像学检查，以区分良性状况和危及生命的状况。医师能否做出正确的诊断取决于是否知晓患儿的年龄及能否对呕吐属于胆汁性还是非胆汁性的正确判断。胃食管反流是引起非胆汁性呕吐最常见的原因，进行上消化道钡餐造影即可做出诊断。而 2 ~ 8 周大的婴儿出现喷射性无胆汁性呕吐，则应考虑肥厚性幽门狭窄。幽门的超声检查可发现因幽门括约肌肥大和幽门管增长所致的胃出口梗阻，从而确诊肥厚性幽门狭窄（图 9-6）。

婴幼儿出现胆汁性呕吐时，还需要考虑是否由肠旋转不良合并急性中肠扭转引起。试想一下，中肠位于 Vater 壶腹的远端，因此近端中肠的扭转会导致胆汁性呕吐。消化道钡餐检查可诊断肠旋转不良和中肠扭转。肠扭转发生的部位通常在十二指肠降部的远端或水平部的近端，"鸟喙征"或"螺丝锥征"是肠扭曲在钡餐造影上特征性的X线征象（图9-7）。

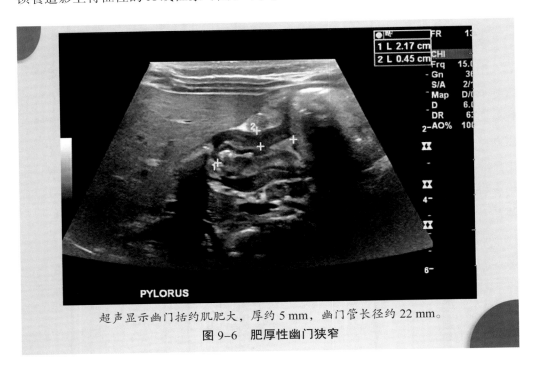

超声显示幽门括约肌肥大，厚约 5 mm，幽门管长径约 22 mm。

图 9-6　肥厚性幽门狭窄

　　中肠扭转需要紧急手术干预，以防止出现严重的肠坏死甚至死亡的情况。

　　回结肠型肠套叠是3个月到4岁的幼儿肠梗阻最常见的原因。在这种情况下，一段肠管嵌套入与其相连的肠腔内，类似于折叠望远镜。虽然小肠肠套叠是自限性的，但回盲型肠套叠需要紧急评估和治疗。如果治疗不及时，肠套叠可导致肠管缺血，并引起一系列继发改变，如肠壁水肿、肠腔阻塞，最终引发腹膜炎。"果酱样血便"是儿童肠管缺血坏死的典型临床表现。原本健康而出现间歇性腹痛症状的儿童在初诊时可能被误诊为胃肠炎。当儿童有阵发性疼痛并出现将膝盖蜷缩至胸前的强迫体位时，应考虑肠套叠，这些疼痛的发作会使儿童烦躁不安。需要警惕的是，在腹痛发作的间歇期，患儿可能会出现无明显的异常表现。但最终，反复发作的疼痛和肠套叠的加重会使患儿变得虚弱疲倦。

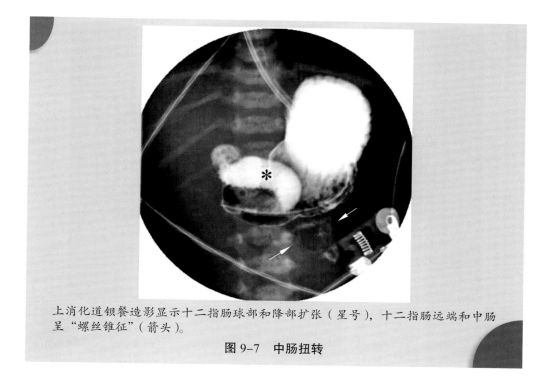

上消化道钡餐造影显示十二指肠球部和降部扩张（星号），十二指肠远端和中肠呈"螺丝锥征"（箭头）。

图 9-7 中肠扭转

诊断肠套叠首选的影像学检查方法为腹部 X 线片，有指征时还可进行腹部超声检查。腹部 X 线片可无阳性发现，也可显示右下腹局限性肠道积气或肠套叠区域的密度增高影。腹部 X 线片有时能显示小肠梗阻或其他小肠的异常表现。超声检查显示，肠管套叠处的横断面可见"靶环征"，常可在右腹结肠扫查时发现（图 9-8）。

超声可识别肠管套叠的关键位置，并可确认受累肠管是否存在血流信号。回结肠型肠套叠的影像诊断一旦明确，小儿放射科医师应先与小儿外科医师会诊，再尝试于 X 线透视引导下进行空气灌肠复位矫正肠套叠。空气灌肠复位的成功率高，但肠套叠可能复发，所以在患儿出院前通常要观察一夜。回结肠型肠套叠病例中有 10% ～ 15% 无法通过空气灌肠复位，此时必须进行手术治疗。

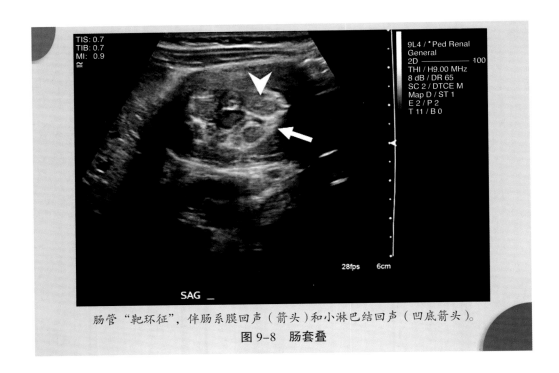

肠管"靶环征"，伴肠系膜回声（箭头）和小淋巴结回声（凹底箭头）。

图 9-8　肠套叠

　　患有尿路感染（urinary tract infections，UTI）的幼儿，尤其是肾盂肾炎，多呈现非特异性症状，如高热、食欲下降、烦躁不安和呕吐。年长儿童可有背痛、腹痛、高热、恶心和呕吐。患有尿路感染的儿童首选的影像检查是超声，可评估肾脏的大小、形状及是否存在肾盂积水或先天性肾脏异常，如重复肾或异位肾。泌尿系超声除了诊断肾积水外，还可以发现瘢痕肾、高级别膀胱输尿管反流或尿路梗阻的相关影像证据。24 个月前曾患尿路感染，或常规超声发现异常，或多次尿路感染复发的儿童，应进行排泄性膀胱尿道造影。排泄性膀胱尿道造影可明确男性患儿的尿道解剖结构，并将两性的高级别膀胱输尿管反流的存在和程度形象化。根据造影剂反流程度和泌尿系统扩张程度可将膀胱输尿管反流的严重程度划分为 Ⅰ ~ Ⅴ 级（图 9-9）。

　　绝大多数排泄性膀胱尿道造影可无异常表现，即使在排泄性膀胱尿道造影中出现异常的患者，其反流程度大多较低（Ⅰ ~ Ⅲ 级），仅少数患者的反流程度较高（Ⅳ 或 Ⅴ 级）。影像学检查结果将指导治疗决策的制定和随访。患有反复性重度膀胱输尿管反流的儿童宜进行外科手术治疗。

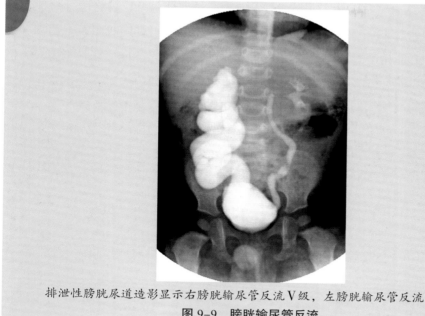

排泄性膀胱尿道造影显示右膀胱输尿管反流V级，左膀胱输尿管反流Ⅱ级。

图 9-9 膀胱输尿管反流

肌肉骨骼创伤

儿童天性充满活力和冒险精神，但有时也会因此发生肌肉骨骼系统的创伤性损伤。生长发育期的骨骼具有独特的解剖结构，儿童肌肉骨骼损伤的模式和影像表现往往不同于成年人。不幸的是，一些儿童经历的是非意外性创伤，他们可能遭受过虐待，照顾儿童的医疗服务人员必须始终警惕。了解儿科肌肉骨骼影像表现有助于判断儿童只是发生了意外事故，还是受到了严重的人为伤害。

儿童骨骼与成年人骨骼不同，儿童骨骼所含的编织骨成分明显多于板层骨。坚固的骨膜借助夏贝纤维（Sharpey fiber）松散地附着于骨皮质上，因此在力学上有很好的弹性与韧性，常呈现为膨隆骨折和青枝骨折。膨隆骨折属于不完全性骨折，以骨皮质轻度成角或弯曲为特征（图9-10）。

青枝骨折的表现是骨骼一侧的皮质的不连续和另一侧的弯曲。因生长骨末端的生长板（骺板）的存在，儿童容易出现 Salter Harris（SH）骨折。SH 骨折累及骨骺和相邻骨，分为 Ⅰ~Ⅴ型。随着分类级别的增加，患儿出现生长障碍等并发症的风险随之增高。SH Ⅰ型骨折仅累及骺板，X线检查不易识别。骺板附近的软

341

组织肿胀及骨骺分离移位可辅助诊断。SH Ⅱ 型骨折最常见，为骨骺分离伴干骺端骨折。SH Ⅲ 型骨折累及骨骺和骺板，而 SH Ⅳ 型骨折则同时累及干骺端、骺板和骨骺。SH Ⅲ 和 Ⅳ 型骨折均可累及并破坏骨的关节面。SH Ⅴ 型骨折为骨骺挤压性损伤，较罕见，但会导致生长板过早闭合和生长障碍。大多数儿童骨折通过 X 线片即可诊断，但 MRI 和 CT 检查可以用于评估细微或复杂的损伤。

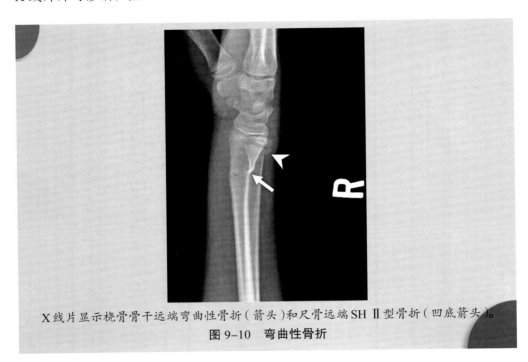

X 线片显示桡骨骨干远端弯曲性骨折（箭头）和尺骨远端 SH Ⅱ 型骨折（凹底箭头）。

图 9-10　弯曲性骨折

受虐待的儿童在肌骨、内脏和神经系统都可有相应表现，医师在鉴别意外性与非意外性损伤可有一定的挑战性。儿童所面临的意外性创伤类型与其发育阶段及受伤的程度息息相关。当出现不同愈合阶段的多发性骨折和（或）实际损伤时间与病史不匹配的骨折时，非意外性创伤应该纳入考量。少数骨折类型在提示虐待方面具有高度特异性，如干骺角骨折和多发性肋骨骨折（图 9-11）。

这些骨折通常在 X 线片上很明显。内脏的非意外性损伤相对少见，但具有潜在致死性，包括胰腺损伤（伴胰腺炎和假性囊肿形成）和十二指肠血肿。神经系统创伤表现包括硬膜下血肿、脑挫伤和脑水肿。CT 和 MRI 检查是评估内脏和神经创伤的首选方法。

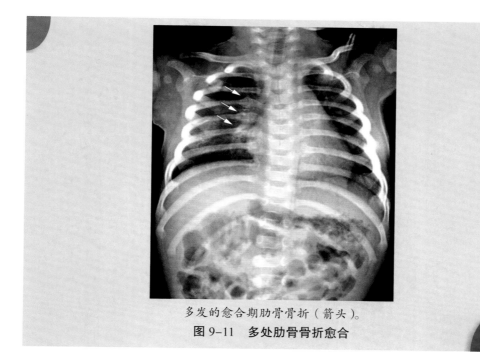

多发的愈合期肋骨骨折（箭头）。

图 9-11　多处肋骨骨折愈合

S（安全性）：安全成像对儿童这类群体尤为重要。因为成像时有电离辐射，且儿童生长活跃（细胞处于高度分裂状态）且具有较长的预期寿命，辐射暴露导致不良结局的概率会增加。

A（适当性）：除安全性外，影像检查的适用性在儿童成像中也至关重要。请与儿科放射科医师合作，确定临床问题，并选择合适的影像检查，从而尽量减少电离辐射暴露、超声和MRI的能量暴露及造影剂和镇静剂的化学暴露。

F（读片）：儿科放射科医师作为专业顾问，可以帮助解释儿童特有的影像学表现，如四肢骨具有骺板、腹内脂肪极少（因此很难区分正常减少和病理性减少）及意外性和非意外性创伤。

E（快速执行）：儿科放射科医师是最好的医学"朋友"，可帮助确定需要紧急处理的情况，如早产儿中枢神经系统出血、肠旋转不良和非意外性创伤。

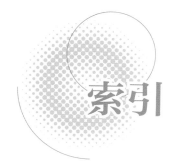

索引

G